国家出版基金项目
NATIONAL PUBLICATION FOUNDATION

“十三五”国家重点出版物出版规划项目
矿山医学系列丛书

矿山职业病危害预防与控制

OCCUPATIONAL HAZARDS PREVENTION AND CONTROL IN MINE

国家出版基金项目
NATIONAL PUBLICATION FOUNDATION

“十三五”国家重点出版物出版规划项目
矿山医学系列丛书

矿山职业病危害预防与控制

OCCUPATIONAL HAZARDS PREVENTION AND CONTROL IN MINE

丛书主编　袁聚祥
分册主编　沈福海　金玉兰
分册副主编　蒋守芳　姚三巧　刘和亮　关维俊
分册编委　（按姓名汉语拼音排序）
白玉萍（华北理工大学公共卫生学院）
范雪云（华北理工大学公共卫生学院）
关维俊（华北理工大学公共卫生学院）
蒋守芳（华北理工大学公共卫生学院）
金玉兰（华北理工大学公共卫生学院）
李小明（华北理工大学公共卫生学院）
刘和亮（华北理工大学公共卫生学院）
钱庆增（华北理工大学公共卫生学院）
沈福海（华北理工大学公共卫生学院）
佟俊旺（华北理工大学公共卫生学院）
王　茜（华北理工大学公共卫生学院）
姚三巧（新乡医学院公共卫生学院）

北京大学医学出版社

KUANGSHAN ZHIYEBING WEIHAI YUFANG YU KONGZHI

图书在版编目（CIP）数据

矿山职业病危害预防与控制 / 沈福海，金玉兰主编．
—北京：北京大学医学出版社，2021. 12
（矿山医学系列丛书 / 袁聚祥主编）
ISBN 978-7-5659-2521-4

Ⅰ．①矿…　Ⅱ．①沈…②金…　Ⅲ．①矿工-职业病-防治　Ⅳ．① R135

中国版本图书馆 CIP 数据核字（2021）第 224408 号

矿山职业病危害预防与控制

主　　编：沈福海　金玉兰
出版发行：北京大学医学出版社
地　　址：（100191）北京市海淀区学院路38号　北京大学医学部院内
电　　话：发行部 010-82802230；图书邮购 010-82802495
网　　址：http://www.pumpress.com.cn
E-mail：booksale@bjmu.edu.cn
印　　刷：北京金康利印刷有限公司
经　　销：新华书店
策划编辑：许　立　陈　奋
责任编辑：袁朝阳　陶佳琦　**责任校对：**靳新强　**责任印制：**李　啸
开　　本：889 mm × 1194 mm　1/16　**印张：**17.75　**字数：**478 千字
版　　次：2021年12月第1版　2021年12月第1次印刷
书　　号：ISBN 978-7-5659-2521-4
定　　价：180.00 元

矿山医学系列丛书
编审委员会

丛书主编简介

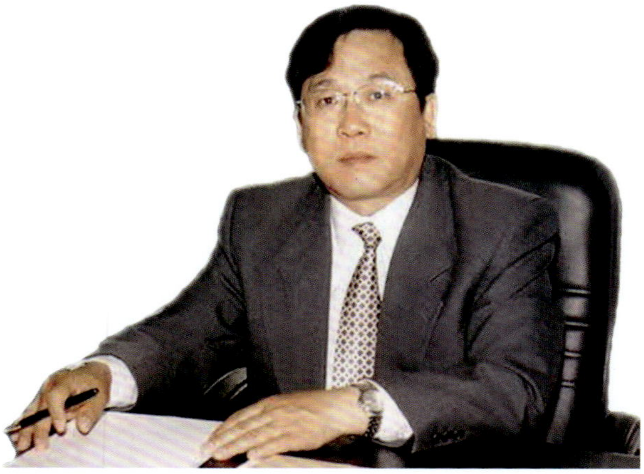

袁聚祥，曾任华北煤炭医学院院长，华北理工大学校长、党委副书记。现任华北理工大学公共卫生学院教授，华北理工大学和中国医科大学博士生导师。享受国务院政府特殊津贴专家，原煤炭部部级专业技术拔尖人才，河北省省管优秀专家，匈牙利佩奇大学名誉教授。任中华预防医学会煤炭系统分会主任委员，中国煤炭教育协会副理事长，河北省健康管理学会副主任委员。

长期从事公共卫生与预防医学领域科学研究、人才培养和社会服务工作。已培养硕士研究生 156 名，博士研究生 12 名。发表论文 170 篇，其中被 SCI 收录 36 篇。主编国家规划教材 3 部，出版专著 5 部，承担国家级项目、行业项目和地方项目 20 余项，获得各级科技进步奖 10 余项。

主要研究方向为职业流行病学，包括对煤矿工人健康危害严重的职业病和工作有关疾病的防治工作。首次提出了尘肺流行病学的概念，创建了尘肺流行病学学科，培养了第一批尘肺流行病学专业硕士研究生。在此基础上，针对行业和地方的需要，对钢铁、煤炭和石油行业的职业病和工作有关疾病进行了职业流行病学研究，出版了我国第一部煤矿职业流行病学专著，为我国煤炭等行业制定职业病防治策略，预防职业病的发生，延缓职业病患者的病情，保护工人健康提供了可靠的科学依据和一手资料。

分册主编简介

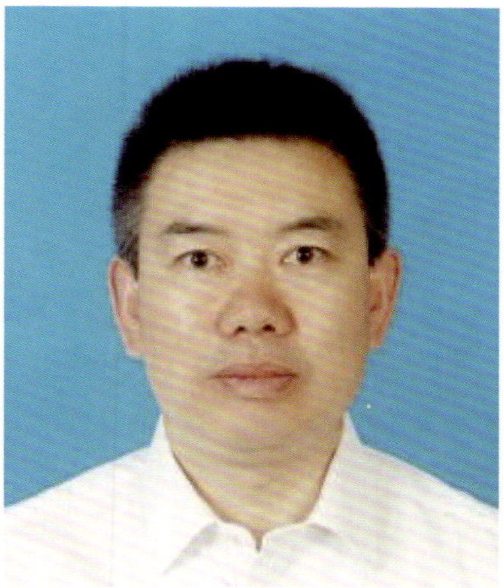

沈福海，男，1973 年 4 月出生，汉族，河北唐山人，博士，教授，硕士研究生导师。毕业于中国医科大学，现任职于华北理工大学，主要从事职业卫生与职业医学的教学与科研工作，近年来，发表职业卫生相关科研论文 60 余篇，其中被 SCI 收录 10 篇；主编专业书籍 1 部；获得省部级科研奖励 4 项。国家自然科学基金同行评议专家。《中国职业医学》《职业卫生与应急救援》编委，*Toxicology in Vitro*、《环境与职业医学》审稿人。

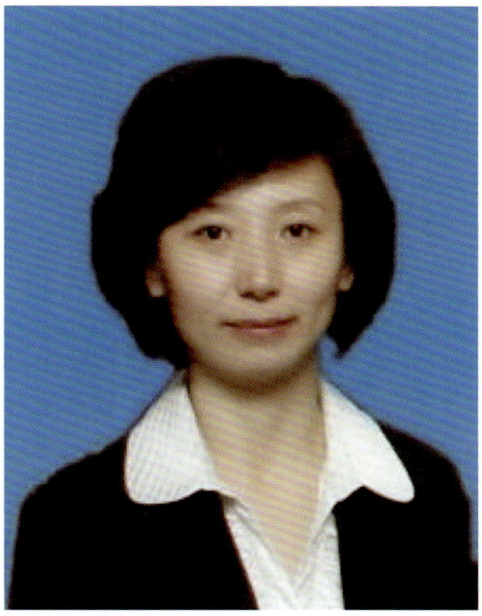

金玉兰，女，1973 年 11 月出生，朝鲜族，吉林舒兰人，博士，教授，硕士研究生导师。毕业于延边大学，现任职于华北理工大学，主要从事职业卫生与职业医学的教学与科研工作。主持完成国家自然科学基金、教育部重点项目各 1 项，省厅级项目 4 项，发表职业卫生相关科研论文 40 余篇，主编专业书籍 2 部，获省部级科研奖励 4 项。担任中国人类工效学学会职业工效学专业委员会委员、河北省突发事件卫生应急专家、《中国职业医学》杂志审稿人。

丛书序

从中华人民共和国成立后组建的中国煤炭工业部，到现在的国家矿山安全监察局，都充分体现了党中央国务院一直以来对矿山安全生产、矿工职业病防治和矿山创伤救治的高度重视。1963年在原有的开滦高级护士学校、阜新卫生学校、唐山卫生学校基础上合并成立了本科类的唐山煤矿医学院，并于1984年更名为华北煤炭医学院，这是专门服务于煤炭行业的高等医学院校。随着国家体制改革的进行——中国煤炭工业部的撤销以及原国家安全生产监督管理总局的建立，华北煤炭医学院也实行了省部共建，以地方管理为主的模式，隶属河北省。2010年5月，经教育部批准，华北煤炭医学院与河北理工大学合并组建了河北联合大学，并于2015年2月更名为华北理工大学。不管体制如何变化，我们始终担负着矿工职业病防治和矿山创伤救治的培训和科研任务。为此，原国家安全生产监督管理总局与河北省人民政府专门签署了省部共建协议书，明确了省部共建人才培养、科学研究、智力支撑和服务行业的协议内容。

50多年来，华北理工大学在矿工职业病防治和矿山创伤救治教学、科研方面取得了世界领先且具有中国特色的成绩，为煤矿的安全生产做出了巨大的贡献，曾经出版过《煤矿创伤学》《实用矿山医疗救护》《瓦斯爆炸伤害学》《脑外伤新概念》《煤二尘肺病理图谱》《煤矿职业危害预防控制指南》等专著，都是针对我国作为煤炭生产和消费大国、矿山安全和健康形势严峻的特点而编著的。

为了适应我国职业卫生与安全工作的需要，提高我国职业卫生与安全水平，创造生产安全、对矿工健康有利的环境，创建我国职业卫生与安全的医学防治体系，普及科学知识，在北京大学医学出版社领导的支持下，华北理工大学组织多个专业的医学专家和学者编写了这套“矿山医学系列丛书”，并成功申请到国家出版基金的资助。

本丛书共分3卷14册：第一卷为“矿山基础医学”，包括《矿山创伤基础医学》《矿山尘肺基础医学》《矿山职业病基础医学》和《煤工尘肺病理学》；第二卷为“矿山临床医学”，包括《矿山创伤应急救援与医疗技术》《实用矿山创伤医疗救治》《实用瓦斯爆炸伤害救治》《矿山创伤心理救援》《矿山救援与自救互救》；第三卷为“矿山公共卫生学”，包括《矿山职业流行病学》《矿山化学中毒》《矿山企业健康教育与健康促进》《矿山职业病危害预防与控制》《矿工营养健康指南》。

为了编写好本套丛书，我们专门成立了丛书编审委员会，在统一风格的基础上，各司其职，创新性地完成编写任务。另外，我们还邀请原国家安全生产监督管理总局副局长杨元元、原中国煤炭工业协会副会长赵岸青等担任顾问；邀请程爱国、李世波教授等知名专家审稿，以保证丛书质量，在此一并表示衷心感谢！

此套丛书系国内首创，虽然已针对丛书的理论体系、章节内容、涵盖范围进行了多次讨论，广泛征求各位专家的意见，但由于作者的水平有限，仍感不能完全充分满足国家职业卫生与安全形势发展的需要，有不当之处，敬请斧正！

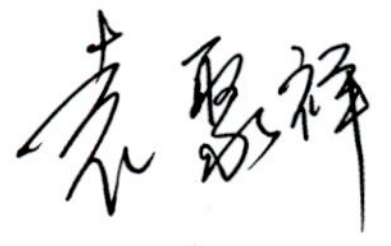

2020 年 10 月于唐山

前　言

我国煤矿与非煤矿山在国民经济发展和社会进步中占有举足轻重的地位。煤炭是我国的主体能源，“十三五”期间，煤炭在我国一次能源结构中占 60% ～ 70%。在未来相当长时期内，煤炭作为主体能源的地位不会改变。煤炭工业是关系国家经济命脉和能源安全的重要基础产业。非煤矿山是对经济社会发展具有重大影响的资源性和基础性产业，是为国民经济增长、人民生活改善和社会文明发展提供原材料和物质基础的支柱产业。

我国幅员辽阔，矿山采选囊括了世界上所有的采选方式，采选过程中几乎涵盖了粉尘、噪声、振动、高温、高湿、有毒气体及放射性污染、职业伤害、心理应激及不良工作体位等所有职业病危害因素，对职工的身心健康和生命安全构成了严重威胁。截至 2019 年底，全国累计报告职业病 99.4 万例，其中尘肺病 88.89 万例。2019 年全国共报告各类职业病新病例 19 428 例，职业性尘肺病及其他呼吸系统疾病 15 947 例（其中职业性尘肺病 15 898 例），职业性耳鼻喉口腔疾病 1623 例，职业性化学中毒 778 例，职业性传染病 578 例，物理因素所致职业病 264 例，职业性肿瘤 87 例，职业性皮肤病 72 例，职业性眼病 53 例，职业性放射性疾病 15 例，其他职业病 11 例，主要分布在煤炭开采和洗选业、有色金属矿采选业以及开采辅助活动等行业。报告尘肺病例数占职业病报告总例数的 87.42%；尘肺病发病工龄有缩短的趋势；超过半数的病例分布在中、小型企业。94.21% 的尘肺病例为煤工尘肺和硅肺（矽肺），57.75% 的病例分布在煤炭行业。职业病高发的严峻形势已引起党和政府的高度重视，党和政府提出要切实加强职业健康监督管理工作，保护劳动者的健康与安全。

我国《煤炭工业发展“十三五”规划》中提出，坚持以人为本与保障民生相结合，推动共享发展。坚持以人为本、生命至上理念，健全安全生产长效机制，深化煤矿灾害防治，加强职业健康监护，保障煤矿职工生命安全和身心健康。要加强煤矿职业病危害防治体系建设，加大资金投入，强化工程、技术等控制措施，提高职业病危害基础防控能力。推进煤矿职业病危害因素申报、检测、评价与控制工作，煤矿企业应如实、及时申报职业病危害因素，为职工建立职业健康档案，定期体检，依法维护和保障职工安全健康权益。建立健全粉尘防治规章制度和责任制，落实企业粉尘防治主体责任，减少尘肺病发病率。加强煤矿职业病危害预防控制关键技术与装备的研发，推动煤矿企业建立健全劳保用品管理制度，做好劳保用品的检查、更新。建立煤矿企业职业卫生监督员制度，发挥群众安全监督组织和特聘煤矿安全群众监督员作用。完善煤矿职业病防治支撑体系，有效保障职工工伤保险待遇，切实解决困难职工医疗和生活问题。

本书是在上述宗旨及前期出版的《煤矿职业危害预防与控制指南》基础上，根据《中华人民共和国职业病防治法》《工作场所职业卫生管理规定》《煤矿作业场所职业危害防治规定（试行）》（安监总煤调〔2010〕121 号）有关规定组织编写的。本书共分八章，旨在系统全面介绍矿山职业病危害的现状及管理现状；矿山职业病危害因素识别的基本知识及各种职业病危害因素的识别方法；矿山粉尘危害所致尘肺病、高温中暑、职业性噪声聋、手臂振动病、电离辐射所致放射病等发病因素、发病机制、临床表现、影响因素及防治知识；矿山职业病危害因素的监测方法及规范；矿山建设项目职业病危害因素预评价、控制效果及现状评价、职业病危害作业分级标准及分级管理方法；矿山职业病危害因素接触评估及危险度评价；矿山职业病危害因素的控制；矿山职业卫生监督与职业健康管理。

本书编写过程中始终坚持贯彻“预防为主”的方针，树立矿山行业职业病危害因素是可以预防的理念，强调一级预防在控制矿山职业病危害因素中的重要性和核心地位。在写作风格上，本着对职业健康管理者有指导作用、对科研工作者有参考作用、对接触各种职业危害因素的劳动者有科学普及作用的目标，尽量照顾到所有读者的可接受程度。

由于编写时间有限，内容和风格难免有疏忽或遗漏，敬请读者不吝赐教，在使用过程中多提宝贵意见和建议。

主编

2021 年 3 月

目　录

第一章

总　论

第一节　概　述

矿山（mine）是指在依法批准的矿区范围内从事矿产资源开采活动的场所及其附属设施。矿产资源开采（mine resource mining）活动，是指在依法批准的矿区范围内从事矿产资源勘探和矿山建设、生产、闭坑及有关活动。矿山采选包括煤矿及金属非金属矿山的地下或地上采掘、矿井的运行以及一般在矿址或矿址附近从事的旨在加工原材料的所有辅助性工作，如碾磨、选矿和处理，还包括使原料得以销售所需的准备工作。

2019年，据国家统计局统计，新中国成立70年来，随着我国能源总量不断发展壮大、用能方式加快变革，消费结构持续优化改善。虽然煤炭在我国一次能源消费中比重总体呈现下降趋势（由1953年的94.4%下降到2018年最低的59.0%），但煤炭占我国能源消费总量比重始终保持第一。《全国安全生产专项整治三年行动计划》中指出，近年来全国煤矿安全生产形势整体稳定好转。全国煤矿数量由21世纪初的3.7万处减少到2019年的5268处；全国煤矿事故总量由20世纪末的年死亡9506人，下降到2019年的316人。但煤矿开采作为高危行业领域，瓦斯、煤尘、火灾、顶板、冲击地压等各类灾害依然突出。

非煤矿山是对经济社会发展具有重大影响的资源性和基础性产业，是为国民经济增长、人民生活改善和社会文明发展提供物质基础的支柱产业。改革开放以来，随着我国经济社会的快速发展，我国非煤矿山产量持续增长。

我国煤矿目前采煤技术装备自动化、信息化、可靠性程度低，采煤机械化程度与采煤先进国家仍有较大差距；装备水平差、管理能力弱、职工文化程度低、作业环境差的小煤矿数量占全国的80%；职业病发病形势严峻。我国非煤矿山的基本特点，一是数量大，目前全国非煤矿山是煤矿总数的7倍多；二是规模小，小型矿山占非煤矿山总数的96.9%，特别是有相当数量的小采石场年产量只有几千吨；三是矿种多，非煤矿山涉及180多种矿种，包括有色、黑色、非金属等几大类，形态上有气态、固态和液态；四是分布散，因矿种数量多、成矿构造区别大，全国有30个省（区、市）有非煤矿山；五是基础差，特别是小型矿山因安全投入不足、技术力量不够等因素，安全基础十分薄弱；六是非煤矿山从业人员流动性大、文化水平低、安全意识差、缺乏基本的安全知识和自我保护能力。

煤矿及非煤矿山采选过程中，劳动者除暴露于粉尘、噪声、振动外，矿石中的各种化学成分对劳动者的健康也可产生危害。另外由于矿井通风差，爆破产生的一氧化碳、氮氧化物、二氧化硫等多种有毒气体对人体产生毒作用。煤矿开采过程中产生煤尘、一氧化碳、甲烷等有毒气体及井下使用柴油发动机排出的废气（主要为氮氧化物、一氧化碳、醛类、油烟等）均可损害劳动者健康。有些矿石中含有放射性氡及其子体，与粉尘结合形成放射性气溶胶，吸入人体后，可对矿工健康造成放射性损害。另外劳动者还受到职业伤害、不良作业姿势、职业心理应激等的影响。

一、矿山的类别

（一）按开采方式分类

根据矿床埋藏深度的不同和技术经济合理性的要求，矿山开采分为露天开采和地下开采两种方式，接近地表和埋藏较浅的部分采用露天开采，深部采用地下开采。

（二）按行业分类标准分类

按照国家统计局 2017 年的行业分类标准，将矿山分为以下四大类。

1．煤炭开采和洗选业 指对各种煤炭的开采、洗选、分级等生产活动。不包括煤制品的生产和煤炭勘探活动。

（1）烟煤和无烟煤的开采洗选：指对地下或露天烟煤、无烟煤的开采，以及对采出的烟煤、无烟煤及其他硬煤进行洗选、分级等提高质量的活动。

（2）褐煤的开采洗选：指对褐煤——煤化程度较低的一种燃料的地下或露天开采，以及对采出的褐煤进行洗选、分级等提高质量的活动。

（3）其他煤炭采选：指对生长在古生代地层中的含碳量低、灰分高的煤炭资源（如石煤、泥炭）的开采。

2．黑色金属矿采选业

（1）铁矿采选：指对铁矿石的采矿、选矿活动。

（2）其他黑色金属矿采选：指对锰矿、铬矿等钢铁工业黑色金属辅助原料矿的采矿、选矿活动。

3．有色金属矿采选业 指对常用有色金属矿、贵金属矿，以及稀有稀土金属矿的开采、选矿活动。

（1）常用有色金属矿采选：指对铜、铅锌、镍钴、锡、锑、铝、镁、汞、镉、铋等常用有色金属矿的采选活动。

（2）贵金属矿采选：指对在地壳中含量极少的金、银和铂族元素（铂、铱、锇、钌、钯、铑）矿的采选活动。

（3）稀有稀土金属矿采选：指对在自然界中含量较小，分布稀散或难以从原料中提取，以及研究和使用较晚的金属矿开采、精选活动。

4．非金属矿采选业

（1）土砂石开采：包括石灰石、石膏开采、建筑装饰用石开采、耐火土石开采、黏土及其他土砂石开采。

（2）化学矿采选：指对化学矿和肥料矿物的开采。

（3）石棉及其他非金属矿采选：指对石棉、石墨、贵重宝石、金刚石、天然磨料，以及其他矿石的开采。

（三）按企业经济类型分类

根据中华人民共和国国家标准经济类型分类与代码（GB/T 12402-2000），按不同资本（资金）来源和资本组合方式划分经济组织和其他组织机构的类别，将矿山分为：①国有企业；②集体企业；③私营企业；④个体企业；⑤外资企业；⑥合资企业等。

（四）按企业的规模分类

根据国家统计局关于印发"《统计上大中小微企业划分办法（2017）》的通知"（国统字〔2017〕213 号），以法人企业或单位作为对企业规模的划分对象，以从业人员数、营业收入和资产总额三项指标为划分依据。工业类企业的规模具体划分如下。

1．大型企业 从业人员数在 1000 人及以上，营业收入在 40 000 万元及以上。

2．中型企业 从业人员数在 200 ~ 1000 人，营业收入在 2000 万元~ 40 000 万元。

3．小微型企业 从业人员数在 300 人以下，营业收入在 2000 万元以下。

二、矿山职业病危害常见概念和术语

（一）职业性有害因素

生产环境中存在的各种可能危害职业人群健康和影响劳动能力的不良因素统称为职业性有害因素（occupational hazards factors），又称职业病危害因素。

矿山职业性有害因素按其来源可分为三大类，即生产工艺过程中产生的有害因素，劳动过程中的有害因素，生产环境中的有害因素。生产工艺过程中产生的有害因素，包括化学因素、物理因素、生物因素。常见的化学性有害因素包括生产性毒物和生产性粉尘。生产性毒物主要包括：氮氧化物、二氧化硫、一氧化碳、硫化氢、甲烷、三硝基甲苯、铅及其化合物等；生产性粉尘包括矽尘、煤尘、石棉尘、水泥尘等。常见的物理因素，如异常气象条件（如高温、高湿、低温）；噪声、振动、电离辐射（如 X 射线、γ 射线等）。常见的生物因素为作业环境中存在的致病微生物或寄生虫，如结核杆菌、真菌、钩虫、蛔虫等。劳动过程中的有害因素，指生产中劳动者为完成某项生产任务的各种操作的总和，主要涉及劳动强度、劳动组织及其方式等。这一过程产生影响健康的有害因素包括：劳动组织和制度不合理、劳动作息制度不合理等；精神（心理）性职业紧张，如机动车驾驶；劳动强度过大或生产定额不当，如安排的作业与生理状况不相适应等；个别器官或系统过度紧张，如视力紧张、发音器官过度紧张等；长时间处于不良体位、姿势或使用不合理的工具等；不良的生活方式，如吸烟或过量饮酒，缺乏体育锻炼；个人缺乏健康和预防的观念，违反安全操作规范和忽视自我保健。生产环境中的有害因素，指劳动者操作、观察、管理生产活动所处的外环境，涉及作业场所建筑布局、卫生防护、安全条件和设施有关的因素。常见的生产环境中有害因素包括：自然环境中的因素，如炎热季节的太阳辐射、高原环境的低气压、深井的高温高湿等；布局不合理、不符合职业卫生标准，如通风不良、采光照明不足、有毒与无毒工段安排在同一个车间等；由不合理生产过程或不当管理所致环境污染。在实际生产场所和过程中，往往同时存在多种有害因素，对矿山职业人群的健康产生联合作用，加剧了对劳动者健康的损害。

（二）生产性粉尘与尘肺

生产性粉尘（industrial dust）是指生产过程中形成的，并能长时间悬浮在空气中的固体微粒。长期暴露于高浓度粉尘可引起尘肺等多种职业性疾患。粉尘对机体危害的大小与粉尘的性质、粉尘浓度、粉尘中游离二氧化硅的含量、粉尘分散度、粉尘的硬度、粉尘的溶解度、粉尘的荷电性及粉尘的表面活性等有关。

尘肺（pneumoconiosis）是由于生产过程中工人长期接触含游离二氧化硅粉尘引起的以肺组织纤维化为主的全身性疾病。尘肺是职业性疾病中影响面最广、危害最严重的一类疾病。据统计，尘肺病例占我国职业病总人数的 70% 以上。根据多年临床观察，X 线胸片检查，病理解剖和实验研究的资料，我国按病因将尘肺分为五类：①矽肺：由于长期吸入游离二氧化硅含量较高的粉尘引起；②硅酸盐肺：由于长期吸入含有结合二氧化硅的粉尘如石棉、滑石、云母等引起；③炭尘肺：由于长期吸入煤、石墨、炭黑、活性炭等粉尘引起；④混合性尘肺：由于长期吸入含游离二氧化硅粉尘和其他粉尘如煤尘等引起；⑤金属尘肺：由于长期吸入某些致纤维化的金属粉尘如铝尘引起。

我国 2013 年公布实施的《职业病分类及目录》（国卫疾控发〔2013〕48 号）中，规定了十二种尘肺名单，即矽肺、石棉肺、煤工尘肺、石墨尘肺、炭黑尘肺、滑石尘肺、水泥尘肺、云母尘肺、陶工尘肺、铝尘肺、电焊工尘肺及铸工尘肺。此外根据《尘肺病诊断标准》和《尘肺病理诊断标准》，可以诊断的其他尘肺被列为第十三种尘肺。

（三）生产性毒物与职业中毒

1．生产性毒物（productive toxicant） 指的是生产过程中产生的，存在于工作环境空气中的毒物。

2．职业中毒（occupational poisoning） 指劳动者在生产劳动过程中由于接触生产性毒物而引起的中毒。

（四）职业性病损

由于职业暴露和预防医学的疏忽及技术的局限性引起的工伤、职业病和工作有关疾病及早期健康损害统称为职业性病损（occupational impairment）。

1．工伤 工伤（occupational injury）指在工作时间和工作场所内发生的，因工作原因受到意外事故造成生产者的健康伤害。其主要要素有：①工作时间；②工作地点；③工作原因。常在急诊范围内，因是意外事故，较难预测，但其预防和控制应是安全生产监督部门和卫生部门的共同任务，事故因其发生常与安全意识、劳动组织、机器构造、防护措施、管理体制、个人心理状态、生活方式等因素有关，须重视安全风险评估，消除潜在危险因素，积极预防。

2．职业病 职业病（occupational disease）是指职业性有害因素作用于人体的强度与时间超过一定限度，人体不能代偿其所造成的功能性或器质性病理改变，从而出现相应的临床征象，影响劳动能力。在《中华人民共和国职业病防治法》中，职业病是指企业、事业单位和个体经济组织等用人单位的劳动者在职业活动中，因接触粉尘、放射性物质和其他有毒、有害因素而引起的疾病。人体直接或间接接触职业性有害因素时，不一定都发生职业病，职业病的发病取决于如下三个主要条件。

（1）有害因素的性质：有害因素在作业环境中的特性决定了职业人群是否发生职业健康损害以及损害的严重程度。主要涉及职业性有害因素的基本结构和理化性质。如：有机磷酸酯类农药中，R 基团为乙氧基的毒性要比甲氧基大；在多种铬盐中，六价铬的致癌性最强；在不同结构的石英中，其致纤维化和矽肺能力的大小依次为结晶型＞隐晶型＞无定型；呈气态的化学物在空气中容易扩散，扩散的程度除取决于化学物的初始浓度外，也受气态化学物的比重和环境中气流（风速）等因素的影响，如 CS_2 蒸气的比重为 2.60，比空气重，容易下沉，在空间的分布呈梯度状态，处于低位置的工人易发生中毒，当 CS_2 在空气中的初始浓度小于 1 mg/L，则这种现象就不明显；一氧化碳的气体比重为 0.96，接近于空气的比重，可在空间快速扩散，只要达到一定的浓度，工人则可中毒。

（2）有害因素的浓度和强度：除了生物因素进入人体的量还无法估计外，物理和化学因素对人的损害，都与量或强度有关，故在确诊大多数职业病时，必须要有量（作用浓度或强度）的估计。

（3）个体的健康状况：尽管职业性有害因素导致机体损害的剂量 - 效应关系是一个普遍规律，

但是，从业人员的个体差异导致在同一作业环境中机体损害程度差异较大。在同一作业环境中，空气中化学物质浓度水平相似情况下的从业人员，一部分人容易发生中毒，另一些人可能不发生中毒。在中毒者中，也有症状的轻重或出现先后之分，随着对其原因研究的逐步深入，发现个体的遗传特性可能起着重要作用。

从诱发职业病的主要条件来看，职业病具有下列五个特点。

（1）病因有特异性：只有在接触职业性有害因素后才可能患职业病。在诊断职业病时，必须有职业史、接触职业性有害因素的调查，还要求现场调查的证据均可明确具体接触的职业性有害因素。在控制这些接触因素后可以降低职业病的发生和发展。

（2）病因大多可以检测：由于职业因素明确，通过对职业性有害因素的接触评估，可检测评价工人的接触水平，而发生的健康损害一般与接触水平有关，并且在一定范围内判定存在剂量 - 效应关系。

（3）不同接触人群的发病特征不同：在不同职业性有害因素的接触人群中，常有不同的发病集丛（cluster）；由于接触情况和个体差异的不同，可造成不同接触人群的发病特征不同。

（4）早期诊断，合理处理，预后较好：但仅限参与治疗病人，无助于保护仍在接触人群的健康。

（5）大多数职业病，目前尚缺乏特效治疗，应强化保护人群健康的预防措施。如矽肺患者的肺组织纤维化现在仍是不可逆转的。因此，只有采用有效的防尘措施、依法实施卫生监督管理、加强个人防护和健康教育，才能减少、消除矽肺的发生发展。

（五）职业有关疾病

职业有关疾病（work-related disease）指多因素相关的疾病，与工作有联系，但也见于非职业人群中，因而不是每一病种和每一病例都必须具备该项职业史或接触史。当这一类疾病发生于职业从事者时，由于职业性有害因素的接触，会使原有的疾病加剧、加速或复发，或者使其劳动能力明显减退。

（六）高危人群

根据疾病的多因素论，某一群体具有的病因因素较其他人群多时，这个人群发生疾病的可能性就比较高，我们将职业人群称为高危人群（high risk population）。高危人群可以因为其个体属性，也可以因暴露机会不同而不同。例如，煤工尘肺的高危人群是男性接尘工人，是因为煤矿工人中接尘工人大多数是男性，暴露于粉尘的机会不同，而不是因为性别差异。

（七）职业禁忌证

职业禁忌证（occupational contraindication）是指不宜从事某种作业的疾病或解剖、生理状态下，接触某些职业性有害因素时，可导致下列情况发生：①使原有疾病病情加重；②诱发潜在的疾病；③影响子代健康；④对某种职业性有害因素易感，较易发生该种职业病。

不同职业性有害因素的职业禁忌证不尽相同，如肺结核、慢性呼吸道疾病是粉尘作业的禁忌证。

第二节 矿山职业病危害背景

一、我国煤矿职业病危害背景

中国从 4000 多年前就有采矿工业，最早的医书《黄帝内经》素问篇曾记载“金石之物，其燥有毒。”北宋孔平仲的《谈宛》提到“贾谷山，采石人，石末伤肺，肺焦多死。”已基本上指出了该病的病因和发病部位、患者的职业和工种，以及病变的性质和预后的严重性。古希腊希波克拉底曾发现采矿、粉尘与疾病的关系。1654 年，Agricold 在《采矿业》中提到矿工中流行“矿山性痨病”的问题。1700 年 Ramazzini 在《论手工业者疾病》一书中，谈到矿工的“粉尘性疾病”。但在相当长的一段历史时期内，人们未能鉴别粉尘引起的肺部疾病与普通肺部疾病，认为矿工肺病、肺痨、煤工肺病等是同一疾患。直到 1866 年，德国学者 Zenker 才首次提出了尘肺（pneumoconiosis）这一名词，用以概括因吸入粉尘所致的肺疾患，从而使尘肺作为一种独立疾病列入肺疾病的分类之中。

据美国疾病预防控制中心（CDC）1999 年报告，美国煤矿尘肺病检出率 1970—1973 年为 11%，1973—1978 年降为 5.5%，1992—1996 年已降为 2.8%，但目前又有上升趋势。自 20 世纪 50 年代中期日、英、德、美、法、芬兰等国先后制定了包括防治粉尘危害在内的一系列职业卫生法律法规。随着科学技术的发展，以治理尘源为主的综合防尘措施取得了显著进展，粉尘危害治理水平迅速提高。综合防尘措施包括技术措施、行政措施、医学和立法措施等。我国自 20 世纪 50 年代以来，由于产业技术和管理模式落后、经济发展的不平衡性和人员素质不高等诸多原因，煤炭行业职业病的发生率在中国众多产业中长期居高不下，其尘肺病患病总人数占中国报告尘肺病人数的 58% 左右，因尘肺病及其并发症的致死率约为 20%，每年中国煤炭系统因尘肺病死亡的人数为 4000 ~ 5000 人，给矿工及其家属造成了极大的痛苦及损失。除粉尘、噪声、生产性毒物、高温、高湿等职业病危害因素外，煤炭生产的全过程还存在超时和过高强度劳动以及新工艺、新材料带来的新的职业病危害等问题。

我国 2007 年对 5 个国有重点煤炭集团、14 个地方国有煤矿和 26 个乡镇煤矿职业病防治现状的调查发现，国有煤矿、地方国有煤矿和乡镇煤矿的尘肺病检出率分别为 6.7%、7.4% 和 7.5%，Ⅰ期尘肺的发病工龄分别为 21.5 年、18.5 年和 6.8 年，平均发病年龄分别为 51.6 岁、43.8 岁、39.8 岁，乡镇煤矿企业未有发病年龄的数据。1986 年全国尘肺病普查报告显示，煤炭系统尘肺病的检出率为 1.44%。目前国有重点煤矿尘肺病检出率是 1986 年的 4.7 倍，可见我国煤炭行业的尘肺病危害较 20 世纪 80 年代要严重得多。随着矿井开采深度的加深，高温热害对工人健康的影响越来越严重。截至 2008 年 5 月，全国共有各类煤矿高温矿井 62 个，职工 339 231 人，高温作业工人 43 031 人，占职工总数的 12.7%，中暑 228 人次，占高温作业人数的 0.53%（病例报告来源于国有重点煤矿）。

我们于 2009 年对全国 9 家国有重点煤炭企业的 136 对矿井、26 个选煤厂、14 个发电厂及 6 个焦化厂进行了职业病防治现状调查，这些企业共有粉尘作业工人 204 657 人，接触噪声 45 875 人，接触高温 22 426 人，接触振动 3763 人，毒物接触者 7069 人。累积诊断尘肺病 22 947 人、噪声性聋 5 人、中暑 31 人、手臂振动病 24 人、一氧化碳中毒 11 人、硫化氢（H_2S）中毒 3 人、滑囊炎 1 人，放射病 5 人。9 家企业有 8 家独立设置职业病防治机构，1 家挂靠在其他职业病防治机构，共有职业病防治人员 1448 人，其中专业人员 113 人，占 76.9%，本科以上学历 442 人，占 30.5%；6 家企业上一年共投资 9615 万元用于职业病防治，其中 3417.3 万元为企业自筹经费，用于职业病治疗、补偿的费用为 4866 万元。开展健康体检、职业病危害检测、职业病治疗、职业病危害培训工作的分别为 9 家、8 家、7 家和 6 家，开展职业病诊断、职业病危害评价各 5 家，开展职业病防治研究和职业病伤残鉴定各 4 家。9 家有体检设备，7 家有检测分析设备、环境监测设备和诊断设备，防尘及治疗设备各 2 家。9 家煤矿企业均开展了粉尘检测，7 家开展了噪声监测，5 家开展高温监测，4 家进行了毒物检测，1 家进行了电离辐射监测。9 家企业除雇佣合同工外，还使用了协议工及轮换工，就业前及离岗时体检率不高。可见我国煤炭系统职业病发病形势依然非常严峻。

在煤矿的诸多职业病危害中，粉尘危害居第一位。长期暴露于含游离二氧化硅粉尘环境下，可导致煤工尘肺病，包括矽肺、煤矽肺和煤肺。我国尘肺病危害表现为以下特点。

（一）病人基数大

截至2019年底，全国累计报告职业病994 284例，累计报告尘肺病889 319例。累计报告的尘肺病人数是目前世界各国全部尘肺病患者总和的3倍以上。这些数字是建立在我国职业健康监护覆盖率25%左右基础上的不完全统计数字，加上国有企业和个体企业的漏报等，估计我国的尘肺病患者总数在100万人。

（二）发病率持续在较高水平

我国的尘肺病除了患病基数大之外，另一个显著特点是发病率高。我国近10年平均每年新发尘肺病例为1.5万～2.7万人，2019年全国共报告尘肺病新发病例15 898例。发病率高的原因一是多年来累积的粉尘危害一直处于持续状态，没有得到很好地解决，潜伏期过后发病是必然现象；二是工作场所的粉尘浓度没有达到国家规定的职业卫生标准；三是工人没有采取必要的防护措施，或者防护措施不力。另一个重要原因是，虽然国有大中型企业20世纪50、60年代采取的防尘措施取得了一定成效，矽肺及煤工尘肺患者的平均发病年龄延迟，但改革开放后，大量的中小型企业和私有企业的出现（主要是小钢铁、小水泥、小煤矿、小铁矿），加上企业改制等原因，职业卫生队伍的解散或转制，尘肺防治处于失控状态。尘肺病高发的现象说明，我国的粉尘危害还将持续相当长的时间。

（三）尘肺病病情严重，致残率高

目前从医学角度，尘肺病是一种不可逆转的职业病，在生活和精神上给病人及家属带来了沉重的负担。我国尘肺病不但病人基数大，而且病情严重。国际上将尘肺病的病情从轻到重分为叁期12级，期别越高病情越严重。在我国，煤工尘肺病患者的病期构成与国际平均水平相比，病情严重的贰、叁期患者所占的比例较大。一般地说，无烟煤矿的叁期尘肺构成在10%～15%，最高可达25%以上。有烟煤矿叁期尘肺构成在5%～10%，最高可达20%以上。褐煤矿和露天煤矿叁期尘肺非常罕见。贰期尘肺病患者的构成也有类似的规律。尘肺病病情重的原因一是所暴露的粉尘浓度高，可能超过职业卫生标准的几十倍甚至上百倍；二是暴露的新鲜粉尘中游离二氧化硅粉尘含量高。这与我国多数煤矿开采过程的地质条件多为井下，岩石掘进工作量大，地质条件复杂，开采深度深有关；三是工人工作时无有效个体防护；四是所暴露的粉尘中呼吸性粉尘所占比重较大。

（四）并发症多，病情复杂

煤工尘肺是一种慢性、渐进性以肺纤维化为主的全身性疾病，一旦发病，不可逆转，且病情逐渐加重。而且并发症多，病情复杂。尘肺结核是煤工尘肺主要的并发症，是尘肺病人死亡的主要原因之一。据报道，煤工尘肺的结核合并率在20%～50%，尸检较生前X线发现的更多，为36%～75%。尘肺合并结核后对肺功能的损害不是简单的叠加，而是相互促进，相互加重病情，降低治疗效果，提高致死率。

（五）接尘工人健康监护程度不高

目前仅有10%～20%的生产性粉尘接触工人得到健康监护，大量中小企业和流动工普遍缺乏基本的健康监护，因而尘肺漏诊数量大，专家估计我国接触生产性粉尘工人超过2000万，预测每年实际发生尘肺病者可达到7万左右。

（六）接尘工人文化程度低，自我保健意识差

多数煤矿工人来自农村，文化知识水平普遍偏低，对所接触的职业病危害因素缺乏认识和了解，自我保护能力差；对职业卫生管理、职业病危害因素认识不全面，防护意识淡薄；社会各界对职业卫生的认识不高，重视不够。

（七）尘肺病无特效治疗方法

尘肺病目前尚无特效治疗方法，现有的方法仅可改善患者的肺功能，不能治愈尘肺病。尘肺病严重损害作业者劳动能力，由于尘肺病每年给国家造成的直接经济损失多达百亿元，尘肺病不仅严重影响国民经济的可持续发展，也造成患者本人的残障，导致其生命质量下降，影响家庭稳定和社会安定。

二、我国非煤矿山职业病危害背景与特点

（一）我国非煤矿山职业病危害现状

我国是一个非煤矿山大国，拥有非煤矿山 11 余万座，从业人员超过 1000 万人。我国年非煤矿产品（黑色矿、有色金属矿、贵金属矿、稀土金属矿、放射性矿、非金属矿、化学矿等）年产量达到 33 亿多吨，每年使用的 29% 的钢材、8% 的石油和 45% 的水泥等都来自非煤矿业，每年全国非煤矿业产值 4000 多亿元，占全国 GDP 的 3.7% 以上，占国内工业总产值的 7% 左右。

我国国有大、中型非煤矿山大多进入深部开采阶段，日益严重的通风失效、尘（毒）污染、深井热害、采矿作业环境恶化、矿工职业卫生状况差等问题引起了党和政府以及广大人民群众的高度重视。由于私有制矿山企业的增多，国家安全卫生监管体制的改变，相当比例的非煤矿山企业长时期没有开展基本的尘毒监测工作，矿工职业病检查、作业环境职业病危害因素监测工作尚未广泛开展。初步调查表明，我国国有大、中型矿山尘肺病发病率有逐年大幅度升高的趋势。

我国非煤矿山还具有矿产资源分布点多面广、矿石种类繁多的特点，除煤和少数非煤矿外，众多矿山矿石赋存条件和开采条件差（多为急倾斜脉状矿体），开采设备落后，通风防尘不达标，安全卫生投入严重不足，再加上近年来我国矿业开采秩序混乱，安全管理与职业病监管措施不完善，部分中小企业特别是私营矿山，为片面追求经济利益，忽视矿工劳动生产环境，井下开采无通风设备和通风系统、无防尘设施，井下空气严重污染，一些井下矿尘浓度竟然超过国家卫生标准 130 倍，而有些含有严重致尘肺病的非煤矿（如小金矿、有色金属矿、高含二氧化硅的建材矿等）作业区粉尘浓度超过国家卫生标准 20 ~ 100 倍等，造成矿区尘肺病发病率呈大规模蔓延之势。较之突发性矿难，尘肺是慢性病，具有漫长的迟后效应，而且不可逆转，每年因患尘肺病而死亡的人数数以千计。

在一些非铀矿山，放射性辐射、氡及其子体辐射对矿工的危害也比较严重。云南省及西南地区的一些非煤矿山放射性辐射导致的肺癌发病率逐年上升，已经得到初步控制的放射性辐射肺癌问题又死灰复燃。

（二）我国非煤矿山职业病危害特点

近年来，我国非煤矿山对职业病危害已采取了一些预防措施。比较通用的方法是利用井下通风系统强制通风，排尘排毒，改善井下作业面空气质量。对于一些重点产尘点，则采用喷雾降尘的方案控制粉尘及有毒有害物质危害。非煤矿山职业病危害特点如下。

1．职业病危害因素种类多

（1）粉尘危害：非煤矿山可接触矽尘、金属粉尘、炭尘、硅酸盐尘等。矽肺主要存在于黑色金属矿采选业、有色金属矿采选业、建筑材料及其他非金属矿采选业。石墨尘肺主要存在于石墨矿采选业。石棉尘肺主要存在于有色金属矿的采选业和建筑材料及其他非金属矿采选业。滑石尘，可能导致的职业病是滑石尘肺，主要存在于建筑材料及其他非金属矿采选业。水泥尘，可能导致的职业病是水泥尘肺，主要存于金属矿、建筑材料及其他非金属矿采选业。

（2）电离辐射：有色金属、铀矿的开采等存在放射性辐射，放射性辐射可以导致内外放射病、

放射性皮肤病。

（3）化学毒物：非煤矿山存在的金属与非金属及其化合物如锰、铬、磷、砷、氟及其化合物，可以导致金属和非金属及其化合物中毒。主要存在于黑色金属矿采选业、有色金属矿采选业、建筑材料及其他非金属矿采选业。化学性有害气体在矿井下由于多种原因，可存在沼气、一氧化碳、二氧化碳、氮氧化合物、硫化氢、二氧化硫气体。沼气来源于岩层、岩块内；一氧化碳和氮氧化合物主要来源于放炮的炮烟；用硝酸铵炸药则以氮氧化合物为主；二氧化碳多来源于岩层和巷道的木材腐烂及放炮炮眼与矿工的呼出气体，由于比重大，多积聚于巷道低处及通风不良的地方。

（4）物理因素：存在不良气象条件的矿井，其气象条件特点是气温高、湿度大、温差大，可导致矿工易发生感冒、上呼吸道炎及风湿性疾病。夏季矿工可因高温而中暑。噪声与振动可存在于不同的采矿生产过程。如凿岩、爆破、通风和运输过程。其可能导致噪声性聋和手臂振动病。

2．尘肺病、职业中毒发病形势严峻

据有关部门对我国近 10 年的职业病报告病例的行业分布分析显示，我国尘肺发病以煤炭行业最为严重，其次依次为冶金、有色金属、建材、机械、轻工、铁路等行业，上述各行业部门的尘肺病例数总和占总数的 85%。

大量中小企业的兴起已成为我国职业病危害的新的重要来源，发病年龄和发病工龄的缩短令人担忧，最小发病年龄为 20 岁，最短接尘工龄不足 3 个月，接尘工龄在 10 年以下的病例占 21.49%。我国工业企业流动工人中有 68.2% 接触职业病危害因素，其中以接触粉尘者居多，造成我国职业病形势严峻的原因包括监督管理措施不完善、职业卫生投入不充分、防护装备技术落后等。

非煤矿山中毒窒息事故死亡人数较多，平均每起死亡 2.5 人，是其他事故类型的 2 倍，还有因施救不当造成事故扩大的现象。

第三节　矿山职业病危害的管理背景

一、矿山职业病危害管理相关法律法规

美国、南非、德国、日本等经济发达国家十分重视矿工职业病危害的防治工作，以国家法律的形式规范采矿职业病危害防治行为。1977 年，美国颁布了《美国联邦矿山安全与健康法》。美国对井下通风防尘防毒工作十分重视，对井下空气质量有严格的监测标准。如果矿主所采取的措施达不到标准，矿山安全卫生监管官员有权签发暂时关闭矿山的指令；日本也十分重视地下作业职业卫生防护问题，不但有专门的法律规范有关企业的行为，而且投入大量经费研制改善作业条件的装备与器材。日本公司生产的井下通风机组、风筒、井下空气净化机组，畅销全世界；南非的深井高温矿通风及降温技术属世界一流。

我国与矿山职业病管理与防治有关的法律法规主要有《中华人民共和国职业病防治法》《中华人民共和国劳动法》《中华人民共和国矿山安全法》《煤矿安全规程》《金属非金属矿山安全规程》等。按照有关法律法规的规定，矿山企业应当建立、健全职业病防治责任制，加强对职业病防治的管理，提高职业病防治水平，对产生的职业病危害承担责任。矿山企业必须向职工发放符合国家标准或者行业标准的劳动防护用品，并监督、教育从业人员按照使用规则佩戴、使用。

矿山生产地形、地质条件复杂，工作环境比较差，不同程度地存在各种职业病危害，包括粉尘、

毒物、噪声、振动、高温、高湿等，由此导致各种职业病并存，如尘肺病、慢性职业中毒、急性职业中毒、职业性眼耳鼻喉病及职业性皮肤病等，其中以尘肺病为主，包括硅肺病、煤肺病、煤硅肺病等，占各种职业病的 70% 以上。

《煤矿安全规程》对煤矿企业职业病危害的管理和监测、健康监护作出了明确规定。煤矿企业必须加强职业病危害的防治与管理，做好作业场所的职业卫生和劳动保护工作。采取有效措施控制尘、毒危害，保证作业场所符合国家职业卫生标准。

《煤矿安全规程》规定了作业场所中粉尘（总粉尘、呼吸性粉尘）浓度要求及对生产性粉尘进行监测的要求。作业场所的噪声，不应超过 85 dB（A）。大于 85 dB（A）时，需配备个人防护用品；大于或等于 90 dB（A）时，还应采取降低作业场所噪声的措施。矿区水源和供水工程应保证矿区工业用水量，其水质应符合国家卫生标准。煤矿企业必须按国家规定对生产性毒物、有害物理因素等进行定期监测。

健康监护的内容包括健康检查、健康档案、健康状况分析等几个方面。煤矿企业应按照国家法律、法规及卫生行政主管部门的规定定期对接触粉尘、毒物及有害物理因素等的作业人员进行职业健康检查，并建立健康档案。对检查出职业病的患者，煤矿企业必须按国家规定及时给予治疗、疗养和调离有害作业岗位，并做好健康监护及职业病报告工作。职业性健康检查、职业病诊断、职业病治疗应由取得相应资格的职业卫生机构承担。

对在岗接触粉尘作业工人，岩石掘进工种每 2 ～ 3 年拍片检查 1 次；混合工种每 3 ～ 4 年拍片检查 1 次；纯采煤工种每 4 ～ 5 年拍片检查 1 次。对接触毒物、放射线的人员每年检查 1 次。Ⅰ期尘肺患者每年复查一次。对于疑似尘肺患者，岩石掘进工种每年拍片复查 1 次，混合工种每 2 年拍片复查 1 次，纯采煤工种每 3 年拍片复查 1 次。

《金属非金属矿安全规程》（GB 16423-2020）对金属非金属矿山的粉尘、有毒有害气体、噪声、水质等提出了明确要求，并规定了监测标准，对矿山职工的健康检查，作业人员的健康要求也作出了明确规定。

二、我国矿山职业病危害管理存在的问题

我国近年来职业病危害防治工作取得了巨大进步，在采矿活动中也采取了一些行之有效的防治技术措施，淘汰落后产能企业，推进整顿和资源整合，小矿山数量和产量大幅度减少。但职业健康管理现状仍不乐观，主要存在以下几方面的问题。

（一）职业病防治各相关部门职能不明确

监管体制不畅，部门间监管职能分散，缺少协调配合，监管没有形成合力，使得职业病危害申报、作业场所监测、职业病危害防护设施监督、个人防护监管等职能不明确，导致监督空位，加之一些企业为了追求利益，忽视劳动者健康及其权益保护，在缺乏防护措施的恶劣环境下安排工人从事高浓度粉尘、毒物作业，致使群体性硅肺病恶性暴发事件和重大职业中毒事故频发。职业病防治监督空位，部门间职能模糊，制约了职业病防治工作的开展。

（二）适宜的防控和管理技术缺乏

职业病防治工作的管理者应为用人单位，由于不同地区、行业的经济状况、自动化程度、工作场所条件不一，导致有害作业场所状况各有差异，在防护技术设施配备、个人防护技术配置上参差不齐。不同企业的职业病危害程度和防控策略各不相同。用人单位在如何根据本企业职业病危害因素状况及风险程度，制定适宜的措施降低接触、避免职业病的发生、改进工作绩效等方面，缺乏开

展职业病危害因素识别、控制效果评价与管理技术等方面的系统标准或规范，尤其是缺乏职业病危害危险度评价方法与管理适宜技术。我国《使用有毒物品作业场所劳动保护条例》要求“从事使用高毒物品作业的用人单位应当至少每个月对高毒作业场所进行一次职业中毒危害因素检测；至少每半年进行一次职业中毒危害控制效果评价。”因缺乏此方面的工作规范，致使这项法规无法实施。

（三）职业病报告制度不完善

职业病实际患病人数远高于全国职业病报告数据，在“加强职业病信息监控和预警能力”中，由于职业病报告属于被动监测，受职业健康监护覆盖率、职业病检出率及职业病漏报率（尤其是职业健康监护覆盖率和职业病漏报率）的影响，目前的职业病报告数据并不能完全真实地反映我国职业病的实际发病水平和发病规律。目前这三种影响因素仅有局部数据，尚无全国比较准确的实际资料，导致许多职业病底数不清，也无法推测，如尘肺病、慢性职业中毒、流动人群（包括农民工）职业病等。

第四节 矿山职业病危害的防治策略和目标

我国政府在构建和谐社会的过程中，对于保护职业人群的健康给予了高度重视，国家层面的主要措施包括：国家领导人从构建和谐社会的角度，提出了保护职业人群健康的政治要求，提出了以人为本，人与环境、人与自然和谐发展的理念；政府出台了一系列保护职业人群健康的法律、法规和条例，使这项工作有法可依；政府加大了监管和处罚的力度；加大了对职业卫生与安全的科学研究力度。

2001 年颁布实施、2018 年第四次修订的《中华人民共和国职业病防治法》，以法律形式规定：职业病防治工作坚持预防为主、防治结合的方针，建立用人单位负责、行政机关监管、行业自律、职工参与和社会监督的机制，实行分类管理、综合治理的原则。用人单位应当为劳动者创造符合国家职业卫生标准和卫生要求的工作环境和条件，并采取措施保障劳动者获得职业卫生保护；建立、健全职业病防治责任制，加强对职业病防治的管理，提高职业病防治水平，承担在本单位产生职业病危害的责任；应当依照法律、法规要求，严格遵守国家职业卫生标准，落实职业病预防措施，从源头上控制和消除职业病危害；应积极选取有效的职业病防治技术、工艺、设备、材料；限制使用或者淘汰职业病危害严重的技术、工艺、设备、材料。应当及时、如实向所在地卫生行政部门申报危害项目，接受监督。

《中华人民共和国矿山安全法》规定，矿山应当有保障安全生产、预防事故和职业病危害的安全设施；矿山企业必须按照国家规定的安全条件进行生产，并安排一部分资金用于预防矿山事故的安全技术措施、预防职业病危害的劳动卫生技术措施、职工的安全培训和改善矿山安全生产条件的其他技术措施。

《中华人民共和国煤炭法》规定，煤矿企业必须坚持安全第一、预防为主的安全生产方针，建立健全安全生产的责任制度和群防群治制度；各级人民政府及其有关部门和煤矿企业必须采取措施加强劳动保护，保障煤矿职工的安全和健康；国家对煤矿井下作业的职工应采取特殊保护措施；煤矿企业应当对职工进行安全生产教育、培训；未经安全生产教育、培训的，不得上岗作业。

2021 年颁布实施的《工作场所职业卫生管理规定》指出，用人单位应当加强职业病防治工作，为劳动者提供符合法律、法规、规章、国家职业卫生标准和卫生要求的工作环境和条件，并采取有效措施保障劳动者的职业健康。用人单位是职业病防治的责任主体，并对本单位产生的职业病危害承担责任；用人单位应当设置或者指定职业卫生管理机构或者组织，配备专职职业卫生管理人员；其主要负责人和职业卫生管理人员应当具备与本单位所从事的生产经营活动相适应的职业卫生知识和管理能力，并接受职业卫生培训；应当对劳动者进行上岗前的职业卫生培训和在岗期间的定期职业卫生培训，普及职业卫生知识，督促劳动者遵守职业病防治的法律、法规、规章、国家职业卫生标准和操作规程；应当制定职业病危害防治计划和实施方案，建立、健全职业卫生管理制度和操作规程；及时、如实向所在地安全生产监督管理部门申报职业病危害项目，并接受安全生产监督管理部门的监督检查；应当按照《建设项目职业卫生“三同时”监督管理暂行办法》的规定，向安全生产监督管理部门申请备案、审核、审查和竣工验收；应当在醒目位置设置公告栏，公布有关职业病防治的规章制度、操作规程、职业病危害事故应急救援措施和工作场所职业病危害因素检测结果；应当为劳动者提供符合国家职业卫生标准的职业病防护用品，督促、指导劳动者按照使用规则正确佩戴、使用，不得发放钱物替代发放职业病防护用品；应当实施由专人负责的工作场所职业病危害因素日常监测，确保监测系统处于正常工作状态；应当委托具有相应资质的职业卫生技术服务机构，每年至少进行1次职业病危害因素检测。对从事接触职业病危害因素作业的劳动者，用人单位应当按照《用人单位职业健康监护监督管理办法》《放射工作人员职业健康管理办法》《职业健康监护技术规范》《放射工作人员职业健康监护技术规范》等有关规定组织上岗前、在岗期间、离岗时的职业健康检查，并将检查结果书面如实告知劳动者。

《建设项目职业卫生“三同时”监督管理办法》规定，建设项目职业病防护设施必须与主体工程同时设计、同时施工、同时投入生产和使用。职业病防护设施所需费用应当纳入建设项目工程预算。建设单位对可能产生职业病危害的建设项目，应当依照本办法向安全生产监督管理部门申请职业卫生“三同时”的备案、审核、审查和竣工验收。国家根据建设项目可能产生职业病危害的风险程度，按照规定对其实行分类监督管理。

我国煤炭工业发展“十三五”规划中提出加强煤矿职业病危害防治体系建设，加大资金投入，强化工程、技术等控制措施，提高职业病危害基础防控能力。推进煤矿职业病危害因素申报、检测、评价与控制工作，煤矿企业应如实、及时申报职业病危害因素，为职工建立职业健康档案，定期体检，依法维护和发展职工安全健康权益。建立健全粉尘防治规章制度和责任制，落实企业粉尘防治主体责任，减少尘肺病发病率。加强煤矿职业病危害预防控制关键技术与装备的研发，推动煤矿企业建立健全劳保用品管理制度，做好劳保用品的检查、更新。针对我国非煤矿山的职业安全与健康问题，要不断强化非煤矿山职业病危害因素监管，进一步完善非煤矿山作业场所职业病危害防治、职业病危害检测等标准。

我国煤炭工业发展“十四五”规划中提出强化煤矿安全与职业健康，坚持以人为本、生命至上理念，坚持依靠科技创新和管理、装备、培训并重，建立责任全覆盖、管理全方位、监管全过程的煤矿安全生产综合治理体系，健全煤矿安全生产长效机制。完善煤矿安全生产法律法规标准体系，加强煤矿职业安全与健康监管机制建设；加强对水、火、瓦斯、煤尘、顶板、冲击地压等灾害防治，全面提高灾害预防和综合治理水平。围绕尘肺病等职业病危害防治，开展关键技术攻关；建立完善煤矿职业病防治机制和信息化监管平台，健全完善煤矿职业病治疗支撑体系。

我国“十四五”矿山安全生产规划中指出，要建立监管、监察、气象等多部门应急联动机制和矿山安全应急响应机制，提升预警信息发布的时效性和精准性。完善矿山应急预案管理机制和应急预案定期评估修订机制，建立矿山应急预案数字化管理平台，强化上下级预案、政府与企业等相关预案之间的有效衔接。

一、我国矿山职业病危害防治策略与措施

（一）我国矿山职业病危害的防治策略

1．职业病危害的源头控制 严格执行禁止或限制使用有毒化学品措施；建设项目职业病危害评价；强调重点化学品登记、评估和使用授权；彻底取缔无职业病危害防护设施的粉尘、毒物危害严重的企业。

2．工作场所职业病危害因素控制

（1）重点行业、重点企业开展职业病监测哨点建设：对煤炭、冶金矿山、建材、有色金属、非金属矿山等行业的重点企业建立职业病危害监测哨点，了解及掌握重点职业病和相关疾病的流行病学特征及发生、发展规律，为制定或修正职业病防治策略和措施提供科学依据。

（2）采用一套基本职业卫生标准、监督执法制度，以及为预防和控制矿山工作环境中的粉尘、毒物、噪声、不良工效学因素危害确定的系列基本干预措施。这些措施包括综合管理工作场所的化学品、工程技术控制措施、个人防护措施、工作场所警示标识、危害告知制度、改进工效学设计、教育培训以及技术支持和组织保障。在职业病危害控制方面，有许多成功的例子，我国职业病防治工作经验已经总结出十分有效的职业病综合防治措施，如“革、水、密、风、护、管、教、查”的防尘八字方针，在控制尘肺病发生方面已经发挥了十分有效的作用。

3．建立工作场所职业病危害风险评估方法体系，开展职业病危害风险评估 对重点地区、重点矿山行业、重点企业进行抽查、评估。评估内容包括职业病危害因素的识别与描述、监测职业病危害浓度或强度、评价其危害程度，提出职业病危害风险等级、评估干预措施实施情况及其效果。

4．个人防护用品使用情况的监督、检查与评估 提高矿山职业人群个人防护用品的正确使用率，重视个人防护用品选择与使用情况评估，完善个人防护用品功效性能监测与评价，加强个人防护用品使用与维护培训。重点防护用品为防尘口罩、呼吸器防护用品、防护眼罩、防护面具等。

5．职业健康监护服务 通过完善社会保险制度，将矿山职业人群的健康监护纳入工伤社会保险体系，保证职业健康监护不受经济因素影响，加大对健康监护设备投入和人才建设；提升基层健康监护能力，从而提高健康监护覆盖率。监护重点对象：中小企业接触粉尘、噪声、高温、电离辐射、毒物等作业工人。

6．职业病治疗与康复 关注矿山职业人群中农民工和轮换工尘肺病和急慢性中毒的治疗，关注硅肺病并发症的治疗与康复，研究和发展的新方法、新技术。提出并实施尘肺病和慢性职业中毒的支持治疗、康复干预措施，评估干预措施效果。重点是延迟尘肺病和慢性职业性的平均发病工龄和平均死亡年龄以及急、慢性职业中毒的治愈率。

7．制定工人健康行动计划，建立多部门的协调与保障机制 计划包括：矿山职业卫生和职业病防治现状、行动重点、目标和指标、行动机制（包括部门职责与任务分工等）、人力和财务资源、疾病和工作场所监测、评估和修订、报告和问责制等。

8．职业卫生相关调查与研究 定期或阶段性开展矿山职业病和职业性伤害调查与研究；开展相关标准和应用技术研究。

（二）矿山职业病危害防制措施

1．矿山粉尘危害防治措施

（1）技术措施：湿式作业，在生产上采用湿式凿岩，可明显降低钻眼时的粉尘浓度；岩石爆破和装岩时，采用水泡泥和喷雾洒水，防尘效果显著；定期监测井下粉尘浓度；进行健康查体，及早发现尘肺病人；有效的通风排尘，在矿井内采取通风的方法将产尘点含尘气体直接抽走，补充新鲜

空气，确保工作场所空气中粉尘浓度低于国家职业卫生标准限定值。

（2）矿山粉尘防治的组织管理措施：加强防尘工作领导；确保有一定的资金投入用于防尘设施的改善；加强防尘工作的宣传教育，通过对防尘设备的使用常识、个人防护用品知识的宣传、培训、使接尘者对粉尘危害有充分的了解和认识；加强设备维护管理，投入使用的各种通风除尘设备要加强检查维护，确保高效运行。

（3）矿山粉尘防治的个体防护措施：受生产条件限制，在粉尘无法控制或高浓度粉尘条件下，作业人员必须正确地使用防尘口罩等个人防护用品。

（4）矿山粉尘防治的卫生保健措施：定期对接尘人员进行体检，对从事特殊作业的人员发放保健津贴，有作业禁忌的人员，不得从事接尘作业。

2．矿山放射性物质危害防护措施 非煤矿山中的放射性物质的预防措施目前主要是通过采用个人防护服、屏蔽放射物、适当缩短接触时间、加强抗放射饮食、疗养等综合防护对策来预防非煤矿山中的放射物质。

3．矿山化学毒物危害预防措施 加强矿井的机械通风，使井下每个工作面都有足够的新鲜空气，以稀释和排除有害气体。按井下同时工作的最多人数计算，每人每分钟的风量不得少于4 m^3，要坚持监测井下的沼气、一氧化碳、二氧化碳、二氧化氮、硫化氢和二氧化硫，发现浓度异常时，立即采取防范措施。

4．矿山物理因素危害的预防对策 控制和消除噪声源，改善工艺过程和生产设备；以低声或无声或新工艺代替生产强噪声的设备和工艺；控制噪声的传播采用隔音和消音措施；采用合理的个人防护措施（如：合理使用耳塞、耳罩）和合理调整工作时间。

5．我国矿山职业病危害控制关键技术 我国矿山职业病危害防治技术及装备与世界矿业发达国家有较大差距，为了有效预防矿山开采过程中的职业病危害，切实保护广大矿工的身心健康，提高我国职业病危害防治技术及整体装备水平，有必要开展科技攻关。

（1）矿山职业病危害自动监测预警系统：开发井下矿山通风系统关键参数（风速、空气质量、矿尘浓度、一氧化碳、氮氧化物、氧气、硫化氢等）的传感监测系统，传感监测系统数据的无线和有线传输系统及其安全保障技术，各中段通风子系统数据处理与控制指挥系统，全矿计算机数据处理与指挥控制总系统等，实现全矿通风系统的风量、风压、风阻、井下空气质量等指标的监测实时化，数据处理与控制指挥的智能化，全矿通风系统调节与日常运转管理的网络化等功能。

（2）深井矿山采场降温技术的研究：在利用南非深井矿降温关键技术的基础上，采用节能风机和多级机站系统通风，向深部高温采场供送足量的新鲜空气，实现一级送风的采场空气初冷却。研制深井矿山高效人工制冷技术与装备，向工作面输送通过强制冷却的空气。并从井下采场硬件配置和系统管理角度进行综合治理，实现深井矿山主要采矿工作面空气温度的显著降低，使采场空气温度等指标达到国家工业卫生标准。

6．加强矿山公共卫生体系建设

（1）建立和完善职业病防治法规、标准体系：建立健全与《职业病防治法》相配套的法规、规章和标准。补充和完善“职业病防治法”法规标准体系，修订《中华人民共和国尘肺病防治条例》，制定《职业病危害防护管理办法》；根据社会经济发展条件适时修订《职业病目录》名单；修订职业病危害因素分类目录；研究制定职业病危害风险评估与管理指南，补充完善工作场所有害因素接触限值；完善工作场所职业病危害因素检测评价、职业病危害防护设施与个人防护用品防护性能评价、职业健康监护与职业病诊治等技术标准和规范；研究制定高危行业、中小企业职业病防治相关政策。

（2）职业病防治和监管体系：以建设职业病防治和职业卫生监督执法体系为重点，加强人才培养，努力提高职业病防治与监管能力。建立政府规范与监督、企业管理、劳动者参与的职业病防治监管模式，达到监督与管理分开的原则。

加强职业病防治监督管理体系建设，健全从中央到地方的监督执法机构网络，明确中央、省、市、县四级监督执法机构职能，提高职业病防治监督执法水平。

建立完善的职业病防治网络，加强职业病防治机构能力建设，配备与职业病防治职能相适应的人员、设备，承担辖区内职业健康检查、职业病危害因素检测和评价、职业病诊断等工作，逐步完善覆盖基层的职业病防治网络。鼓励行业、用人单位组建职业病防治机构，提高重大职业病危害事故应急处置能力。

加强职业病防治专业人才队伍建设，建立国家和地方的职业病防治指导中心和职业病防治专业人才库。进一步完善职业卫生技术服务机构从业人员执业制度，制订职业病防治专业人才培养计划，分级、分类培训职业病防治专业人才，重点加强与基本职业卫生服务相适应的基层专业人员培训，提高职业病防治水平。

（3）职业病危害信息监控和预警体系：完善矿山职业病危害动态监管及监控预警体系，加强职业病信息监测、报告与管理，完善职业病防治信息监测、报告与管理网络，设立职业病监测哨点，为制定职业病防治的方针政策提供基础数据。推进各级职业病信息监测标准化建设，按照动态监控、及时预警、准确计量的要求，根据职业病危害的性质和程度加强职业病预警能力。

（4）工作场所职业病危害因素的检测与评价：建立健全矿山工作场所职业病危害因素监测与评价体系；完善不同职业病危害因素监测方法；研究制定监测范围及监测地点及监测频度的确定原则；研究制定职业病危害因素监测与评价规范；提高工作场所监测能力，逐步形成日常监测、监督抽测管理体系。

（5）职业病工伤保险保障体系：加强劳动用工管理，规范用工行为，在高危行业推行通过平等协商，签订职业卫生专项集体合同的制度。依法对不签订劳动合同和不履行危害告知义务等行为进行处罚。

完善工伤保险制度，依法强制用人单位为全部职工参加工伤保险，提高工伤保险覆盖率。制定积极的工伤保险政策，完善工伤预防与保障相结合的机制，依法从保险基金中提取工伤预防费用用于职业病的预防、科研和宣传工作，逐步建立适合我国国情的职业病治疗、康复制度。

完善特殊工时审批制度，落实国家有关职工休息休假制度的规定，加强女职工和未成年工的特殊劳动保护。研究完善有毒有害岗位津贴制度，开展劳动定员定额国家标准的制、修订工作，指导行业和企业集团开展劳动定员定额行业标准的制、修订。

建立健全司法救济机制和法律援助制度，维护职业病人合法权益。

（6）职业健康影响评估体系：为了实现矿山规划目标，针对规划目标和指标应建立和完善与国际接轨的我国矿山职业健康评估体系，重点应包括对各项目标和指标的完成情况的评估。为调整目标指标、工人健康行动计划和各项策略、措施提供依据。

二、我国矿山职业病危害的防治目标

第 49 届世界卫生大会采纳 WHA49.12 号决议，通过了世界卫生组织“人人享有职业卫生保健”的全球战略并敦促会员国为所有工人，特别是高危部门、弱势群体和不能获得服务的人群制定国家职业卫生规划。2007 年第 60 届世界卫生大会审议并认可了《2008—2017 年工人健康全球行动计划》草案。

我国也于2008年制定了《健康中国2020规划纲要》(简称规划)，目前正在实施《健康中国2030规划纲要》，推进《健康中国行动计划》。《健康中国2020规划纲要》强调要推进职业病危害源头治理，强化矿山、危险化学品等重点行业领域安全生产监管。开展职业病危害基本情况普查，健全有针对性的健康干预措施。进一步完善职业安全卫生标准体系，建立完善重点职业病监测与职业病危害因素监测、报告和管理网络，遏制尘肺病和职业中毒高发势头。建立分级分类监管机制，对职业病危害高风险企业实施重点监管。开展重点行业领域职业病危害专项治理。强化职业病报告制度，开展用人单位职业健康促进工作，预防和控制工伤事故及职业病发生。加强全国个人辐射剂量管理和放射诊疗辐射防护。

根据国家的规划，煤矿及非煤矿山也制定了相应的职业病危害防治目标，使煤炭系统危害最严重的尘肺病患病率下降，经过十年或更长时间使煤工尘肺的患病率大幅下降。按照平均每年下降一个百分点计算，争取用10年左右的时间使煤工尘肺发病率降到5%以下，达到发达国家水平；使其他职业病的患病率低于其他工业，或低于国际平均水平；煤矿工人常见职业病危害预防知识认知率达到80%以上，管理人员煤矿常见职业病危害预防知识认知率达100%；煤矿职业病危害因素水平(强度)达标率达90%以上；工人个体防护用品发放和使用率达100%；职业病危害防治机构、服务机构、监督机构普及率达100%。

要实现上述目标，需要国家法律、法规的完善，需要国家矿山安全监察局、国家煤矿安全监察局的正确领导和积极落实，需要职业卫生和职业病防治技术人员的科学研究和技术支撑，最主要的是煤矿工人的积极参与和监督。只有这样才能将矿山职业病危害降低到最低程度，最大限度保护从业人员的健康和生命，真正实现矿山行业的和谐与科学发展。

第五节　职业病诊断程序及相关待遇

一、职业病诊断程序

2013年修订的《职业病分类和目录》确定了我国法定职业病的10大类132种。为规范职业病诊断，落实职业病诊断措施，加强职业病诊断工作的管理，保障劳动者和用人单位的合法权益，各级卫生行政机构及职业病诊断机构都从不同层面制定了相应的职业病诊断工作程序。

2021年1月4日发布的《职业病诊断与鉴定管理办法》(中华人民共和国卫生健康委员会令第6号)，对职业病诊断工作提出了更高的要求。在该背景条件下，如何依法规范职业病的诊断行为，切实明确劳动者、用人单位及职业病诊断程序，是职业病诊断工作的主要内容。职业病诊断程序包括申请、受理、组织诊断、档案管理及职业病报告等。

(一)职业病诊断申请

1．申请人　暴露于职业病危害因素的劳动者、作业场所存在职业病危害因素的用人单位可提出职业病诊断申请。劳动者无行为能力或死亡的，可由其法定继承人或监护人提起职业病诊断申请。

2．申请机构　劳动者可以在用人单位所在地、本人户籍所在地或者经常居住地的职业病诊断机构进行职业病诊断。

3．申请资料内容及要求

(1) 劳动者职业史和职业病危害接触史(包括在岗时间、工种、岗位、接触的职业病危害因素名称等）；

（2）劳动者职业健康检查结果；

（3）工作场所职业病危害因素检测结果；

（4）职业性放射性疾病诊断还需要个人剂量监测档案等资料。

（二）职业病诊断的受理

1．受理机构 职业病诊断应当由省级人民政府卫生行政部门批准的取得职业病诊断资格的医疗卫生机构承担。从事职业病诊断的医疗卫生机构，应当拥有5名以上职业病诊断医师、具备与所开展职业病诊断项目相适应的仪器设备并符合省级人民政府卫生行政部门规定的其他条件。医疗卫生机构从事职业病诊断，应当向省级人民政府卫生行政部门提出申请，并提交以下资料：

（1）《医疗机构执业许可证》原件、副本及复印件；

（2）职业病诊断医师资格等相关资料；

（3）相关的仪器设备清单；

（4）负责职业病信息报告人员名单；

（5）职业病诊断质量管理制度等相关资料。

2．受理内容 对职业病诊断申请资料的完整性、真实性及有效性进行审查，决定是否受理。

（1）职业病诊断申请资料符合要求，予以受理；

（2）职业病诊断申请资料没有达到完整、真实、有效，补充或核实后再受理；

（3）没有职业病危害暴露史或者健康检查没有发现异常的，不予受理；

（4）现场取证：在职业病诊断过程中，除当事人提供的资料外，诊断机构根据需要，可以进行必要的现场调查，对疑似职业病病人进行医学检查、住院观察或诊断性治疗后，再做出诊断。用人单位应当按照诊断机构的要求为申请职业病诊断的劳动者提供有关资料。

（三）组织进行职业病诊断

职业病诊断机构依法独立行使诊断权，并对其做出的诊断结论承担责任。

1．职业病诊断的组织 诊断机构进行职业病诊断时，应当组织3名以上单数的职业病诊断医师进行集体诊断。职业病诊断医师对职业病诊断有意见分歧的，应当进行表决，并按多数人的意见诊断；对不同意见应当如实记录；参加诊断的职业病诊断医师不得投弃权票。

2．职业病诊断机构中从事职业病诊断的医师应当具备的条件 从事职业病诊断的医师应当具备下列条件，并取得省级人民政府卫生行政部门颁发的资格证书。

（1）具有执业医师资格；

（2）熟悉职业病防治法律规范和职业病诊断标准；

（3）从事职业病防治工作5年以上；

（4）具备工作场所职业病危害防治专业知识；

（5）经省级人民政府卫生行政部门指定的机构培训、考核合格。

3．职业病诊断过程

（1）职业病诊断应当依据《职业病防治法》有关规定，依据职业病诊断标准，结合职业病危害接触史、工作场所职业病危害因素检测与评价、临床表现和医学检查结果等资料，综合分析其疾病的特征和发展变化是否符合相应的职业病特征、发生、发展规律和流行病学规律，做出诊断结论。

（2）没有证据否定劳动者的职业病危害接触史、接触剂量、职业病危害因素与病人临床表现之间的必然联系的，且没有证据证明非职业因素与病人健康损害的必然关系的，应当诊断为职业病。

（3）对不能诊断的疑似职业病病人，可以经过必要的医学检查或者住院观察后，再做出诊断。

（4）对职业病诊断意见有分歧的，应当按多数人的意见诊断；对不同意见应当如实记录。

4．职业病诊断结果

（1）诊断机构应当及时做出诊断结论，并出具职业病诊断证明书。

（2）职业病诊断证明书应当明确劳动者是否患有职业病，对患有职业病的，应当载明所患职业病的名称、程度（期别）、处理意见，需要复查的应当载明复查时间。

（3）职业病诊断证明书还应当载明当事人申请职业病诊断鉴定权利、申请期限和职业病鉴定办事机构的名称、地址和联系方式。

（4）职业病诊断证明书应当由参加诊断的职业病诊断医师共同签署，并经诊断机构审核盖章。

（5）职业病诊断证明书应当一式四份，劳动者、用人单位各执一份，报送用人单位所在地人民政府卫生行政部门一份，诊断机构存档一份。职业病诊断证明书应当在做出诊断之日起20日内发送至当事人。

（四）职业病诊断原则与方法

1．综合分析原则 职业病的诊断要综合分析职业史、现场职业卫生学调查、患者临床表现及实验室检查结果后才能作出诊断。

2．集体诊断原则 《中华人民共和国职业病防治法》规定，承担职业病诊断的医疗卫生机构在进行职业病诊断时，应当组织3名以上取得职业病诊断资格的执业医师集体诊断。职业病诊断证明书应当由参与诊断的医师共同签署，并经承担职业病诊断的医疗卫生机构审核盖章。

3．诊断工作中可能遇到的问题

（1）难以确认职业病危害因素暴露史。其原因为：①劳动者不能提供职业病危害暴露史证明材料；②劳动者提供的职业病危害暴露史与用人单位提供的资料出入较大；③用人单位拒绝提供劳动者的职业暴露史等材料。

（2）不能提供职业健康监护档案资料或工作场所历年职业病危害因素监测资料。

（五）职业病诊断档案的管理

职业病诊断机构应当建立职业病诊断档案并永久保存，档案内容应当包括：

1．职业病诊断证明书。

2．职业病诊断过程记录（包括参加诊断的人员、时间、地点、讨论内容及诊断结论）。

3．用人单位和劳动者提供的诊断用所有资料。

4．临床检查与实验室检验等结果报告单。

5．现场调查笔录及分析评价报告。

（六）职业病报告

用人单位和医疗卫生机构发现职业病病人或者疑似职业病病人时，应当按规定报告。确诊为职业病的，用人单位还应当向所在地县级劳动保障行政部门报告。

二、职业病相关待遇

（一）工伤待遇

职业病属于工伤的范畴，是工伤之一，因此享受工伤待遇。

职工有下列情形之一的，应认定为工伤：①在工作时间和工作场所内，因工作原因受到事故伤害的；②工作时间前后在工作场所内，从事与工作有关的预备性或者收尾性工作受到事故伤害的；③在工作时间和工作场所内，因履行工作职责受到暴力等意外伤害的；④患职业病的；⑤因工外出期间，由于工作原因受到伤害或者发生事故下落不明的；⑥在上下班途中，受到机动车事故伤害的；⑦法律、行政法规规定应当认定为工伤的其他情形。职工有下列情形之一的应视同工伤：①在工作时间和工作岗位，突发疾病死亡或者在48小时之内经抢救无效死亡的；②在抢险救灾等维护国家利益、公共利益活动中受到伤害的；③职工原在军队服役，因战、因公负伤致残，已取得革命伤残军人证，到用人单位后旧伤复发的。职工有下列情形之一的，不得认定为工伤或者视同工伤：①因犯罪或者违反治安管理伤亡的；②醉酒导致伤亡的；③自残或者自杀的。

（二）医疗待遇

患有职业病的职工可以享受医疗待遇，医疗待遇包括：①医疗费全额报销；②住院伙食补助费：职工住院治疗，由所在单位按照本单位因公出差伙食补助标准的70%发放住院伙食费；③辅助器具；④在停工留薪期内，原工资福利待遇不变，由所在单位按月支付；⑤护理费：生活护理费按照生活完全不能自理、生活大部分不能自理或者生活部分不能自理3个不同等级支付，其标准分别为统筹地区上年度职工月平均工资的50%、40%或30%以及一次性伤残补助金、伤残津贴、就业补助金等待遇。

（三）伤残待遇

发生职业病，经治疗伤情相对稳定后存在残疾、影响劳动能力的，应当进行劳动能力鉴定。劳动能力鉴定是指劳动功能障碍程度和生活自理障碍程度的等级鉴定及伤残鉴定。我国过去只有一些根据生物、社会、心理综合变量最后按劳动能力和生活自理能力的损失程度制定的地区性伤残医务鉴定标准，将伤残分级为劳动能力“完全丧失”“大部分丧失”和“部分丧失”。1996年我国首次颁布了《职工工伤与职业病致残程度鉴定标准》，2006年、2014年进行了修订。由于工伤和职业病可累及各个系统和器官，因此根据器官损伤、功能障碍、医疗依赖及护理依赖四方面进行鉴定。

1．鉴定标准具体内容 对于职业病患者的评残，应注意与职业病的分级诊断一致。职业病内科要在各种职业病导致的肺脏、心脏、肝脏、血液或肾脏损害于医疗期满时评定其致残程度。职业性肺疾患主要包括尘肺、铍病、职业性哮喘等，在评定残情分级时，除尘肺在分级表中明确注明外，其他肺部疾病可分别参照相应的国家诊断标准，以呼吸功能损害程度定级。伤残标准以器官缺损、功能障碍、对医疗与护理的依赖程度为主要依据，适当考虑一些特殊伤残造成的心理障碍和生活质量的损失，进行综合评定。

2．分级原则 根据器官缺失、功能障碍、医疗和护理依赖的程度进行分级（表1-1）。

表1-1 职工工伤与职业病致残程度鉴定分级

级别	器官缺失	功能障碍	医疗依赖	护理依赖
一级	器官缺失、其他器官不能代偿	功能完全丧失	存在特殊医疗依赖	生活完全或大部分不能自理
二级	器官严重缺损或畸形	有严重功能障碍或并发症	存在特殊医疗依赖	生活大部分不能自理
三级	器官严重缺损或畸形	有严重功能障碍或并发症	存在特殊医疗依赖	生活部分不能自理
四级	器官严重缺损或畸形	有严重功能障碍或并发症	存在特殊医疗依赖	生活可以自理
五级	器官大部缺损或明显畸形	有较重功能障碍或并发症	存在一般医疗依赖	生活能自理
六级	器官大部缺损或明显畸形	有中等功能障碍或并发症	存在一般医疗依赖	生活能自理
七级	器官大部缺损或畸形	有轻度功能障碍或并发症	存在一般医疗依赖	生活能自理
八级	器官部分缺损，形态异常	轻度功能障碍	有医疗依赖	生活能自理
九级	器官部分缺损，形态异常	轻度功能障碍	无医疗依赖	生活能自理
十级	器官部分缺损，形态异常	无功能障碍	无医疗依赖	生活能自理

根据这几方面内容将工伤、职业病伤残程度分为五个门类、三等十级共470个条目。五门即：①神经内科、神经外科、精神科门；②骨科、整形外科、烧伤科门；③眼科、耳鼻喉科、口腔科门；④普外科、胸外科、泌尿生殖科门；⑤职业病内科门。三等十级即：完全丧失劳动能力（含一、二、三、四级）、大部分丧失劳动能力（含五、六级）和部分丧失劳动能力（含七、八、九、十级）。

3．一至四级伤残待遇 职工因工致残被鉴定为一级至四级伤残的，保留劳动关系，退出工作岗位，享受以下待遇：

（1）从工伤保险基金按伤残等级支付一次性伤残补助金，标准为：一级伤残为27个月的本人工资，二级伤残为25个月的本人工资，三级伤残为23个月的本人工资，四级伤残为21个月的本人工资。

（2）从工伤保险基金按月支付伤残津贴，标准为：一级伤残为本人工资的90%，二级伤残为本人工资的85%，三级伤残为本人工资的80%，四级伤残为本人工资的75%。伤残津贴实际金额低于当地最低工资标准的，由工伤保险基金补足差额。

（3）工伤职工达到退休年龄并办理退休手续后，停发伤残津贴，按照国家有关规定享受基本养老保险待遇。基本养老保险待遇低于伤残津贴的，由工伤保险基金补足差额。职工因工致残被鉴定为一级至四级伤残的，由用人单位和职工个人以伤残津贴为基数，缴纳基本医疗保险费。

4．五至六级伤残待遇 职工因工致残被鉴定为五级、六级伤残的，享受以下待遇：

（1）从工伤保险基金按伤残等级支付一次性伤残补助金，标准为：五级伤残为18个月的本人工资，六级伤残为16个月的本人工资。

（2）保留与用人单位的劳动关系，由用人单位安排适当工作。难以安排工作的，由用人单位按月发放伤残津贴，标准为：五级伤残为本人工资的70%，六级伤残为本人工资的60%，并由用人单位按照规定为其缴纳应缴纳的各项社会保险费。伤残津贴实际金额低于当地最低工资标准的，由用人单位补足差额。

经工伤职工本人提出，该职工可以与用人单位解除或者终止劳动关系，由工伤保险基金支付一次性工伤医疗补助金，由用人单位支付一次性伤残就业补助金。一次性工伤医疗补助金和一次性伤残就业补助金的具体标准由省、自治区、直辖市人民政府规定。

5．七至十级伤残待遇 职工因工致残被鉴定为七级至十级伤残的，享受以下待遇：

（1）从工伤保险基金按伤残等级支付一次性伤残补助金，标准为：七级伤残为13个月的本人工资，八级伤残为11个月的本人工资，九级伤残为9个月的本人工资，十级伤残为7个月的本人工资。

（2）劳动、聘用合同期满终止，或者职工本人提出解除劳动、聘用合同的，由工伤保险基金支付一次性工伤医疗补助金，由用人单位支付一次性伤残就业补助金。一次性工伤医疗补助金和一次性伤残就业补助金的具体标准由省、自治区、直辖市人民政府规定。

6．因职业病死亡的待遇 《工伤保险条例》第三十五条规定："职工因工死亡，其近亲属按照下列规定从工伤保险基金领取丧葬补助金、供养亲属抚恤金和一次性工亡补助金"。

（1）丧葬补助金为6个月的统筹地区上年度职工月平均工资。

（2）供养亲属抚恤金按照职工本人工资的一定比例发给由因工死亡职工生前提供主要生活来源、无劳动能力的亲属。标准为：配偶每月40%，其他亲属每人每月30%，孤寡老人或者孤儿每人每月在上述标准的基础上增加10%。核定的各供养亲属的抚恤金之和不应高于因工死亡职工生前的工资。供养亲属的具体范围由国务院社会保险行政部门规定。

（3）一次性工亡补助金标准为上一年度全国城镇居民人均可支配收入的20倍。

伤残职工在停工留薪期内因工伤导致死亡的，其近亲属享受本条第一款规定的待遇。伤残津贴、供养亲属抚恤金、生活护理费由统筹地区社会保险行政部门根据职工平均工资和生活费用变化等情况适时调整。调整办法由省、自治区、直辖市人民政府规定。

职工因工外出期间发生事故或者在抢险救灾中下落不明的，从事故发生当月起3个月内照发工资，从第4个月起停发工资，由工伤保险基金向其供养亲属按月支付供养亲属抚恤金。生活有困难的，可以预支一次性工亡补助金的50%。职工被人民法院宣告死亡的，按照本条例第三十九条职工因工死亡的规定处理。

（姚三巧）

第二章

矿山职业病危害因素的识别

第一节　概　述

《中华人民共和国职业病防治法》规定：应对可能产生职业病危害的建设项目进行职业病危害评价，用人单位应当实施由专人负责的职业病危害因素日常监测，并确保监测系统处于正常运行状态。用人单位应当按照国务院安全生产监督管理部门的规定，定期对工作场所进行职业病危害因素检测、评价。检测、评价结果存入用人单位职业卫生档案，定期向所在地安全生产监督管理部门报告并向劳动者公布。实施职业病危害因素检测与评价，首先要进行职业病危害因素识别。

工作场所中存在或产生的各种化学的、物理的、生物的有害因素，以及生产过程中存在的其他有害因素统称为职业病危害因素。在一定条件下，这些因素可对劳动者的身体健康产生不良影响，轻者可能轻微影响健康，重者可能导致劳动者罹患职业病，甚至伤残或死亡。

我国矿山采选过程中存在粉尘、噪声、高温、有毒化学物质、电离辐射等多种职业病危害。在职业卫生工作中，通过工程分析、类比调查、工作场所监测、职业流行病学调查以及实验研究等方法，把建设项目或工作场所中职业病危害因素甄别出来的过程叫职业病危害因素识别。其目的在于辨识职业病危害因素的种类、来源、存在形式、存在浓度（强度）、危害程度等，为职业病危害监测与评价、劳动者健康监护以及采取恰当的职业卫生防护控制措施等提供重要依据。同时，职业病危害因素识别能力也是考核职业卫生工作者综合技术素质的重要指标，是职业卫生工作者必须具备的基本功。

第二节　职业病危害因素识别的作用

职业病危害因素识别在职业卫生工作中的地位和作用主要体现在以下几个方面。

一、建设项目职业病危害评价

《中华人民共和国职业病防治法》第十七条规定，新建、扩建、改建建设项目和技术改造、技术引进项目（以下统称建设项目）可能产生职业病危害的，建设单位在可行性论证阶段应当进行职业病危害预评价。安全生产监督管理部门应当自收到职业病危害预评价报告之日起三十日内，作出审核决定并书面通知建设单位。未提交预评价报告或者预评价报告未经安全生产监督管理部门审核同意的，有关部门不得批准。职业病危害预评价报告应当对建设项目可能产生的职业病危害因素及其对工作场所和劳动者健康的影响作出评价，确定危害类别和职业病防护措施。第十八条规定：建设项目在竣工验收前，建设单位应当进行职业病危害控制效果评价。建设项目竣工验收时，其职业病防护设施经安全生产监督管理部门验收合格后，方可投入正式生产和使用。

依法开展建设项目职业病危害评价属于预防医学的一级预防范畴。把职业病危害控制的重点落实到项目的建设中，从根本上消除或最大可能地控制、减少职业病危害因素的产生，保护劳动者的身体健康，这是我国职业卫生工作模式的重大战略转变。

众所周知，人类生存与发展离不开劳动。然而，不良的劳动条件不仅可能影响和危及劳动者的健康，而且可能导致职业病的发生。职业病是人为造成的疾病，且大多数是进行性的和不可逆转的。开展建设项目职业病危害评价工作就是要从源头上控制职业病危害。

开展建设项目职业病危害评价，首要任务之一就是通过文献检索、职业卫生学调查、类比调查和工程分析等手段，识别建设项目竣工投产后可能存在的职业病危害因素。如果对危害因素的识别不够准确，轻则可使评价报告的完整性和有效性受到局限，重则可造成评价报告结论的严重失误。只有对建设项目工作场所中存在的或可能存在的职业病危害因素种类与分布情况以及其对劳动者健康影响的方式、途径、程度等有了全面、准确、客观的辨识，才能对建设项目职业病危害作出科学的评价。

由此可见，“识别”是一个永恒的主题，是建设项目职业病危害评价中的“灵魂”，是实施建设项目职业病危害评价工作的前提。

二、职业流行病学调查

职业流行病学调查是以职业人群为研究对象，采用流行病学的理论和方法，调查研究职业病危害因素及其对健康的影响在人群、时间及空间的分布；分析职业接触强度与职业性损害的剂量 - 反应（效应）关系；评价职业病危害因素的危险度及预防措施的效果等，以找出职业性损害发生、发展的规律，为制订和修订卫生标准、改善劳动条件和预防职业病的发生提供依据。

职业流行病学调查的核心是通过由因（危害因素）查果（病人）和以果（病人）找因（危害因素）的研究，探索病因。前者是借助剂量 - 反应（效应）关系对有害因素的“定量”识别；后者是根据统计推断原理对未知危害因素的“定性”识别。

三、工作场所职业病危害因素监测与评价

严格地说，工作场所职业病危害因素监测是工业企业职业病危害因素识别工作中的一个重要组成部分。

《中华人民共和国职业病防治法》第二十六条规定：用人单位应当按照国务院卫生行政部门的规定，定期对工作场所进行职业病危害因素检测、评价。职业病危害因素监测通常可分为系统监测、抽样监测、定期定点监测和个体接触水平监测等几类。鉴于工作场所中职业病危害因素种类繁多，且在同一工作场所中可同时存在多种有害因素，工作场所中职业病危害因素的强度及其在时间、空

间的分布会随着生产工艺过程、劳动过程和外界环境条件的变化而变化。因此，不论进行何类监测，在现场监测工作之前都必须通过文献检索、工艺流程分析和职业卫生学调查等手段对工作场所中可能存在的职业病危害因素作出“定性”的识别，确定监测项目和拟定监测方案。显然，项目监测的过程就是对监测对象进行职业病危害因素“定量”识别的过程。

四、健康监护工作

健康监护是指通过各种检查与分析方法，评价职业病危害因素对接触者健康的影响及其程度，掌握作业人员健康状况，及时发现健康损害征象，以便采取相应的控制措施，防止有害因素所致疾患的发生和发展。开展职业健康监护工作，对劳动者工作场所职业病危害因素识别是前提，通常需根据劳动者接触职业病危害因素的种类来决定检查项目。

健康监护工作属于二级预防范畴。结合作业环境中职业病危害因素和职业流行病学分析，研究职业病危害因素所致疾患在人群中发生、发展的规律以及接触 - 反应（效应）关系，评价职业卫生防护措施的效果。因此，健康监护结果又是判断与验证职业病危害因素识别的重要指标。

五、职业病诊断

从事职业病诊断工作的先决条件是识别职业病危害因素。职业病诊断过程中除了要有典型的临床症状、体征和实验室结果支持外，还必须有职业接触史的支持。对患者职业接触史的判定过程，就是对患者职业活动中的职业病危害因素进行定性和定量识别的过程。

六、职业卫生监督

职业卫生监督是国家行政监督的一部分，是保证职业卫生法规贯彻实施的重要手段。在实际工作中，虽然监督是一种带有强制性的管理工作，但仍应注意在监督的同时给予技术指导。不论是监督检查工作场所职业病危害因素存在的状况，还是督促与指导用人单位做好职业卫生防护，首要问题就是要对工作场所的职业病危害因素进行正确识别，只有对工作场所职业病危害因素进行定性识别和定量分析后，才可依法作出正确的监督结论。

第三节　职业病危害因素识别原理与原则

一、职业病危害因素识别原理

尽管职业病危害因素识别在职业卫生领域中的应用广泛，方法与手段众多，识别对象千变万化，且往往不同属性的识别对象要用不同的识别方法，但其识别的思维方式和理论基础是基本一致的。在实际工作中，将职业病危害因素识别的思维方式与依据的理论统称为职业病危害因素识别原理。常用的职业病危害因素识别原理有从因到果原理、类推原理和从量变到质变的原理。

（一）从因到果原理

生产过程中物质的物理化学变化、能量的转换以及物料的泄漏等是职业性危害因素产生的直接原因；工作场所异常气象条件、通风不良、劳动组织与管理失误等是职业病危害因素浓度或强度增高的间接原因。职业病危害因素产生并达到致病的浓度（或强度）往往不是单一因素造成的，而是由多个因素耦合在一起导致的。当缺少其中的必要因素时，职业病危害因素致病作用就会很大程度减弱或者消失。在识别过程中，借鉴科技文献、相同项目数据、典型事故案例等资料，找出职业病危害因素的来源及其因果关系，科学推断、识别职业病危害因素对劳动者的影响，实现从定性识别到定量识别的转化。

（二）类推原理

类推也称类比，是人们常用的一种逻辑思维方式，根据两个或两个以上对象之间存在的某些相同或相似的属性，从一个已知对象具有某种属性来推出另一对象具有同类属性的过程。类推可分为定量类推和定性类推两大类。常用的类推方法有代替推算法、因素推算法、平衡推算法、比例推算法和概率推算法。在建设项目职业病危害预评价中，最常用的是以同类或类似装置的职业卫生监测数据进行项目类比评价的方法，属典型的代替推算法。

类比推理的结论是或然性的，应用时要注意判断结论的可靠性：要尽量多地列举两个或两类对象所共有或共缺的属性；两个类比对象共有或共缺的属性越本质，推出的结论越可靠；两个类比对象共有或共缺的事项与类推的属性之间具有本质和必然的联系，则推出的结论可靠性较高。

（三）从量变到质变原理

职业病危害因素对人体的作用存在从量变到质变的过程，如氨气对人体的毒性作用随浓度增高逐渐增大：当浓度＜ 9.8 mg/m^3，对人体无刺激作用；＞ 140 mg/m^3，有眼及呼吸道刺激；＞ 7000 mg/m^3，吸入可导致死亡。在工作场所职业病危害因素定量识别时，要有从量变到质变的思维方式。

二、职业病危害因素识别原则

职业病危害因素识别是建设项目职业病危害评价工作的基础。在工作中应遵循全面识别、主次分明、定性与定量相结合的原则。

（一）全面识别原则

一般来讲，某种工作场所所包含的职业病危害因素是比较单纯的。而对于一个建设项目，特别是工艺复杂的建设项目，其整个生产过程中所包含的职业病危害因素是错综复杂的。为避免受工作人员知识结构缺陷，或工作疏忽导致项目的职业病危害因素识别不全，甚至发生重大的遗漏，在进行职业病危害因素识别时，要求工作人员既要有娴熟的专业基础知识，包括职业卫生、卫生工程、卫生检验等，同时还要有丰富的现场工作经验和工业技术常识。在识别过程中，首先应遵守全面识别的原则，从建设项目工程内容、工艺流程、流料流程、维修检修等多方面入手，逐一识别，分类列出，然后对因素的危害程度作出进一步的识别。不仅要识别正常生产、操作过程中可能产生的职业病危害因素，还应分析开车、停车、检修及事故等情况下可能产生的偶发性职业病危害因素。

（二）主次分明原则

全面识别职业病危害因素的目的是避免遗漏。而筛选主要职业病危害因素则是为了去粗取精，抓住重点。在工作中，对建设项目可能存在的职业病危害因素种类、危害程度以及可能产生的后果等进行综合分析，也是为了筛选重点，抓住起主导作用的危害因素。此外，每一种危害因素因其自身的理化特性、毒性、生产环境中存在的浓度（强度）及接触机会等的不同，对作业人员的危害程度相差甚远。因此，在识别过程中应做到主次分明，避免面面俱到，分散精力。

（三）定性与定量相结合原则

在对职业病危害因素全面定性识别后，通常还需对主要职业病危害因素进行定量识别。通过现场采样分析，进一步判断其是否超过国家职业卫生标准规定的职业接触限值，以此作为评价工作场所或建设项目职业病危害控制效果的客观指标。

第四节　职业病危害因素识别程序与方法

一、职业病危害因素识别程序

职业病危害因素识别因目的不同而有不同的工作程序。在建设项目职业病危害控制效果评价和职业病危害因素定期监测时，职业病危害因素识别工作的重点是现场调查。而在建设项目职业病危害预评价时，重点则是根据项目的设计资料（可行性研究报告、初步设计等）提供的工程设想，进行资料调研和类比调查工作。

（一）建设项目职业病危害控制效果评价

建设项目职业病危害控制效果评价中的职业病危害因素识别主要包括收集资料、现场调查、工程分析、危害筛选等过程。

1．收集资料　主要收集以下几个方面的资料：建设项目概况；生产过程使用的原料、辅料、中间产物、产品及副产品情况；生产工艺情况；生产设备情况；所用化学品的理化特性与毒性指标；建设项目职业病危害预评价报告；建设项目安全评价报告；建设项目环境影响评价报告。

2．现场调查　重点关注以下几方面的问题：原料、辅料等加料口位置及其密封情况；毒性大、常温下挥发性强、易发生急性职业中毒岗位（物品）的管理；防尘、防毒、防噪声等卫生防护设施和管理措施运行情况；维修或抢修等特殊过程中职业病危害情况；职业病危害因素影响范围与作业人员接触的关系；应急救援预案落实与演练情况。

3．工程分析　工程分析主要包括以下内容：建设项目总平面布置；生产过程使用的原辅材料、中间产物、产品、副产品名称与用量或产量，有害杂质含量等；主要生产工艺、生产设备及其布局，以及职业病危害因素交叉污染情况；职业病危害防护措施落实情况。

4．危害筛选　在深入分析、全面了解建设项目职业病危害因素后，应根据以下几个方面筛选主要职业病危害因素，作为现场采样监测、进一步定量识别的依据：有害因素对人体危害性大、毒性高；现场浓度（强度）较高、出现机会多；作业人员接触人数多、机会多；有国家职业接触限值标准；有采样检测国家标准。

对于一些通过现场调查、工程分析等还不能全面定性识别的建设项目，应采用气相色谱-质谱分析仪等先进设备进行实测，以免遗漏重要职业病危害因素。

（二）建设项目职业病危害预评价

建设项目职业病危害预评价中的职业病危害因素识别工作包括资料调研、类比调查、工程分析、主要危害因素预测等过程。

1．资料调研　主要包括全面研读建设项目设计资料（建设项目可研报告、初步设计等）；重点排查拟建项目生产过程使用的原辅材料、中间产物、产品及副产品情况；主要生产设备及工艺选择情况；拟用化学品的理化特性与毒性指标。

2. 类比调查　为正确识别拟建项目职业病危害因素，可选择与拟建项目或评价单元相同的生产装置进行类比调查。通过类比对象现场调查，了解拟建项目可能存在的职业病危害因素及其强度。重点关注以下几方面的问题：类比对象与拟建项目在原料、工艺、设备、防护等方面存在的异同点；生产过程使用的原辅材料、中间产物、产品、副产品名称及其用量或产量，有害杂质含量；职业病危害因素影响范围与作业人员接触的情况；维修或抢修等特殊过程中职业病危害情况；应急救援预案，主要生产设备及职业卫生防护情况；类比对象建设项目职业病危害预评价报告与控制效果评价报告；类比对象建设项目安全评价报告；类比对象建设项目环境影响评价报告；类比对象历年劳动者健康监护结果，以及劳动者对现场有害因素的感受等；类比对象历年职业病危害因素监测情况。

在职业病危害预评价中并非每个建设项目都能找到有说服力的类比对象。因此，在实际工作中可以采取分评价单元类比的方法，以评价单元为单位分别找出类比对象。如果仍找不到类比对象，可以采取工程分析法、经验法等其他方法来识别职业病危害因素。

3. 工程分析　通过对拟建项目的工程分析，推测可能存在的职业病危害因素。在找不到类比对象或类比对象不尽相同时，往往利用工程分析来识别职业病危害因素。主要从以下几个方面予以识别：所选原辅材料及其所含有毒杂质的名称、含量；生产工艺过程中产生的中间产物名称及转化情况；产品和副产品及其所含有毒杂质的名称与含量；作业岗位可能产生的职业病危害因素交叉污染情况；所选设备运行时可能产生的职业病危害情况。

4. 主要危害因素预测　在深入分析、全面了解建设项目可能存在的职业病危害因素种类后，应根据以下几个方面筛选主要职业病危害因素，作为危害预测、进一步定量识别的依据：可能存在的有害因素对人体危害性大、毒性高；现场浓度（强度）可能较高、出现机会多；预计劳动者接触机会多；国家职业接触限值标准和采样检测国家标准。

（三）工作场所职业病危害因素的定期监测与评价

工作场所职业病危害因素的定期监测与评价是工业企业的一项常规职业卫生工作。开展工作面临的首要问题就是对监测或评价对象的职业病危害因素识别。其工作面临程序主要包括收集资料、现场调查、工程分析、危害筛选等过程。具体内容可参见建设项目职业病危害控制效果评价工作中的职业病危害因素识别。但对下列问题应给予关注。

1. 认真查阅评价对象以往所做的职业病危害控制效果评价或定期评价资料，从中获得职业病危害因素识别的一手资料。

2. 重点关注生产工艺、原辅材料、产品产量、卫生防护设施是否有改变并分析其改变对评价对象职业病危害因素可能造成的影响。

3. 查阅工作人员健康监护资料，询问劳动者接触职业病危害因素后的自我感受，从中发现可能遗漏的职业病危害因素新线索。

二、职业病危害因素识别方法

职业病危害因素识别的方法很多，常用的有类比法、资料复用法、经验法、检查表法、工程分析法和实测法等。事实上不同的方法有不同的优缺点，不同的项目有各自的特点，应根据实际情况综合运用、扬长避短，方可取得较好的效果。

（一）类比法

类比法是利用与拟建项目类型相同的现有项目的职业病危害因素资料进行类推的识别方法。采用此法时，应重点关注识别对象与类比对象之间的相似性，如：工程一般特征的相似性，包括工艺路线、生产方法、原辅材料、产品结构等；职业卫生防护设施的相似性，包括有害因素产生途径、浓度（强度）与防护措施等；环境特征的相似性，主要包括气象条件、地理条件等。

类比法是建设项目职业病危害预评价工作中最常用的识别方法。优点是通过对类比企业进行现场调查和实际检测后，可对职业病危害因素进行直观定性和定量描述。缺点是识别对象与类比对象之间因可能存在的生产规模、工艺路线、生产设备等差别，导致职业病危害因素的种类和危害程度的差异。

目前我们所遇到的评价项目多数为新技术、新材料的应用，很难在本地找到理想的类比对象。为此倡议成立全国性的建设项目职业病危害评价专业协会，利用因特网技术，建立“建设项目职业病危害评价专业网站”。实行会员制，把每个单位完成的职业病危害控制效果评价资料分类上传，建立“类比资料数据信息库”，实现资源共享。

此外在实际工作中，完全相同的类比对象是十分难找的。因此在进行类比定量识别时，应根据生产规模等工程与卫生防护特征、生产管理以及其他因素等实际情况进行必要的修正。

（二）资料复用法

资料复用法是利用已完成的同类建设项目或从文献中检索到的同类建设项目的职业病危害资料进行类比分析、定量和定性识别的方法。该法属于文献资料类比的范畴，具有简便易行等优点，但可靠性和准确性难以控制。

（三）经验法

经验法是依据其掌握的相关专业知识和实际工作经验，借助自身经验和判断能力对工作场所可能存在的职业病危害因素进行识别的方法。该方法主要适用于一些传统行业中采用传统工艺的工作场所的识别。优点是简便易行。缺点是识别准确性受评价人员知识面、经验和资料的限制，易出现遗漏和偏差。为弥补上述不足，可采用召开专家座谈会的方式交流意见、集思广益，使职业病危害因素识别结果更加全面、可靠。

（四）检查表法

为了系统地识别工厂、车间、工段或装置、设备以及生产环境和劳动过程中产生的职业病危害因素，事先将要检查的内容以提问方式编制成表，以便进行系统检查的方法叫检查表法。它的应用可克服其他方法不系统、不全面、重点不突出等缺点，作为一种定性识别的方法有着广泛的用途。缺点是检查表的通用性差，对于不同行业、不同工艺的项目需要编制不同内容的检查表，且编制一张完整有效的检查表技术难度较大。该法适用于对传统行业传统工艺项目的识别，并应结合经验法一同使用。

（五）工程分析法

工程分析法是对识别对象的生产工艺流程、生产设备布局、化学反应原理、所选原辅材料及其所含有毒杂质的名称、含量等进行分析，推测可能存在的职业病危害因素。在应用新技术、新工艺的建设项目，找不到类比对象与类比资料时，利用工程分析法来识别职业病危害因素最有说服力。

（六）实测法

实测法是采用仪器对工作场所可能存在的职业病危害因素进行现场采样分析的方法。可用于对职业病危害因素的定量识别；对职业病危害因素的定性识别；建设项目职业病危害控制效果评价和工作场所职业病危害因素的定期监测与评价；同样也可用于建设项目职业病危害预评价。

在建设项目职业病危害控制效果评价、工作场所职业病危害因素的定期监测与评价以及建设项目职业病危害预评价类比调查等工作中，通常对已知职业病危害因素进行采样测定，属定量识别范畴。而用先进仪器设备对工作场所可能存在的职业病危害因素进行定性分析，则属于定性识别范畴。如用气相色谱 - 质谱分析仪对工作场所空气中有害物质进行定性与定量分析，可以识别出来一些工程分析法、经验法等难以发现的有害因素。

目前一些工业化学品供货商为推销产品，常常打出环保产品、绿色产品的旗号，或出于配方保密的目的仅提供商品名和产品代号，导致使用部门对这些化学品组分并不了解，对可能产生的职业病危害认识不足。对于这类危害因素的识别，实测法就能发挥较好的优势。因此，该法对识别生产与使用含混合有机溶剂的涂料、胶粘剂等工作场所的职业病危害因素十分有效。

实测法所得结果客观真实，往往是建设项目职业病危害评价结论和卫生监督结论的重要依据。缺点是消耗的人力、物力大，时间长，测定项目不全或检测结果出现偏差时易导致识别结论的错误或遗漏。

（七）理论推算法

理论推算法是一种职业病危害因素定量识别的方法。利用有害物扩散的物理化学原理或噪声、电磁场等物理因素传播与叠加原理定量推算有害物存在浓度（强度）。如利用毒物扩散数学模型可预测与毒物散发源一定距离的某工作地点的毒物浓度，可利用噪声叠加原理预测工房内增加噪声源后噪声强度的变化。

第五节　特殊作业环境职业病危害因素识别

前述职业病危害因素识别方法仅涉及在正常生产状态下的识别。事实上有些职业病发病原因并非正常工作状况所致，特别是许多急性职业中毒事故都发生在非正常生产情况下。据调查资料揭示，我国近年来硫化氢和一氧化碳急性职业中毒事故频发，究其原因，50% 以上发生在密闭作业空间。此外，还有很多急性职业中毒事故发生在生产线（装置）异常开车、停车和设备维修等情况下。因此，特殊情况下、特殊环境中职业病危害因素识别是十分重要的，务必引起高度重视。

一、密闭空间职业病危害因素识别

密闭空间是指与外界相对隔离，进出口受限，自然通风不良，足够容纳一人进入并从事非常规、非连续作业的有限空间。

（一）密闭空间分类

1．无须许可密闭空间　经定时监测和持续进行机械通风，能保证在密闭空间内安全作业，并不需要办理许可的密闭空间，称为无须许可密闭空间。

2．需要许可密闭空间　可能产生职业病有害因素，或可能对进入者产生吞没危害，或内部结构易使进入者落入引起窒息或迷失，或具有其他严重职业病危害因素存在等特征的密闭空间称为需要许可密闭空间。进入这类空间之前必须办理许可证，并应有专人安全监护。

（二）密闭空间可能存在的职业病危害问题

密闭空间存在的职业病危害主要表现在缺氧窒息和急性职业中毒两方面。

1．缺氧窒息　密闭空间在通风不良状况下，下列原因可能导致空气中氧气浓度下降：可能残留的化学物质或容器壁本身的氧化反应导致空气中氧的消耗；微生物的作用导致空间内氧浓度降低；氮气吹扫置换后残留比例过大；劳动者在密闭空间中从事电焊、动火等耗氧作业；工作人员滞留时间过长，自身耗氧导致空间内氧浓度降低。

2．急性职业中毒 密闭空间中有毒物质可由下列原因产生：盛装有毒物质的罐槽等容器未能彻底清洗、残留液体蒸发或残留气体未被吹扫置换；密闭空间内残留物质发生化学反应，产生化学毒物的聚集；密闭空间内残留化学物质吸潮后产生有毒物质；密闭空间内有机质被微生物分解，产生如硫化氢、氨气等有毒物质；密闭空间内进行电焊等维修作业产生高浓度的氮氧化物；密闭空间内进行油漆作业产生大量的有机溶剂气体；周围相对密度较大的有毒气体向密闭空间内聚集。

（三）职业病危害识别要点

1．重点关注密闭空间通风换气问题 应对密闭空间有效容量大小、形状、进出口大小、自然通风情况及有无机械通风情况进行深入细致的调查分析，以判断该空间通风换气的能力。通风换气充分的密闭空间，有害物被稀释，职业病危害得以控制。

2．全面分析有毒气体可能产生的原因 应从密闭空间建造材料、可能残留物、外来物化学性质、化学反应及微生物作用等多方面考虑，分析有毒化学物质产生和聚集的机理。如通风不良的化粪池、下水道集水井易导致硫化氢气体聚集；含砷矿渣遇水后产生砷化氢气体；容器内从事电焊维修导致氮氧化物聚集等。

3．注意密闭空间所处周围环境 如果密闭空间所处的周围环境有产生有害气体的条件，应考虑有害气体向密闭空间聚集的可能，特别是相对密度较大的硫化氢气体较易向低洼的密闭空间沉集。

二、异常运转情况下职业病危害因素识别

（一）试生产阶段

在生产线（装置）试生产或调试期间，往往存在特殊的职业病危害问题，许多急性职业中毒事故就发生在此阶段。试生产或调试期间，职业病危害识别应充分考虑装置泄漏、仪表失灵、连锁装置异常、卫生防护设施运转不正常等可能导致的职业病危害的异常情况。应做好应急救援预案和个人防护。

（二）异常开车与停车

在生产线（装置）异常开车、停车或紧急停车情况下，往往会导致生产工艺参数的波动，从而导致一些非正常生产情况下的职业病危害问题。对于这类问题应根据建设项目生产装置、工艺流程等情况具体分析。特别是连续生产的化工企业，必须配备必要的泄险容器和设备。对异常开车、停车或紧急停车情况下的职业病危害因素识别应充分考虑装置在紧急情况下的安全处置能力和防护设施的承受能力，根据各种假设的异常情况逐项排查，全面识别。

（三）设备事故

某些设备事故常常伴随有毒物质的异常泄漏与扩散，成为导致急性职业中毒的主要原因之一，应重点予以辨识。通过查阅建设项目的安全评价报告，找出设备事故的类型及可能导致的毒物泄漏与扩散情况，并用事故后果模拟分析法（如有毒气体半球扩散数学模型）等评估事故导致有毒物质泄漏影响的范围与现场浓度（即定量识别），为制订事故应急救援预案提供依据。

三、维修时职业病危害因素识别

随着生产装置技术进步，自动化、密闭化程度的增高，很多生产装置在正常生产工况下职业病危害能基本得到控制，但是在设备装置维修时却存在一些难以控制的职业病危害问题。如目前现代

化的燃煤火力发电厂自动化程度高，生产过程中存在的有毒物质和粉尘职业病危害基本得到了控制，但在设备维修过程中，还存在锅炉维修时砂尘、氢氟酸、亚硝酸、放射线和高温等多种较为严重的职业病危害因素。因此在建设项目职业病危害因素识别时，应予重视。

四、项目建设期职业病危害因素识别

目前法规规定的建设项目职业病危害评价范围没有包括建设项目建设期间的职业病危害问题。事实上任何项目在建设期间都存在较为严重的职业病危害问题，甚至某些项目职业病危害主要集中在建设期。如水电站的建设，在勘探、建设期间存在较为严重的砂尘、水泥尘、电焊尘等职业病危害，而进入运行期后职业病危害因素则大为减少。可见，建设项目建设期间职业病危害因素识别与防护仍然是职业卫生工作不容忽视的问题。

第六节　职业接触限值在职业病危害识别中的应用

无论是建设项目职业病危害评价，还是工作场所的定期检测与评价，正确运用国家作业场所有害因素职业接触限值对职业病危害因素进行定量识别，必须从工作场所现场调查入手，首先了解生产工艺流程，对可能产生的有害因素种类及存在状况进行定性识别，记录工人接触方式和时间等，然后再选定监测分析方法，根据检测方法的要求确定采样仪器和采样方法等，最后综合分析现场待测物浓度（强度）变化规律，确定采样时机，并对检测结果作出恰当的定量识别与评价。

职业接触限值标准是职业病危害因素定量识别的评价依据，是衡量职业卫生状况的技术尺度，是实施卫生监督的依据，是改善劳动条件的奋斗目标。但不是安全与有害的绝对界限，只是判断职业病危害因素在一定浓度或强度时其安全性的基本依据，因此，即使符合卫生标准，也还有必要对接触人员进行健康检查。此外，它只是一种限量标准，应当尽量降低空气中有害因素的浓度。对于可经皮肤吸收的毒物，即使空气中的浓度低于接触限值，亦难保障工人健康，尚需注意皮肤防护。空气中数种毒物共存时，要根据它们之间联合作用的特点，采用不同的评价方法。

此外职业接触限值应由受过职业卫生专业培训的专业人员使用，不适用于非职业性接触场所的评价应用。在进行工作场所职业病危害因素定量识别或劳动者接触剂量定量识别时，应按照国家颁布的标准测定方法和有关采样规范进行检测。在无国家检测标准可用时，可用国内外公认的测定方法，但此时应遵守国家有关质量控制的规定。

第七节　职业病危害控制措施与效果识别

在建设项目职业病危害评价工作中，当识别了工作场所潜在的职业病危害因素后，就必须选择一种或多种对其控制的措施。要了解控制措施的有效性，又必须对控制措施实施后进行控制效果的定量识别。

一、控制职业病危害的途径与措施

实施职业病危害控制措施，应遵循优先工程措施、后管理措施和个体防护的原则。职业病危害控制措施应符合国家职业卫生的法律、法规、标准、规范的要求。当职业病危害控制措施与经济效益发生矛盾时，在具有针对性、可操作性和经济合理性的原则下，优先考虑控制措施的实施。在实际操作过程中应根据职业病危害因素产生的特点和产生工艺条件的限制等情况，依次考虑替代、隔离或封闭、局部通风、全面通风（稀释）、清洁生产、减少接触时间、培训、个人防护、医疗保健措施等。

（一）替代

用无毒或低毒原料代替高毒原料，用先进的工艺方法代替落后的工艺方法，用自动化生产线代替手工操作，用低噪声设备代替高噪声设备等替代技术与措施，是从源头消除或减弱职业病危害最根本的措施。项目设计过程中应优先考虑。

（二）隔离或封闭

在职业病危害难用替代技术与手段进行治理时，可采用重新布置工艺流程或设备、对危害因素发生源进行隔离或物理屏蔽等措施。

（三）局部通风

局部通风包括局部抽风和局部送风两类系统。局部抽风是在有害气体散发的源头附近，安装抽风系统将其吸入抽风罩后排出，防止其扩散污染工作岗位的方法。局部抽风系统的有效性与气罩的设计形状、尺寸、气流速度、与污染源间的距离及污染物散发物理特性等密切相关。局部送风是将净化后的清洁空气直接送往在岗劳动者呼吸带的通风系统。

（四）全面通风

对整个工房进行通风换气称为全面通风。全面通风一般用于改善车间的微小气候条件和作为控制有害气体的局部通风系统的辅助措施。只有在通风区域内有害气体散发量很小且毒性低、散发不集中的情况下，才可单独考虑使用全面通风。根据通风方式不同可分为自然通风、机械通风和空调循环通风三大类。

（五）清洁生产

实践经验证明，贯彻清洁文明生产，避免生产过程中物料的跑、冒、滴、漏，可有效地降低职业病危害的程度。

（六）减少接触时间

合理安排生产和作业制度，可有效地减少劳动者每个工作班的接触总量，达到降低职业病危害程度的目的。值得指出来的是，在有害物毒性较大、浓度很高的情况下，即使短时间接触，也可能造成严重的职业病伤害。

（七）健康教育与培训

加强健康教育与职业安全培训，使劳动者养成较好的生活习惯和保持良好的个人职业卫生习惯，提高自我保护能力，如定时洗涤和使用清洁的个体防护用具等，可以减小接触有害物质的后果，增进劳动者抵御职业病危害的能力。

（八）个人防护

个体防护措施一般只作为其他控制措施的辅助预防手段。如在采取上述各项控制措施后，还不能充分控制职业病危害风险时，使用个人防护用品就是一种有效的防护办法。

（九）医疗保健

通过上岗前体检可以发现职业禁忌证；通过定期体检可以早期发现健康损害，得到及时的治疗并调离岗位；配备足够应急救援设施，可使急性中毒病人得到及时的救治。

二、生产性粉尘的控制措施

根据尘源产生的特点可将生产性粉尘分为三类：①机械振动型产尘：由于机械振动，使机械设备内、外产生压力差，而造成粉尘飞扬，如颚式破碎机进料口和卸料口；②机械旋转型产尘：机械部件的旋转扰动空气，使周围空气形成旋转气流，造成粉尘飞扬；③物料运动型产尘：物料借助自身的重力，由上而下坠落，造成扬尘。

（一）粉尘的性质

为了有效控制生产性粉尘的危害，必须掌握粉尘的性质，以便根据卫生要求，结合尘源特点和生产工艺，有针对性地采取防尘措施。

1．粉尘的分散度　粉尘是由粒径不同的尘粒组成，粉尘的分散度是指不同粒径的粉尘所占的质量分数。粉尘中微细颗粒占的质量分数大，表示分散度高，粗颗粒占的质量分数大，表示分散度低，分散度高的粉尘不易被除尘器捕集。粉尘的分散度不同，对人体的危害程度不同，要达到一定净化程度所要求的除尘机理也不同。

2．粉尘的浓度　指单位体积内粉尘的质量。粉尘浓度对除尘设备的性能影响很大，特别是对于重力、惯性力和离心力除尘器影响最显著。粉尘的容积密度越小，分离捕集越困难，出现二次扬尘的机会越大。

3．粉尘的黏附性　指粉尘尘粒间相互凝聚的能力，粉尘的粒径越小，黏附性越强。黏附性强的粉尘易堵塞除尘滤网和管道，造成阻力增加，破坏除尘器的正常工作。

4．粉尘的荷电性　由于尘粒间的摩擦、碰撞和吸附使粉尘具有荷电性。处在不均匀电场中的尘粒也会因电晕放电而荷电。静电除尘器就是利用尘粒荷电的性质，从含尘气流中分离、收集粉尘的。

5．粉尘的湿润性　粉尘是否容易被水湿润，对湿式除尘器的效能有很大影响。容易被水湿润的粉尘称为亲水性粉尘，难于被水湿润的粉尘称为疏水性粉尘。

6．粉尘的燃爆性　有些粉尘（如镁粉、碳化钙粉）与水接触后会引起自燃或爆炸。有些粉尘（如面粉、煤粉）在空气中达到一定浓度时，若存在能量足够的火源，也会引起爆炸。

（二）粉尘的综合控制措施

防尘对策需要对生产工艺、设备、物料、操作条件、防尘设施、个人防护用品等技术措施和管理措施进行优化组合，采取综合对策。综合对策包括技术措施、组织措施和管理措施三部分。技术措施是关键，是控制、消除粉尘污染源的根本措施。组织措施和管理措施是技术措施的保障。防尘综合措施主要包括以下几个方面的内容。

1．工艺无害化　尽量选用不产生或少产生粉尘的工艺，采用无危害或危害小的物料，是消除、减弱粉尘危害的根本途径。如用湿法生产工艺代替干法生产工艺，用含游离二氧化硅低的原料代替含游离二氧化硅高的原料等。

2．防尘降尘工艺与措施

（1）密闭隔离措施：物料采用密闭管道输送、密闭自动称量、密闭设备加工等方式，防止粉尘外逸。不能完全密闭的尘源，在不妨碍操作条件下，尽可能采用半封闭罩、隔离室等设施来隔绝、减少粉尘与工作场所空气的接触，将粉尘限制在局部范围内，降低粉尘的危害程度。

（2）降低物料落差：通过降低物料落差、适当降低溜槽倾斜度、隔绝气流、减少诱导空气量等方法，可抑制由于正压造成的扬尘。

（3）喷雾增湿降尘：对亲水性、弱黏性的物料和粉尘应尽量采用增湿、喷雾、喷蒸汽等措施，可有效地减少物料在装卸、运转、破碎、筛分、混合和清扫过程中粉尘的产生和扩散。厂房喷雾有助于室内飘尘的凝聚和降落。

（4）防止二次扬尘：应在设计中合理布置，尽量减少积尘平面，地面、墙壁应平整光滑，墙角呈圆角，便于清扫。使用负压清扫装置来消除逸散、沉积在地面、墙壁、构件和设备上的粉尘。对炭黑等污染大的粉尘作业及大量散发沉积粉尘的工作场所，则应采用防水地面、墙壁、顶棚、构件和水冲洗的方法，及时清理积尘。严禁用吹扫方式清尘。

（5）改革物料包装：对污染大的粉状辅料宜用小包装运输，连同包装袋一并加料或加工，以限制粉尘扩散。

3．通风除尘 通风除尘设施是尘源控制与隔离的重要手段。局部机械通风除尘是通过收尘系统对工房内的尘源进行通风除尘，使局部作业环境得到改善，是目前工业生产中控制粉尘扩散、消除粉尘危害的最有效的办法之一。吸尘罩是局部机械通风的关键部件。要做到形式适宜、位置正确、风量适中、强度足够、检修方便。

4．个人防护 由于生产工艺、经济和技术等原因，通风设施无法使粉尘达到卫生标准要求时，操作工人必须佩戴防尘口罩等个人防护用品，通过补救措施来减少粉尘对人体的危害。

5．其他综合措施 应加强对粉尘作业人员的防尘教育、上岗前和定期体检，定期进行防尘设施的维护与检修以及粉尘浓度的定期检测与评价等工作。

（三）常用除尘设备简介

除尘器是将粉尘从含尘气流中分离出来的净化设备。除尘器的主要技术参数有除尘风量、除尘效率、阻力等。其工作原理主要是利用重力、惯性力、离心力、热力、扩散黏附力和电力等进行分离净化。除尘器的形式很多，大体上可以分为干式、湿式和半干半湿式三大类。各类除尘器的性能及除尘效率比较见表 2-1。

表 2-1 各类除尘器性能及除尘效率比较

除尘器类型	除尘效率（%）	最小捕集粒径（μm）	阻力（Pa）
重力沉降室	＞50	50 ～ 100	50 ～ 120
惯性除尘器	70 ～ 80	20 ～ 50	300 ～ 800
旋风除尘器	60 ～ 90	20 ～ 40	400 ～ 1500
袋式除尘器	95 ～ 99	5 ～ 10	800 ～ 1500
电除尘器	90 ～ 98	0.5 ～ 1	50 ～ 200

与除尘器配套的风机主要有离心式、轴流式、横流式。风机的选择除要考虑效率、转速与流量等机械参数外，其运行中噪声强度也要作为重要的选择参数来考虑，以避免在控制粉尘措施效果达标后又出现噪声超标严重的局面。

1．重力沉降室 重力沉降室是通过粉尘本身的重力使尘粒从气流中沉降分离出来的装置。重力沉降室仅适用于 50 μm 以上的大粒径粉尘。由于其除尘效率低、占地面积大，现在很少使用。多作为高浓度除尘系统中的一级除尘装置。

2．旋风除尘器　旋风除尘器是利用气流旋转过程中作用于粉尘颗粒上的离心力，使尘粒从气流中分离的装置。旋风除尘器具有结构简单、体积小、维护方便等特点。旋风除尘器主要用于清除含 10 ~ 20 μm 粉尘为主的尘源，也可用作多级除尘器的第一级除尘器。

3．湿式除尘器　湿式除尘器是通过含尘气体与液滴或液膜的接触使尘粒从气流中分离的装置。其优点是结构简单、投资低、占地面积小、除尘效率高、能同时对有害气体进行净化。其缺点是除尘物料不能干法回收，泥浆处理困难。湿式除尘器适宜处理有爆炸危险性或同时含有多种有害物质的气体，如常见燃煤锅炉烟气的水麻石除尘等。

4．过滤除尘器　过滤除尘器是将含尘空气通过织物的过滤层或通过由填充材料构成的过滤层，把粉尘阻留下来的装置。常用的有袋式除尘器，过滤材料主要是合成纤维、金属丝、丝网等。袋式除尘器除尘效率高，应用广泛，但不适于处理高温、高湿的含尘气体。

5．电除尘器　电除尘器是利用高压电场产生的静电力，使尘粒从空气中分离。电除尘是一种高效干式除尘器，阻力低，可处理高温、高湿气体，主要用于大型除尘工程。

6．泡沫除尘　泡沫除尘是在喷雾除尘基础上发展起来的一种除尘方式。同喷雾洒水降尘相比，其耗水量减少一半以上。泡沫除尘的效果好，一般可达 90% 以上，尤其对 5 μm 以下的呼吸性粉尘除尘效率高。可广泛用于煤矿和石料破碎等场所。

三、生产性毒物的控制措施

工作场所中毒物的危害形式以气体为主，少数以蒸气、粉尘和液体形式存在。因此，生产性毒物控制的重点是有毒气体。控制措施有工程技术措施、管理措施和个人防护等，以工程技术措施为主。

（一）工程技术措施

1．工艺改革　尽可能以无毒、低毒的工艺代替高毒工艺，以无毒、低毒的物料代替高毒物料，这是防毒的根本措施。如目前采用的无铅印刷工艺、无氧电镀工艺，用醇类、醋酸乙酯等低毒溶剂取代含苯溶剂等。

2．密闭化生产　生产装置及工艺设备应管道化、密闭化，尽可能实现负压生产，防止有毒物质向外泄漏。生产过程机械化、自动化可使工作人员远离毒物发生源，不接触或少接触有毒物质。

3．通风净化　受技术及经济条件限制，当仍然存在有毒物质逸散且自然通风不能满足要求时，应设置必要的机械通风排毒与净化装置，使工作场所达到卫生标准。通风排毒主要有全面通风和局部通风两种形式。有害气体的净化方法主要有燃烧法、冷凝法、吸收法和吸附法。目前多采用吸收法和吸附法。

4．事故处理装置　对有毒物质泄漏可能造成急性职业中毒事故的设备和工作场所，应设置可靠的事故处理装置和应急防护装置。如液氯罐旁设置浓碱池，有酸碱腐蚀性伤害的场所设置喷淋装置等。

（二）个人防护措施

由于生产工艺、经济和技术等原因，防毒设施无法达到卫生标准要求时，操作人员应佩戴防毒面罩和毒物报警器等个人防护用品。

（三）综合管理措施

用人单位应加强对作业人员的防毒教育及职业卫生知识培训，并做好上岗前和定期体检等工作。

四、噪声危害控制措施

（一）生产性噪声分类

生产性噪声按其产生原因可分为空气动力性噪声、机械性噪声和电磁性噪声三大类。

1．空气动力性噪声 空气动力性噪声是由气体振动产生的，当气体发生涡流或压力突变时，引起气流的扰动而产生噪声。如风机、空压机、喷射器、冲刷器噪声等。

2．机械性噪声 机械性噪声是由于固体振动而产生的，在撞击、摩擦、转动等机械应力作用下，引起物体的弹性变形，产生振动与噪声。如球磨机、纺织机、机床噪声等。

3．电磁性噪声 电磁性噪声是由电机中交变力相互作用而产生的。如变压器、发电机等产生的噪声。

此外，生产性噪声根据持续时间和出现的形态可分为连续性噪声、稳态噪声、非稳态噪声和脉冲噪声；根据噪声频率特性和频谱特点又可分为低频噪声、中频噪声和高频噪声，以及窄频带噪声和宽频带噪声。

（二）噪声控制措施

只有当声源、声音传播途径和接受者三要素同时存在时，噪声才可能对劳动者产生危害。因此控制与治理措施应从声源上根治噪声、传播途径上控制噪声和对接受者采取个体防护措施三个环节考虑。

1．声源控制 控制声源的主要措施有：

（1）减少冲击性工艺和高压气体排空工艺，尽可能以焊代铆、以液压代冲压、以液动代气动；

（2）选用低噪声设备；

（3）对产生较大振动的设备、管道与基础、支架之间采用柔性连接；

（4）提高设备加工精度和装配质量，减少机械摩擦与碰撞；

（5）采用机械化、自动化程度高的生产工艺和生产设备，实现远距离的监视操作。

2．控制噪声的传播途径 控制噪声传播途径的主要措施有：

（1）厂区合理布局，将高噪声车间与低噪声车间分开布置，对特别强烈的声源，可设置在厂区偏僻地区；

（2）利用厂区内山冈、土坡、绿化带等隔声屏障减弱噪声源向接受者传播的强度；

（3）同一车间内的机械设备，在工艺条件容许情况下，高低噪声设备应分区布置；

（4）合理设计声源的排放指向，减弱噪声对敏感区域的影响；

（5）采取消声、隔声、吸声、隔振、阻尼等声学技术措施阻断或屏蔽噪声源向外传播；

（6）采取吸声、隔声、隔振等声学技术措施阻断或屏蔽外部噪声向隔声室传播。

噪声控制工程常用方法有消声、吸声、隔声、隔振和阻尼等，其降低噪声原理与应用效果情况见表 2-2。

3．个体防护 当采取噪声控制措施后，工作场所噪声仍不能达到标准要求时，应为劳动者提供适宜的个人防护用品，如耳塞、耳罩、防声头盔、防声棉等。其防护效果见表 2-3。

国外已研制成功有源护耳器，它是用一个新声源产生与原声源相位相反、振幅相等的声音，以抵消原声源的原理。这一新技术的推广应用有望使防噪声护耳器效果更好。

表 2-2　几种噪声控制工程措施的原理与效果比较

措施类型	降低噪声原理	适用场合	降噪效果 dB（A）
吸声	利用吸声材料或结构，降低工房内反射声。如吸声墙、吊挂吸声体等	车间噪声源多，而且分散	4 ～ 10
隔声	利用隔声结构，将噪声源和接受点隔开。常用的有隔声罩、隔声室	车间人多、噪声设备少时宜用隔声罩；反之宜用隔声室	10 ～ 40
消声	利用阻性、抗性和小孔喷注、多孔扩散等原理，消减气流噪声	气动设备的空气动力性噪声	15 ～ 40
隔振	将振动设备与地板的刚性接触改为弹性接触，隔绝固体声传播	机械振动严重	5 ～ 25
阻尼（减振）	利用内摩擦损耗大的材料涂贴在振动件表面上，减少金属薄板的弯曲振动	设备金属外壳、管道等振动与噪声强度较大的场合	5 ～ 15

表 2-3　几种防噪声个人用品效果比较

类型	使用说明	隔声量 dB（A）
棉花	塞在耳内	5 ～ 10
棉花涂蜡	塞在耳内	10 ～ 20
伞形耳塞	塑料或人造橡胶	15 ～ 30
柱形耳塞	乙烯套充蜡	20 ～ 30
耳罩	罩壳内衬海绵	20 ～ 40
防声头盔	头盔内加耳塞	30 ～ 50

五、高温危害控制措施

高温环境是由于太阳的热辐射和气温的升高以及各种热源散发热量而形成的。高温作业的气象条件包括空气的温度、湿度、风速和热辐射 4 个方面，可分为高温强辐射热作业和高温高湿作业两大类型。不论是高温还是强热辐射，都会用对机体产生热作用，影响机体的热平衡。

（一）工程技术措施

1. 优化设计与布局　在工厂总平面布置和厂房内设备布局设计时，要充分考虑控制热源的优化设计方案，应做到下列几点：

（1）尽量将热源集中布置在当地夏季最小频率风向的被保护对象的上风侧；

（2）高温车间的纵轴应与当地夏季主导风向相垂直，当受条件限制时，其角度不得小于 45°；

（3）高温热加工建筑物应避免西晒；

（4）高温热源尽量布置在车间外当地夏季最小频率风向的上风侧；

（5）车间内的高温热源和工业窑炉应布置在天窗下方或靠近车间下风侧的外墙侧窗附近；

（6）车间内发热设备相对于操作岗位应设计安置在夏季最小风向频率上风侧；

（7）热加工厂房应设置天窗挡风板，厂房侧窗下缘距地面不应高于 1.2 m；

（8）放散大量热量的厂房宜采用单层建筑；

（9）当厂房是多层建筑物时，放散热源应布置在建筑物的高层；

（10）车间内的热源应尽量远离操作者。

2．隔热措施　隔热是防暑降温的一项重要措施。隔热的机理是隔断热源的热辐射作用，同时还能相应减少对流散热，将热源的热作用限制在某一范围内。

（1）建筑物隔热主要是减少太阳辐射传入车间的热量，一般要从建筑物的屋顶、外窗与外墙多方面入手，如屋顶加保温层、屋顶喷水、窗扇安装遮阳板等。

（2）设备隔热高温车间对热设备采取隔热措施，可以减少散入车间工作场所的热量。常用方法有热绝缘和热屏障两类。

热绝缘是在发热体外直接包裹一层导热性能差的材料，以增加热阻、减少发热体向外散发热量。热屏障是将热源与劳动者隔离的装置。可分为透明、半透明和不透明三类，其中透明热屏障应用最广，如炉前的玻璃板、淌水玻璃板和瀑布式水幕等。

3．通风降温措施　通过通风换气带走热车间的受热空气，并把外面的冷空气置换进来。通风降温措施形式多种多样，根据通风的方式可分为自然通风和机械通风，根据换气范围可分为局部通风和全面通风。

4．空调降温措施　空调降温措施是控制高温职业病危害最有效的工程措施之一。但存在投资费用多、使用成本高等缺点，且在有大量散热源和有害气体的工作场所中不宜使用。空调降温措施可分为中央空调系统和室内空调装置两大类。一般对生产工艺要求高的洁净厂房、中央控制室以及人员集中的工作场所宜选用中央空调系统；岗位操作室、休息室等宜选用室内空调。

（二）卫生保健措施

常用的卫生保健措施有以下几种。

1．高温作业工人就业前及入夏之前应做好职业性体检，对患有心血管系统器质性疾病、高血压、甲亢、肝肾疾病等职业禁忌证的人员，不得从事高温作业。

2．限制每次持续接触热时间，可采取轮流作业等工作方式。

3．加强个体防护，穿戴好隔热防护用品，提供清凉饮料。

六、个体防护措施

个体防护用品按用途和性质分为防尘、防毒、防噪声、防电、防高温热辐射、防微波和激光辐射、防放射线、防酸碱、防油、防水、防冲击、防坠落、防机械外伤和脏污、防寒及其他安全卫生用品。按功能又可分为眼睛防护、听力保护、呼吸保护、皮肤防护以及防护服、安全带、保险带等。

（一）呼吸保护器具

呼吸保护器具分为两大类：一类是过滤式呼吸保护器，当空气通过过滤装置时，污染物被阻留过滤，而空气得以净化；另一类是供氧式呼吸保护器，它是用一个未经污染的外部气源，向佩戴者提供洁净空气。

1．过滤式呼吸保护器　常用的有普通口罩、半面罩呼吸保护器、全面罩呼吸保护器、动力空气净化呼吸保护器、动力头盔呼吸保护器等。值得注意的是，过滤式呼吸保护器的作用仅仅是过滤空气中的有害物质，因此对缺氧空气环境提供不了任何保护作用。

2．供氧式呼吸保护器　供氧式呼吸保护器主要有长管洁净空气呼吸器、压缩空气呼吸器和自备气源呼吸器三种。适用于空气中污染物浓度高或氧气浓度低等不适合使用过滤式呼吸保护器的环境。

（二）听力保护器

听力保护器主要有两大类：一类是置于耳道内的耳塞，用于阻止声能进入；另一类是置于外耳外的耳罩和防噪声帽，限制声能通过外耳进入内耳。值得注意的是，耳塞和耳罩均不能阻止相当一部分的声能通过颅骨传导到听觉器官。

（三）眼保护器具

眼保护器具主要分为护目镜和防护面罩两大类。

1．护目镜　常用的护目镜有焊接及炉窑护目镜、防微波护目镜、防激光护目镜、防射线护目镜、安全护目镜等。其中防微波护目镜有金属网防微波眼镜、金属微孔或镀金属膜防微波眼镜等多种类型，对微波有屏障和反射作用。防射线护目镜常用的有防X线眼镜（铅玻璃镜片）和防中子眼镜（含硼透明树脂板镜片）。

2．防护面罩　防护面罩常见的有焊接面罩和炉窑防热辐射面罩等。

（四）手部防护器具

主要包括防护手套和防护套袖两大类，其中防护手套有耐酸碱手套、焊工手套、防X射线手套、防水手套、防毒手套、防机械伤害手套、防静电手套、防振手套、防寒手套、防开水手套、防辐射热手套、耐火阻燃手套、防电热手套、防微波手套和防切割手套等。

（五）皮肤防护用品

皮肤防护用品主要是各类护肤膏和清洁剂，分为防水、防油、皮膜、遮光和其他用五类。常用的有亲水性防护膏、疏水性防护膏、遮光护肤膏、皮肤清洗液、皮肤干洗膏、皮肤防护膜、胶原护肤手膏。

七、职业病危害防护措施效果识别

职业病危害防护措施效果的识别有赖于防护措施实施后对作业场所职业病危害因素的定量识别。

（一）局部通风除尘系统效果识别

局部通风除尘系统的职业病危害控制效果识别，首先应了解工艺流程、粉尘性质和尘源发生规律以及劳动者生产操作方式、接触方式等，然后确定控制点位置。控制点是劳动者在生产活动中经常到达的地点，也是粉尘浓度有可能出现最高值的位置。在局部机械通风除尘系统正常运行的情况下，对控制点粉尘浓度进行系统采样测试，可对该除尘系统的除尘效果作出客观的识别与评价。在实际工作中还可测试该系统的通风量、罩口风速以及分别测试局部机械通风除尘系统关闭与正常运转两种情况下控制点的粉尘浓度，以系统通风量、罩口风速和控制点粉尘浓度下降倍数作为除尘系统职业病危害控制效果识别和评价的辅助指标。

（二）噪声防护工程设施效果识别与评价

对噪声防护工程设施的职业病危害控制效果识别与评价也应以工作场所噪声控制点实测数据为依据，以控制工作场所噪声强度不超过国家标准为目的。识别与评价隔声罩对声源的衰减作用时，应分别测试隔声罩安装前后控制点噪声强度，并以隔声罩安装后能否保证工作场所噪声强度不超标作为识别与评价该设施职业病危害控制效果的重要指标。隔声室是阻止外界噪声传入的建筑设施，应重点测试隔声室内平均噪声强度值，以隔声室内噪声强度不超标作为识别和评价该设施职业病危害控制效果的指标。当噪声防护工程设施效果仍然达不到国家标准时，应加强个体防护，减少噪声对劳动者的危害程度。

（姚三巧）

第三章

矿山职业性有害因素所致健康损害

第一节 概 述

矿山开采行业主要的职业性有害因素有：生产性粉尘、噪声、振动、不良气象条件、放射线、有害气体等，其中生产性粉尘、噪声、振动、高温高湿对劳动者身体健康的影响较为严重，导致该行业尘肺病、噪声性聋、手臂振动病、中暑等职业病高发，尤其是尘肺病，是矿山职业性疾病中受害人群最广、危害最严重的一类职业病。不同矿石开采还可能产生不同的职业病危害因素。重金属矿山如铅矿、铜矿、镉矿、铬矿、汞矿、金矿等的开采可产生重金属毒物，砷、磷、硒、硼等类金属矿山开采过程中产生类金属毒物职业病危害因素。由于矿井通风差，爆破产生的一氧化碳、氮氧化物、二氧化硫等多种有毒气体会对人体产生毒性作用。煤矿开采过程中产生游离二氧化硅粉尘（俗称矽尘）、煤尘、煤矽尘等生产性粉尘，一氧化碳、甲烷等有毒气体及井下使用柴油动力机排出的废气（主要为氮氧化物、一氧化碳、醛类、油烟等）损害劳动者健康。有些矿石（铀矿、磷矿、煤矿、锡矿等）中含有铀、镭、钍等天然放射性元素，衰变过程中不断产生放射氡及其子体，与粉尘结合形成放射性气溶胶，被吸入呼吸系统，对矿工健康造成损害[1]。

采矿作业绝大部分在地下进行，具有一些特殊的职业卫生问题，如矿井内空气流通不畅、采光照明不佳、劳动者劳动强度大、作业姿势不良，易发生外伤等意外事故。

一、生产性粉尘及其健康危害

生产性粉尘是矿山开采行业中最主要的职业性有害因素，矿井内许多生产过程和工序，如钻孔、爆破、装运、破碎、筛分、选矿等都产生大量粉尘，包括矿物性粉尘（石英、石棉尘、滑石、煤尘等）和金属性粉尘（铝、铅、锰、铁、铍等及其化合物），许多作业工人同时接触两种以上混合性粉尘，如煤矽尘。作业环境中粉尘游离二氧化硅含量、分散度及浓度主要取决于岩层的地质结构和井下开采方式。随着机械化程度的提高和湿式作业的加强，在规模较大的矿山，作业环境中粉尘浓度合格率有很大提高，但在一些小型矿山中，由于机械化程度差，粉尘浓度超标现象仍然严重。

粉尘对健康的危害以尘肺、粉尘沉着症、呼吸道炎症和呼吸系统肿瘤等呼吸系统损害为主，其中尘肺是采矿工人的最主要职业病。皮肤长期接触粉尘可引起阻塞性皮脂炎、粉刺、毛囊炎、脓皮病等局部损害。此外，如矿石粉尘中的铅、汞、砷、铬、镉可导致机体重金属中毒。

二、不良气象条件及其健康危害

矿山生产环境中的气象条件主要指空气温度、湿度、气流以及热辐射，这些因素构成了矿山工作场所的微小气候，其综合作用于人体，能够对人体健康产生重要影响。矿山生产环境中的气象条件与矿井所处的地理位置、自然气候、开采方式（露天开采和井下开采）、机械化程度、通风设备、生产工艺过程等因素有关。生产环境中适宜的微小气候是维持劳动者机体温热平衡，使体温处于正常状态的必要条件。相反，不良的气象条件可影响人体热平衡，使体温调节处于紧张状态，影响机体生理功能和工作效率，长期处于不良小气候的环境中会降低机体抵抗力，引起各种疾病。井下作业气象条件的特点是气温高、气湿大、温差大，不同地点的气流大小不同，因此矿工易患感冒、上呼吸道炎症及风湿性疾病。

高温是井下作业的主要不良气象条件之一。我国的高温矿井较多，尤其是煤矿工人，长期处于高温、高湿的矿井下进行强体力劳动，容易导致中暑。井内气温高低与巷道深度有关，巷道越深，气温越高，流入的空气因密度增加而产生的压缩热使温度升高，一般巷道每深入 100 m，流入的空气因压缩而升高 1℃；岩层的温度也起到一定的作用，在煤矿中每下深 30 ~ 35 m，岩层温度可增高 1℃。此外，机械振动产生的热能、在狭小工作面密集人员散发的体热也是导致气温升高的因素。在井深 1000 m 以上的矿井内，气温可与井口处差 25℃ ~ 30℃，高达 35℃ ~ 40℃以上，工人易发生中暑。

矿井中高温与高湿常同时存在。在高气温或同时存在高气湿或（和）热辐射的不良气象条件下所进行的生产劳动，通称为高温作业。矿山高温作业按其气象条件的特点可分为两种类型：夏季露天作业和高温、高湿作业。前者常见于露天烟煤、无烟煤的开采，铁矿石及有色金属的采矿、选矿作业等；高温、高湿作业常见于潮湿的深煤矿矿井内，由于所处环境的特殊及地下水的渗出，矿井内的相对湿度可达 95% 以上，如通风不良则容易形成高温、高湿和低气流的不良气象条件，即湿热环境。高温可引起中暑、慢性热衰竭、高血压等疾病。在高温高湿的环境下，更容易造成工人的心理疲劳，产生焦躁、精神涣散等多项症状，注意力不集中，工作失误增加，易发生意外事故。有资料显示，高温矿井的工伤事故是非高温矿井的 1.7 ~ 2.3 倍。

三、生产性噪声和振动及其健康危害

矿井中的噪声和振动是矿山开采行业主要的两种职业性有害因素，主要来源于机械化生产，如各种风动和电动工具、运输机器等。长期在强烈的噪声和振动环境中作业可引起噪声性聋和振动病。

四、有害气体及其健康危害

矿山生产过程中产生的有害气体主要有瓦斯、一氧化碳、二氧化碳、氮氧化物及硫化氢等。

1. 瓦斯 煤矿中常见，主要存在于煤层中，常指采煤过程中从煤层、岩层、采矿区以及生产过程中所产生的各种气体。主要成分为沼气（甲烷），占 80% ~ 90%，此外还有氢、硫化氢、乙烯、乙烷和一氧化碳等。瓦斯比重轻，多积聚在巷道顶部。瓦斯可排挤空气中氧气，在一定条件下可使矿工缺氧甚至窒息。瓦斯具有强的爆炸性，当空气中的瓦斯浓度达到 5% ~ 16% 时，遇火即发生爆炸。

爆炸事故地点多发生在采煤与掘进工作面。瓦斯爆炸后所产生的高温（可高达1850℃～2650℃）、高压（空气压力可达爆炸前的9倍）和引发的冒顶、坍塌以及一氧化碳中毒是煤矿致命性伤亡的主要危害，是煤矿最常见的、危害最大的灾害性事故。

2．一氧化碳和氮氧化物 多来源于采矿爆破中使用炸药的爆炸。硝酸甘油炸药可产生大量一氧化碳，硝酸铵炸药则产生大量氮氧化物。短时间内接触高浓度的一氧化碳和氮氧化物可引起作业工人的急性中毒。

3．硫化氢 硫化氢是自然界硫循环的主要物质之一，地壳中凡存在硫及其化合物的地方都可能存在硫化氢气体。因此，硫化氢常伴生在石油、天然气、煤、金属、天然矿泉水等物质的开采、运输和贮存等作业场所，尤其是井下低洼积水、通风不良的地方。在矿山开采行业中，煤矿采选业和有色金属采选业常产生硫化氢气体。接触高浓度硫化氢气体，可导致急性硫化氢中毒。

4．二氧化碳 矿井内的二氧化碳主要来源于煤层和岩层的开采、井下巷道内木材腐烂、人群呼吸、炸药爆炸等。由于比重比空气大，多积聚于巷道底处及通风不良处。二氧化碳主要起单纯性窒息性作用，能够使人缺氧窒息。

五、不良作业姿势及其健康危害

在薄层矿脉采矿时，工人有时整个工作日只能采取弯腰、蹲位或跪卧位作业，易患腰腿疼、滑囊炎。煤矿井下工人滑囊炎已列入国家职业病名单中。

六、工伤及其健康危害

矿山开采中，由于岩层或矿层的倒塌、石块或矿石的坠落、工作面或巷道阻塞、炸药爆炸、瓦斯爆炸、煤尘爆炸、冒水等意外事故，造成生产者的健康伤害。

七、工作有关疾病及其健康危害

由于矿井内作业环境的特殊性，如见不到阳光、潮湿、通风不均，饮水供应不良或饮食制度不合理，井下工人可患有化脓性皮肤病、风湿性疾病、消化道溃疡、上呼吸道感染、高血压等工作相关疾病。

（蒋守芳）

第二节 矿山生产性粉尘与尘肺

一、概述

生产性粉尘指在生产活动中产生的能够较长时间漂浮于生产环境中的固体颗粒物，是生产环境中损害劳动者健康的重要职业性有害因素，可引起包括尘肺病在内的多种职业性肺部疾患。矿山生产中产生的粉尘主要是矿石与岩石的细微颗粒，简称为矿尘，主要有游离二氧化硅粉尘（矽尘）、煤尘、石棉尘、金属粉尘、水泥尘等。

（一）矿山生产性粉尘的来源与种类

1．矿山生产性粉尘的来源　各种金属、非金属矿山开采的各个工序，如掘进、回采、爆破、装运、提升、破碎、筛分等都会不同程度地产生粉尘。

2．矿山生产性粉尘的种类　不同矿山产生的矿尘种类不同，主要包括两大类。

（1）无机粉尘（inorganic dust）：主要包括矿物性粉尘和金属性粉尘。前者主要有石英、石棉尘、滑石、煤尘等，金属性粉尘如铝、铅、锰、铁、铍等及其化合物。此外，还有人工无机粉尘，如水泥尘等。

（2）混合性粉尘（mixed dust）：在矿山生产环境中，常见两种以上粉尘混合存在，如煤矽尘、金属制品加工研磨时的金属和磨料粉尘等混合性粉尘。

（二）影响生产性粉尘健康危害的主要因素

生产性粉尘的化学成分及其理化特性、种类及作业环境粉尘浓度和接触时间是影响粉尘健康危害的主要因素。

1．粉尘的理化特性

（1）粉尘的化学成分：粉尘的化学成分是引起健康损害的决定性因素。粉尘的化学成分不同，其导致的健康危害亦不同，可表现为致纤维化、刺激、中毒和致敏作用等。如含游离二氧化硅粉尘致肺纤维化，某些金属（如铅及其化合物）粉尘可通过肺组织吸收入血，引起中毒，另一些金属（如铍、铝等）粉尘可导致过敏性哮喘或肺炎。某些硬质粉尘可机械性损伤角膜及结膜，引起角膜混浊和结膜炎等。

（2）粉尘的分散度：分散度指粉尘颗粒大小的组成，以粉尘粒径大小的数量或质量组成百分比来表示，前者称为粒子分散度，后者称为质量分散度。粉尘的分散度是研究粉尘性质与危害的一个重要参数。粒径小或质量小的颗粒越多，分散度越高，其在空气中飘浮的时间越长，沉降速度越慢，被人体吸入的机会就越大；而且，分散度越高，比表面积越大，越易参与理化反应，对人体危害越大。

由于粉尘的密度和形状不同，同一粒径的不同种类的粉尘在空气中的沉降速度不同，常用空气动力学直径表示粉尘的粒径。空气动力学直径（aerodynamic equivalent diameter，AED）是指某一种类的粉尘粒子，不论其形状、大小和密度如何，如果它在空气中的沉降速度与一种密度为 1 的球形粒子的沉降速度一样时，则这种球形粒子的直径即为该种粉尘粒子的空气动力学直径。粉尘粒子投影直径（dp）换算成 AED 的公式为：

$$\text{AED}\ (\mu\text{m}) = dp\sqrt{Q}$$

式中，

dp：光镜下投影直径（μm）

Q：粉尘比重。

同一空气动力学直径的粉尘，在空气中具有相同的沉降速度和悬浮时间，并趋向于沉降在人体呼吸道内的相同区域。一般认为，AED 小于 15 μm 的粒子可进入呼吸道，被称为可吸入性粉尘（inhalable dust），其中 10 ~ 15 μm 的粒子主要沉积在上呼吸道；5 μm 以下的粒子可到达呼吸道深部和肺泡区，称之为呼吸性粉尘（respirable dust）。

（3）粉尘的硬度：粒径较大、外形不规则、坚硬的尘粒可引起呼吸道黏膜的机械损伤；而进入肺泡的尘粒，由于质量小，肺泡环境湿润，并受肺泡表面活性物质的影响，对肺泡的机械损伤作用可能并不明显。

（4）粉尘的溶解度：某些有毒粉尘，如含有铅、砷等的粉尘可在上呼吸道溶解吸收，其溶解度越高，对人体毒作用越强；相对无毒的粉尘如面粉，其溶解度越高，作用越低；石英粉尘等很难溶解，在体内持续产生危害作用。

（5）粉尘的荷电性：物质在粉碎过程和流动中相互摩擦或吸附空气中离子而带电。尘粒的荷电量除取决于其粒径大小、比重外，还与作业环境的温度和湿度有关。飘浮在空气中 90% ~ 95% 的粒子荷正电或负电。同性电荷相斥增强了空气中粒子的稳定程度，异性电荷相吸使尘粒撞击、聚集并沉降。一般来说，荷电尘粒在呼吸道内易被阻留。

（6）粉尘的自燃性和爆炸性：粉尘的自燃是由于粉尘氧化反应产生的热量不能及时地散发，而使氧化反应自动加速而造成的。可氧化的粉尘如煤、铝等，在适宜的浓度下（如煤尘 35 g/m^3）一旦遇到明火、电火花和放电，就会发生爆炸。

2．作业环境中粉尘的浓度和接触时间 粉尘的浓度和接触时间是决定接触者健康危害严重程度的重要因素。同一种粉尘，作业环境空气中浓度越高，暴露时间越长，对人体危害越严重。

（三）人体对生产性粉尘的防御和清除作用

1．粉尘在呼吸道的沉积 粉尘粒子随气流进入呼吸道后，主要通过撞击、截留、重力沉积、静电沉积、布朗运动而发生沉降，不同粒径的尘粒，在呼吸道的沉积部位不同。较大粒径的尘粒在大气道分岔处可发生撞击沉降，纤维状粉尘主要通过截留作用沉积；直径大于 1 μm 的粒子大部分通过撞击和重力作用而沉积，沉降率与粒子的密度和直径的平方成正比；直径小于 0.5 μm 的粒子主要通过空气分子的布朗运动沉积于小气道和肺泡壁。

2．人体对粉尘的防御和清除作用 人体对吸入的粉尘具备有效的防御和清除作用，一般认为有三道防线[2]。

（1）鼻腔、喉、气管支气管树的阻留作用：被吸入的粉尘粒子刺激气道平滑肌，使其收缩可减少含尘气流的进入，增大粉尘截留，并可启动咳嗽和喷嚏反射，排出粉尘。

（2）呼吸道上皮黏液纤毛系统的排出作用：呼吸道上皮细胞表面的纤毛和覆盖其上的黏液组成“黏液纤毛系统”。在正常情况下，阻留在气道内的粉尘黏附在气道表面的黏液层上，纤毛向咽喉方向有规律地摆动，将黏液层中的粉尘移出。但如果长期大量吸入粉尘，黏液纤毛系统的功能和结构会遭到严重损害，其粉尘清除能力大大降低，从而导致粉尘在呼吸道滞留。

（3）肺泡巨噬细胞的吞噬作用：进入肺泡的粉尘黏附在肺泡腔表面，被肺泡巨噬细胞吞噬，形成尘细胞。大部分尘细胞通过自身阿米巴样运动及肺泡的舒张转移至纤毛上皮表面，再通过纤毛运动而被清除。小部分尘细胞因粉尘作用而受损、坏死、崩解，释放出的尘粒再被巨噬细胞吞噬，如此循环往复。此外，尘细胞和尘粒可进入淋巴系统，沉积于肺门和支气管淋巴结，有时也可经血循环到达其他脏器。

通过上述作用可使进入呼吸道的 97% ~ 99% 的粉尘在 24 h 内被排出，1% ~ 3% 的尘粒沉积在体内。但是长期吸入粉尘可削弱呼吸系统的防御和清除功能，导致粉尘过量沉积，引发肺组织病变，甚至引起疾病。

（四）生产性粉尘对健康的影响

所有粉尘颗粒对身体都是有害的，不同特性的生产性粉尘，可能引起机体不同部位和不同程度的损害，但都以呼吸系统损害为主，局部损害以刺激和炎性作用为主。

1．对呼吸系统的损害 粉尘对呼吸系统的影响是最主要的健康损害，包括尘肺、粉尘沉着症、呼吸道炎症和呼吸系统肿瘤等疾病。

（1）尘肺：由于在生产环境中长期吸入生产性粉尘而引起的以肺组织纤维化为主的疾病。尘肺是我国职业性疾病中影响面最广、危害最严重的一类疾病，也是矿山职业性疾病中受害人群广泛性、危害性最严重的一类疾病。

根据病因将尘肺分为五类：

1）矽肺：由于长期吸入游离二氧化硅含量较高的粉尘引起。

2）硅酸盐肺：由于长期吸入含有结合二氧化硅的粉尘如石棉、滑石、云母等引起。

3）炭尘肺：由于长期吸入煤、石墨、炭黑、活性炭等粉尘引起。

4）混合性尘肺：由于长期吸入含游离二氧化硅粉尘和其他粉尘如煤尘等引起。

5）金属尘肺：由于长期吸入某些致纤维化的金属粉尘如铝尘引起。

我国 2013 年颁布实施的《职业病分类和目录》中规定了 12 种尘肺名单，包括矽肺、煤工尘肺、石墨尘肺、石棉肺、炭黑尘肺、滑石尘肺、水泥尘肺、云母尘肺、陶工尘肺、铝尘肺、电焊工尘肺和铸工尘肺。此外，根据《职业性尘肺病的诊断》和《尘肺病理诊断标准》，可以诊断的其他尘肺被列为第 13 种尘肺。

（2）粉尘沉着症：有些金属性粉尘如锡、铁、锑等吸入后，主要沉积于肺组织中，呈现异物反应，以网状纤维增生的间质纤维化为主，在 X 线胸片上可以看到满肺野结节状阴影，主要是这些金属的沉着，这类病变称为粉尘沉着症。金属粉尘只是在肺组织中沉着，不损伤肺泡结构，因此肺功能一般不受影响，机体也没有明显的症状和体征，健康危害不明显。脱离粉尘作业，病变可以不再继续发展，甚至肺部阴影可以逐渐消退。

（3）呼吸系统肿瘤：某些矿尘本身是或者含有人类确认致癌物，如石棉、游离二氧化硅、镍、铬、砷、放射性矿尘等，接触含有这些物质的粉尘可能引起呼吸系统和其他系统肿瘤。

（4）其他呼吸系统疾患：在粉尘沉着的部位聚集大量的巨噬细胞，引起炎性反应，可导致粉尘性气管炎、支气管炎、肺炎、哮喘性鼻炎和支气管哮喘等疾病。粉尘诱发的纤维化、肺沉积和炎症反应，常引起肺通气功能的改变，表现为阻塞性肺病（慢性阻塞性肺病也是粉尘作业人员常见疾病）。尘肺患者常并发肺气肿、肺心病等疾病。长期接触粉尘常引起机体抵抗力下降，易发生肺部非特异性感染。肺结核是尘肺患者最常见、危害最大的并发症，能够使尘肺的病情恶化。随着尘肺期别的升高，肺结核的并发率逐渐增高，肺结核成为晚期尘肺患者的主要死因之一。

2．局部作用 粉尘作用于呼吸道黏膜，早期引起其功能亢进、黏膜下毛细血管扩张、充血，黏液腺分泌增加，以阻留更多的粉尘，长期则形成黏膜肥大性病变，由于黏膜上皮细胞营养不足，进而造成萎缩性病变，导致呼吸道防御功能下降。皮肤长期接触粉尘可导致阻塞性皮脂炎、粉刺、毛囊炎、脓皮病。金属粉尘还可引起角膜损伤、浑浊。

3．中毒作用 吸附或者含有可溶性有毒物质的粉尘如铅、砷、锰等可在呼吸道黏膜溶解并很快吸收，导致机体中毒，表现出相应毒物的急性中毒症状。粉尘粒径越小，其表面积越大，表面吸附的有毒化学物质越多，健康危害就越大。

（五）生产性粉尘的控制与防护

矿山生产性粉尘的危害十分普遍而且严重，对其控制与防护一直是我国职业卫生工作的重中之重。防尘对策需要综合应用生产工艺、设备、物料、操作条件、防尘设施、个人防护等技术措施、组织措施和管理措施。技术措施是关键，是控制、消除粉尘污染源的根本措施，而组织措施和管理措施是技术措施的保障。我国在控制粉尘危害、预防尘肺发生方面做了大量行之有效的工作，取得了丰富的经验，结合国情，将综合防尘和降尘措施概括为八字方针，即“革、水、密、风、护、管、教、查”，对控制粉尘危害具有重要指导意义。具体地说，①革，即工艺改革和技术革新，这是消除粉尘危害的根本途径；②水，即湿式作业，可降低环境粉尘浓度；③密，将发尘源密闭；④风，加强通风及抽风措施；⑤护，即个人防护；⑥管，经常性地维修和管理工作；⑦教，加强宣传教育；⑧查，定期检查作业环境空气中粉尘浓度和接触者的定期体格检查。

实际工作中，控制生产性粉尘应从下述几方面着手。

1．法律措施 新中国成立以来，我国政府陆续颁布了一系列的政策、法令和条例来预防和控制粉尘危害。1956 年国务院颁布了《关于防止厂、矿企业中的矽尘危害的决定》，1987 年 12 月颁布了《中华人民共和国尘肺病防治条例》，1963 年 6 月修订了《矽尘作业工人医疗预防措施实施办法》，使尘肺防治工作纳入了法制管理的轨道。2002 年 5 月 1 日开始实施《中华人民共和国职业病防治法》，至 2018 年 12 月 29 日历经四次修正，明确职业病防治工作坚持预防为主、防治结合的方针，为控制粉尘危害和防治尘肺病提供了明确的法律保障。

我国制订并不断修订和完善生产环境中粉尘的卫生标准，2019 年修订的《工作场所有害因素职业接触限值第 1 部分：化学有害因素》（GBZ 2.1-2019）规定了 48 种粉尘的时间加权平均容许浓度（permissible concentration-time weighted average，PC-TWA）。

2．技术措施 用工程技术措施消除或降低粉尘危害是预防粉尘危害的最根本措施。

（1）改良工艺过程、革新生产设备：尽量选用不产生或少产生粉尘的工艺。革新生产设备是消除粉尘危害的主要途径，如使用遥控操纵、计算机控制、隔室监控等措施避免工人接触粉尘。在可能的情况下，使用含游离二氧化硅低的原料代替含游离二氧化硅高的原料，寻找石棉的替代品等。

（2）湿式作业：采用增湿、喷雾洒水、喷蒸汽等措施，可有效减少物料在装卸、运输、破碎、筛分、混合和清扫过程中粉尘的产生和扩散，是一种相对经济又简单实用的防尘、降尘措施。

（3）密闭、通风除尘和抽风除尘：对不能采取湿式作业的场所，应采用密闭抽风除尘方法。使用密闭设备将发生粉尘的生产设备密闭起来，防止粉尘外溢，结合通风和负压吸尘等方法，降低作业场地的粉尘浓度。抽出的含尘空气经除尘装置处理后排入大气。

3．个体防护措施 个人防护是对技术防尘措施的必要补救，在作业现场防尘、降尘措施难以使粉尘浓度降至国家卫生标准所要求的水平时，如井下开采的盲端，必须使用个人防护用品。个人防尘防护用品包括：防尘口罩、防尘眼镜、防尘安全帽、防尘衣、防尘鞋等。

粉尘作业人员应注意个人卫生，作业点不吸烟，杜绝将粉尘污染的工作服带回家，经常进行体育锻炼，加强营养，增强个人体质。

4．卫生保健措施 卫生保健措施包括落实粉尘作业人员上岗前、在岗期间和离岗时的职业健康检查。在岗期间定期的医学检查能及时了解并掌握作业人员健康状况，及时发现工人的早期健康损害或可疑征象，保护其健康。

二、矽肺

矽肺（silicosis）又称硅沉着病，是由于在生产过程中长期吸入游离二氧化硅粉尘而引起的以肺部弥漫性纤维化改变为主的全身性疾病。我国矽肺病例在尘肺总病例的占比近 50%，位居第一，是危害最严重的一种尘肺病。

游离二氧化硅（SiO_2）在自然界分布广泛，95% 的矿石中均含有数量不等的游离二氧化硅。石英中的游离二氧化硅高达 99%，故常以石英尘作为矽尘的代表。游离二氧化硅按晶体结构分为结晶型、隐晶型和无定型三种。结晶型二氧化硅的硅氧四面体排列规则，如石英、鳞石英，存在于石英石、花岗岩或夹杂于其他矿物内的硅石中；隐晶型二氧化硅的硅氧四面体排列不规则，主要有玛瑙、火石和石英玻璃；无定型二氧化硅主要存在于硅藻土、硅胶和蛋白石、石英熔炼产生的二氧化硅蒸气和在空气中凝结的气溶胶中。

游离二氧化硅在不同温度和压力下，其晶体结构会发生改变，形成多种同素异构体，随着稳定温度的升高，硅氧四面体依次为：石英、鳞石英、方石英、柯石英、超石英和人工合成的凯石英，不同的硅氧四面体致肺纤维化的能力不同。

（一）矿山生产中接触游离二氧化硅粉尘的主要作业

煤炭、各种金属、非金属矿山开采接触游离二氧化硅粉尘的作业非常普遍，采掘作业中的凿岩、掘进、爆破、运输等，选矿工段中的矿石破碎、磨矿、筛分、运输等。通常将接触含有 10% 以上游离二氧化硅的粉尘作业，称为矽尘作业。

（二）影响矽肺发病的主要因素

粉尘中游离二氧化硅含量、二氧化硅类型、粉尘浓度、分散度、接尘工龄、防护措施、接触者个体因素等是影响矽肺发病的主要因素。

1．粉尘中游离二氧化硅含量和二氧化硅类型　粉尘中游离二氧化硅含量越高，发病时间越短，病变越严重。不同石英同素异构体的致纤维化能力依次为鳞石英＞方石英＞石英＞柯石英＞超石英；晶体结构不同，致纤维化能力不同，依次为结晶型＞隐晶型＞无定型。

2．肺内粉尘蓄积量　肺内粉尘蓄积量主要取决于粉尘浓度、分散度、接尘时间和防护措施等。空气中粉尘浓度越高，分散度越大，接尘工龄越长，再加上防护措施差，吸入并蓄积在肺内的粉尘量就越大，越易发生矽肺，病情就越严重。

3．接触者的个体因素　如接触者的年龄、健康和营养状况、遗传、个体易感性、个人卫生习惯以及呼吸系统疾患对矽肺的发生发展有一定的影响。既往患有肺结核，尤其是接尘期间患有活动性肺结核、其他慢性呼吸系统疾病者易罹患矽肺。

矽肺发病一般比较缓慢，接触较低浓度的矽尘多在 15 ～ 20 年后才发病。但发病后，即使脱离粉尘作业，病变仍可继续发展。少数人由于持续吸入高浓度、高游离二氧化硅含量的粉尘，经 1 ～ 2 年即发病，称为“速发型矽肺”（acute silicosis）。还有些接尘者，虽接触较高浓度矽尘，但在脱离粉尘作业时 X 线胸片未发现明显异常，或发现异常但尚不能诊断为矽肺，在脱离接尘作业若干年后被诊断为矽肺，称为“晚发型矽肺”（delayed silicosis）。

（三）矽肺发病机制

矽尘导致肺组织纤维化病变的形成过程和机制十分复杂，目前尚未完全阐明，存在多种假说，如机械刺激学说、硅酸聚合学说、化学中毒学说、表面活性学说、免疫学说等，但均不能完全解释矽肺的发病过程。大量研究已证实肺泡巨噬细胞在矽尘形成矽肺的过程中起着关键性靶细胞的作用。结合研究进展，矽肺的发病机制简要归纳如下：石英尘粒表面羟基活性基团——硅烷醇基团，可与肺泡巨噬细胞膜构成氢键，产生氢的交换和电子传递，造成细胞膜的通透性增加甚至破裂，向胞浆内释放一系列水解酶，导致巨噬细胞自溶、崩解死亡，释放出多种致纤维化因子，粉尘也被释放出来，再次被新的巨噬细胞吞噬，如此反复循环。释放出的致纤维化因子如白细胞介素 -1（IL-1）、肿瘤坏死因子 -α（TNF-α）、血小板源性生长因子（PDGF）、转化生长因子 -β（TGF-β）等引起炎症反应、免疫反应，导致肺组织破坏、修复。研究发现，吞噬游离二氧化硅的肺泡巨噬细胞可发生凋亡和自噬，促进肺纤维化的发生发展[4-6]。崩解产物中的致纤维化因子能刺激成纤维细胞增生，还可刺激成纤维细胞产生胶原纤维。因此，巨噬细胞破坏越多，纤维组织增生越明显。石英直接损害巨噬细胞膜，改变细胞膜通透性，促使细胞外钙离子内流，当其内流超过 Ca^{2+}/Mg^{2+}-ATP 酶及其他途径排钙能力时，细胞内钙离子浓度升高，亦可造成巨噬细胞损伤及功能改变。尘细胞可释放活性氧

（ROS），产生活性氧自由基，引起细胞膜脂质过氧化反应，导致细胞膜损伤。在矽尘作用下，肺泡Ⅰ型上皮细胞变性肿胀，脱落，当肺泡Ⅱ型上皮细胞不能及时修补时，肺泡基底膜受损，暴露间质，激活成纤维细胞增生。巨噬细胞崩解时释放的脂蛋白等，可成为自身抗原，刺激网状内皮系统增生，产生抗体，抗原抗体复合物沉积于胶原纤维上发生透明性变。

总之，矽肺的发病机制十分复杂，涉及多种细胞，多种生物活性物质，尘粒、效应细胞、生物活性物质之间相互作用，构成复杂的细胞分子网络，通过多种信号传导途径，激活胞内转录因子，调控肺纤维化进程。机体存在炎症反应、免疫反应、氧化应激反应、细胞与组织结构的损伤与修复、胶原增生与纤维化的形成，是多种因素互相作用、互相制约的结果。

（四）矽肺病理改变

矽肺病例尸检肉眼观察，可见肺体积增大，晚期肺体积缩小，一般含气量减少，色灰白或黑白，呈花岗岩样。肺重量增加，入水下沉。触及表面有散在、孤立的结节如砂粒状，肺弹性丧失，融合团块处质硬似橡皮。可见胸膜粘连、增厚。肺门和支气管分叉处淋巴结肿大，色灰黑，背景夹杂玉白色条纹或斑点。

矽肺的基本病理改变表现为矽结节形成和弥漫性间质纤维化，其中矽结节是矽肺特征性病理改变。显微镜下可见四种病理类型：结节型、弥漫性间质纤维化型、矽性蛋白沉积和团块型。

1．结节型矽肺 典型病理改变为矽结节。肉眼观察，矽结节稍隆起于肺表面呈半球状，在肺切面多见于胸膜下和肺组织内，大小为 1 ~ 5 mm。显微镜下观察，可见不同发育阶段和类型的矽结节。典型的矽结节为圆形或椭圆形，横断面似葱头状，外周是多层紧密排列呈同心圆状的胶原纤维，中心或偏侧为一闭塞的小血管或小支气管。在结节外围及纤维束之间可见数量不等的粉尘颗粒、尘细胞、成纤维细胞。结节越成熟，胶原纤维越粗大密集，细胞成分越少，最终胶原纤维发生透明性变或钙盐沉着。有的矽结节以缠绕成团的胶原纤维为核心，周围是呈旋涡状排列的尘细胞、粉尘颗粒及纤维性结缔组织。粉尘中游离二氧化硅含量越高，矽结节形成时间越长，结节越成熟、典型。这种类型多见于长期吸入游离二氧化硅含量较高（40% ~ 90%）的粉尘作业工人，如矿山岩层掘进、隧道施工、石粉制造等作业。

2．弥漫性间质纤维化型矽肺 病理特点是肺泡、肺小叶间隔以及小血管和呼吸性支气管周围纤维组织呈弥漫性增生，相互连接呈放射状、星芒状，肺泡容积缩小，有时形成大块纤维化，其间夹杂粉尘颗粒和尘细胞。这种类型一般由吸入游离二氧化硅含量较低（40% ~ 90%）的粉尘或游离二氧化硅含量较高，但吸入量较少所致。

3．矽性蛋白沉积型矽肺 病理特点是肺泡腔内有大量蛋白分泌物，称之为矽性蛋白，随后可伴有纤维增生，形成小纤维灶乃至矽结节。这种类型多见于短期内接触高浓度、高分散度的游离二氧化硅粉尘的青年工人，又称急性矽肺，多见于短期内接触高浓度、高分散度石英尘的工人。

4．团块型矽肺 由上述类型矽肺进一步发展，病灶融合而成。矽结节增多、增大、融合，其间继发纤维化病变，融合扩展而形成团块状。多见于两肺上叶后段和下叶背段。

多数矽肺病例，由于长期吸入混合性粉尘，兼有结节型和弥漫性间质纤维化型病理改变，难分主次，称混合型矽肺；有些严重病例兼有团块型病变。

矽肺病人最常见、危害最大的并发症为肺结核。矽肺结核的病理特点是既有矽肺又有肺结核病变。显微镜下观察，结节中心为干酪样坏死物，其边缘有数量不多的淋巴细胞、上皮样细胞和不典型的结核巨细胞，外层为环形排列的多层胶原纤维和粉尘颗粒。也可见到以纤维团为结节的核心，外周为干酪样坏死物和结核性肉芽组织。坏死物中可见大量胆固醇结晶和钙盐颗粒，多见于矽肺结核空洞，呈岩洞状，壁厚不规则。

（五）矽肺的临床表现

1．症状与体征　由于肺的代偿功能很强，矽肺患者的症状和体征与肺部影像学改变往往不完全平行，患者可在相当长时间内无明显自觉症状，但X线胸片上已呈现较显著的改变。随着病情的进展，或有并发症时，可出现不同程度的胸闷、气短、胸痛、咳嗽、咳痰等症状，晚期患者呼吸困难较严重。矽肺早期多无体征，晚期患者可出现慢性阻塞性肺疾病的体征，如桶状胸，叩诊呈过清音，听诊呼气音延长，呼吸音减弱等，合并感染时两肺可听到干湿啰音，晚期合并肺心病心力衰竭时可出现一系列相应体征。

2．X线胸片表现　矽肺患者X线胸片出现发“白”的圆形或不规则形小阴影，作为矽肺诊断依据。其他影像学改变，如肺门、肺纹理和胸膜变化、肺气肿，对矽肺诊断也有参考价值。

（1）圆形小阴影：是矽肺最常见和最重要的一种X线表现，其病理基础主要是矽结节，阴影呈圆或近似圆形，边缘整齐或不整齐，直径小于10 mm。按直径大小分为p（< 1.5 mm）、q（1.5 ~ 3.0 mm）、r（3.0 ~ 10.0 mm）三种类型。p类小阴影主要是不太成熟的矽结节或非结节性纤维化灶的影像，q、r类小阴影主要是成熟和较成熟的矽结节，或为若干个小矽结节的影像重叠。圆形小阴影早期多分布在两肺中下区，随病变进展，数量增多，直径增大，密集度增加，波及两上肺区。

（2）不规则形小阴影：多为接触游离二氧化硅含量较低的粉尘所致，其病理基础主要是肺间质纤维化。表现为粗细、长短、形态不一的致密阴影。阴影之间可互不相连，或杂乱无章的交织在一起，呈网状或蜂窝状；致密度多持久不变或缓慢增高。按其宽度可分为s（< 1.5 mm）、t（1.5 ~ 3.0 mm）、u（3.0 ~ 10.0 mm）三种类型。早期也多见于两肺中下区，弥漫分布，随病情进展而逐渐波及肺上区。

（3）大阴影：指直径或宽度大于10 mm的阴影，为晚期矽肺的重要X线表现，其病理基础是团块状纤维化。表现为长条形、圆形、椭圆形或不规则形。大阴影可由圆形小阴影增多、聚集，或不规则小阴影增粗、靠拢、重叠而形成。多在两肺上区出现，逐渐融合成边缘较清楚、密度均匀一致的大阴影，常对称，呈“8字形”等，也有先在一侧肺出现的病例；大阴影周围一般有肺气肿带的X线表现。

（4）胸膜变化：主要表现为胸膜粘连增厚，先在肺底部出现，可见肋膈角变钝或消失。晚期膈面粗糙，由于肺纤维组织收缩和膈胸膜粘连，呈“天幕状”阴影。

（5）肺气肿：多为弥漫性、局限性、灶周性和泡性肺气肿，严重者可见肺大泡。

（6）肺门和肺纹理变化：早期肺门阴影扩大，密度增高，边缘模糊不清，有时可见淋巴结增大，包膜下钙质沉着呈蛋壳样钙化，肺纹理增多或增粗变形；晚期肺门上举外移，肺纹理减少或消失。

3．肺功能变化　矽肺早期即有肺功能损害，但由于肺的代偿能力很强，肺功能检查多正常。随着肺组织纤维化进一步加重，肺弹性下降，则可出现肺活量及肺总量降低；伴肺气肿和慢性炎症时，时间肺活量降低，最大通气量减少，矽肺患者的肺功能以混合性通气功能障碍为主。当大量肺泡被损害、毛细血管壁增厚时，可出现弥散功能障碍。

4．并发症　矽肺患者常见的并发症有肺结核、肺及支气管感染、自发性气胸、肺心病等，其中最为常见和危害最大的是肺结核。矽肺合并肺结核，使矽肺的病情恶化，结核也难以控制，是患者死亡的最常见原因。

（六）尘肺病诊断

诊断依据标准《职业性尘肺病的诊断》（GBZ 70-2015），该标准规定了尘肺病的诊断原则、尘肺病X线胸片诊断分期及处理原则。该标准适用于我国《职业病分类和目录》中所列的各种尘肺病的诊断，即矽肺、煤工尘肺、石墨尘肺、炭黑尘肺、石棉肺、滑石尘肺、水泥尘肺、云母尘肺、陶工尘肺、铝尘肺、电焊工尘肺、铸工尘肺及其他尘肺病。

1．诊断原则 根据可靠的生产性矿物性粉尘接触史，以技术质量合格的X线高千伏或数字化摄影（DR）后前位胸片表现为主要依据，结合工作场所职业卫生学、尘肺病流行病学调查资料和职业健康监护资料，参考临床表现和实验室检查，排除其他类似肺部疾病后，对照尘肺诊断标准片，作出尘肺病的诊断和X线诊断分期。其中，生产性矿物性粉尘接触史是诊断尘肺病的基本条件，包括工作单位、工种、不同时间段接触生产性粉尘的起止时间、接触粉尘的名称等。对于职业史不清或只有单张胸片及胸片质量不佳者，应尽量查清职业史，重新拍摄质量合格的X线胸片，再行诊断，避免误诊和漏诊。

劳动者临床表现和实验室检查符合尘肺病的特征，没有证据否定其与接触粉尘之间必然联系的，应当诊断为尘肺病。

在诊断时应注意与下述疾病鉴别：急性和亚急性血行播散型肺结核、浸润型肺结核、肺含铁血黄素沉着症、肺癌、特发性肺间质纤维化、变态反应性肺泡炎、肺真菌病、肺泡微石症等。

对于少数生前有较长时间的接尘职业史，未被诊断为尘肺病者，根据本人遗愿或死者家属可提出诊断申请，进行尸体解剖。患者详细可靠的职业史、按照《职业性尘肺的病理诊断》（GBZ 25-2014）给出的尘肺病理诊断报告、患者历次X线胸片、病例摘要或死亡志及现场劳动卫生学资料是诊断的必需参考资料。该诊断可作为享受职业病待遇的依据。

2．尘肺病诊断分期 依据《职业性尘肺病的诊断》（GBZ 70-2015）进行诊断。

（1）尘肺壹期：有下列表现之一者：①有总体密集度1级的小阴影，分布范围至少达到2个肺区；②接触石棉粉尘，有总体密集度1级的小阴影，分布范围只有1个肺区，同时出现胸膜斑；③接触石棉粉尘，小阴影总体密集度为0，但至少有两个肺区小阴影密集度为0/1，同时出现胸膜斑。

（2）尘肺贰期：有下列表现之一者：①有总体密集度2级的小阴影，分布范围超过4个肺区；②有总体密集度3级的小阴影，分布范围达到4个肺区；③接触石棉粉尘，有总体密集度1级的小阴影，分布范围超过4个肺区，同时出现胸膜斑并已累及部分心缘或膈面；④接触石棉粉尘，有总体密集度2级的小阴影，分布范围达到4个肺区，同时出现胸膜斑并已累及部分心缘或膈面。

（3）尘肺叁期：有下列三种表现之一者：①有大阴影出现，其长径不小于20 mm，短径大于10 mm；②有总体密集度3级的小阴影，分布范围超过4个肺区并有小阴影聚集；③有总体密集度3级的小阴影，分布范围超过4个肺区并有大阴影；④接触石棉粉尘，有总体密集度3级的小阴影，分布范围超过4个肺区，同时单个或两侧多个胸膜斑长度之和超过单侧胸壁长度的1/2或累及心缘使其部分显示蓬乱。

尘肺病诊断结论的表述为“职业性＋具体尘肺病名称＋期别”，如职业性矽肺壹期，职业性煤工尘肺贰期等。未能诊断为尘肺病者，应表述为“无尘肺”。

（七）尘肺的治疗原则

目前尚无特效药物和根治方法。尘肺病患者应及时脱离粉尘作业，并根据病情需要进行综合治疗，积极预防和治疗肺结核及其他并发症，以减轻症状、延缓病情进展、延长患者寿命，提高患者生活质量。大容量肺泡灌洗术是目前治疗尘肺的一种探索性方法，可排出一定数量的沉积于呼吸道和肺泡中的粉尘、炎症细胞及致纤维化因子，在一定程度上可改善肺功能，减轻患者的临床症状，延缓病情进展。但存在术中及术后并发症，远期疗效也有待继续观察。

1．对症治疗 口服矽肺宁、克矽平可增加肺的廓清功能，阻止肺纤维化的进展；镇咳，但患者痰量较多时慎用，应采用先祛痰后镇咳的治疗原则；通畅呼吸道、解痉、平喘；清除积痰（侧卧叩背、吸痰、湿化呼吸道、应用祛痰药）；氧疗，根据实际情况可采取间断或持续低流量吸氧以纠正缺氧状态，改善肺通气功能和缓解呼吸肌疲劳。

2．保健康复治疗　及时脱离接尘作业环境，定期复查、随访，积极预防呼吸道感染等并发症的发生；加强营养，摄入高蛋白、高热量、多种维生素的饮食，提高机体抵抗力；坚持健身运动和个体化呼吸康复锻炼，采用适合的锻炼方法，如慢跑、打太极拳、呼吸操等；养成良好的生活习惯，饮食、起居规律，戒掉不良的生活习惯，如吸烟、酗酒等，提高家庭护理质量。

3．并发症治疗

（1）预防、控制呼吸系统感染：尘肺患者抵抗力较差，易发生呼吸系统感染（包括肺结核），使患者病情加重，是尘肺病人最常见的、最频发的并发症。因此，预防和控制上呼吸道和肺内感染对于尘肺病患者尤为重要。

（2）慢性肺源性心脏病的治疗：应用强心剂（如洋地黄）、利尿剂（如选用氢氯噻嗪）、血管扩张剂（如选用酚妥拉明、硝普钠）等措施对症处理。

（3）呼吸衰竭的治疗：可采用氧疗、通畅呼吸道（解痉、平喘、祛痰等措施）、抗炎、纠正电解质紊乱和酸碱平衡失调等措施综合治疗。

（八）尘肺病致残程度鉴定与患者安置

1．尘肺病致残程度鉴定　尘肺患者确诊后，应依据X线诊断的尘肺期别、肺功能损伤程度和呼吸困难程度，进行职业病致残程度鉴定。按《劳动能力鉴定职工工伤与职业病致残等级分级》（GB/T 16180-2014），尘肺致残程度共分为6级，由重到轻依次为：

（1）一级：尘肺叁期伴肺功能重度损伤及（或）重度低氧血症［PO_2 < 5.3 kPa（< 40 mmHg）］。

（2）二级：①尘肺叁期伴肺功能中度损伤及（或）中度低氧血症；②尘肺贰期伴肺功能重度损伤及（或）重度低氧血症［PO_2 < 5.3 kPa（< 40 mmHg）］；③尘肺叁期伴活动性肺结核。

（3）三级：①尘肺叁期；②尘肺贰期伴肺功能中度损伤及（或）中度低氧血症；③尘肺贰期合并活动性肺结核。

（4）四级：①尘肺贰期；②尘肺壹期伴肺功能中度损伤及（或）中度低氧血症；③尘肺壹期合并活动性肺结核。

（5）五级：尘肺壹期伴肺功能轻度损伤及（或）轻度低氧血症。

（6）六级：尘肺壹期，肺功能正常。

2．患者安置原则

（1）尘肺一经确诊，不论期别，均应及时调离接尘作业。不能及时调离的，必须报告当地劳动、卫生行政主管部门，设法尽早调离。

（2）伤残程度轻者，可安排在非接尘作业从事劳动强度不大的工作。

（3）伤残程度中等者，可安排在非接尘作业做些力所能及的工作，或在医务人员的指导下，从事康复活动。

（4）伤残程度重者，不担负任何工作，在医务人员指导下从事康复活动。

三、煤工尘肺

煤工尘肺（coal worker's pneumoconiosis，CWP）指煤矿作业工人长期吸入生产性粉尘所引起的尘肺的总称。煤矿生产的工种和工序比较多，不同工种和工序的工作面空气中粉尘性质不同，工人可分别接触煤尘、煤矽尘和矽尘，从而引起肺的弥漫性间质纤维化，统称为煤工尘肺。目前，煤工尘肺是我国煤炭行业最为严重的职业病。煤炭行业的尘肺病病例约占尘肺病总数的50%，全行业每年尘肺病死亡病例已超过生产安全事故死亡人数的总和。因此，加强煤矿防尘工作，减少煤矿尘肺病发生是迫切的任务。

煤工尘肺包括三种类型：①矽肺，在岩石掘进工作面工作的工人，包括凿岩工及其辅助工、装渣工、放炮工等长期吸入矽尘，如果他们一直在岩石掘进工作面工作，没有从事采煤工作，其所患尘肺为矽肺，病理上有典型的矽结节改变，发病工龄为 10 ~ 15 年，病变进展快，危害严重，约占煤矿尘肺患者总数的 20% ~ 30%；②煤肺，在采煤工作面的工人，包括电钻打眼工、采煤机手、回采工、地面煤仓装卸工等长期吸入单纯性煤尘（煤尘中游离二氧化硅含量在 5% 以下），如果他们一直从事采煤工作，没有在岩石掘进工作面工作过，其所患尘肺为煤肺（anthracosis），煤肺病理上有典型的煤尘灶或煤尘纤维灶以及灶性肺气肿，发病工龄多在 20 ~ 30 年以上，病情进展缓慢，危害较轻。③煤矽肺，既在岩石掘进工作面也在采煤工作面工作过的工人，他们既接触过煤矽尘或矽尘，又接触过煤尘，其尘肺在病理上往往兼有矽肺和煤肺的特征，这类尘肺被称为煤矽肺（anthracosilicosis），是我国煤工尘肺最常见的类型，发病工龄多在 15 ~ 20 年，病情发展较快，危害较重。

（一）接触机会

在煤矿的生产过程中，如机采、综采、炮采、回采、锚喷、装运、选煤等工序，均可产生大量粉尘。煤矿生产有露天、井工开采两种方式，我国多数煤矿为井工开采，尘肺患病率和发病率均较高。井工开采的主要工序是掘进和采煤。岩石掘进可产生大量岩石粉尘，岩石掘进工作面粉尘中游离二氧化硅含量多数在 30% ~ 50%，是煤矿粉尘危害最严重的工序。采煤工作面的粉尘主要是煤尘，游离二氧化硅含量多数在 5% 以下。由于地质构造复杂多变，煤层和岩层常交错存在，所以在采煤过程中常产生大量煤岩混合尘，即煤矽尘。随着采煤机械化程度的提高，煤的粉碎程度提高，粉尘产生量及分散度也随之增大。露天开采主要有表土剥离和采煤两道工序，剥离工序为清除煤层表面的覆土和岩石，这一工序无论采用何种工具，都会产生粉尘飞扬。采煤工序多采用电铲掘煤，粉尘飞扬较少。由于露天自然通风良好，飞扬的粉尘颗粒较大，对工人健康的危害较小，因此，露天煤矿工人的尘肺患病率很低。不同煤种的致病能力不同，由强到弱依次为无烟煤、烟煤、褐煤。

（二）煤工尘肺的病理改变

煤工尘肺的病理改变随吸入的矽尘与煤尘的比例不同而有所差异，除了凿岩工所患矽肺外，基本上属混合型，多兼有弥漫性间质纤维化和结节型两种特征。

1．煤斑 又称煤尘灶，是煤工尘肺最常见的原发性特征性病变，是病理诊断的基础。肉眼观察呈灶状，色黑，质软，直径 2 ~ 5 mm，圆形或不规则形，边界不清，多分布在肺小叶间隔和胸膜交角处，呈网状或条索状。肉眼看到的煤斑，在显微镜下是由很多的煤尘细胞灶和煤尘纤维灶组成的。煤尘细胞灶是由数量不等的煤尘以及吞噬了煤尘的巨噬细胞聚集于肺泡、肺泡壁、细小支气管和血管周围形成的，特别是在呼吸性细支气管的管壁及其周围肺泡最为常见。煤尘纤维灶是由煤尘细胞灶进展而来的，随着病灶的发生发展出现纤维化，早期以网状纤维为主，后期可有少量的胶原纤维交织其中，构成煤尘纤维灶。

2．灶周肺气肿 是煤工尘肺的另一个病理特征。煤工尘肺常见的肺气肿有局限性肺气肿和小叶中心性肺气肿两种。局限性肺气肿为散在分布于煤斑旁的扩大气腔，与煤斑共存；小叶中心性肺气肿分布在煤斑的中心或煤尘灶的周边，有扩张的气腔，居小叶中心，这是由于煤尘和尘细胞在Ⅱ级呼吸性细支气管周围堆积，使管壁平滑肌等结构受损，从而导致灶周肺气肿的形成。如果病变进一步发展可形成全小叶肺气肿。

3．煤矽结节 肉眼观察呈圆形或不规则形，大小为 2 ~ 5 mm 或稍大，色黑，质坚实。在肺切面上稍向表面凸起。显微镜下观察，典型煤矽结节其中心部由漩涡样排列的胶原纤维构成，可发生透明样变，胶原纤维之间有明显煤尘沉着，周边有大量煤尘细胞、成纤维细胞、网状纤维和少量的胶原纤维，向四周延伸呈放射状；非典型煤矽结节无胶原纤维核心，胶原纤维束排列不规则并较为松散，尘细胞分散于纤维束之间。吸入含游离二氧化硅高的粉尘，也可见部分典型矽结节。

4．弥漫性纤维化　在肺泡间隔、小叶间隔、小血管和细支气管周围和胸膜下出现程度不等的间质细胞和纤维增生，并有煤尘和尘细胞沉着，间质增宽变厚，晚期形成粗细不等的条索和弥漫性纤维网架，肺间质纤维增生。

5．大块纤维化　又称进行性块状纤维化（progressive massive fibrosis，PMF），是煤工尘肺晚期的一种表现，但不是煤工尘肺晚期的必然结果。肺组织出现 2 cm × 2 cm × 1 cm 的致密性一致的黑色块状病变，多分布在两肺上部和后部，右肺多于左肺。病灶呈长梭形、不整形，少数似圆形，边界清楚，也就是通常 X 线所谓的融合块状阴影。显微镜下观察，其组织结构有两种类型，一种为弥漫性纤维化，在大块纤维组织中和大块病灶周围有很多煤尘和煤尘细胞，而见不到结节改变；另一种为大块纤维化病灶中可见煤矽结节，但间质纤维化和煤尘仍为主要病变。煤工尘肺的大块纤维化与矽肺融合团块不同，在矽肺融合团块中结节较多，间质纤维化相对较少。有时在团块病灶中见到空洞形成，洞内积储墨汁样物质，周围可见明显代偿性肺气肿，在肺的边缘也可发生边缘性肺气肿。

另外，胸膜呈轻度至中等度增厚，在脏层胸膜下，特别是与小叶间隔相连处有数量不等的煤尘、煤斑、煤矽结节等。肺门和支气管旁淋巴结多肿大，色黑质硬，镜下可见煤尘、煤尘细胞灶和煤矽结节。

6．含铁小体　在北京矿区煤矿工人尸检肺组织中发现含铁小体（ferruginous bodies），尘肺患者含铁小体检出率与平均数明显高于无尘肺者，且随着尘肺病变加重，含铁小体的数量有增加的趋势。光镜下含铁小体中心具有一条黑色或透明遮光性强的纤维状轴心，周边由金黄色的铁蛋白完全或部分包裹。因经普鲁士蓝铁染色呈阳性，着蓝色，故称之为含铁小体。含铁小体大小不一，平均长度 40.26 μm（10.4 ~ 110.5 μm），呈多形外观，最常见为哑铃状、串珠状、钉子状和棒状，也有呈不规则花束样。纤维轴心呈直形、弯形或分枝状，轴心外围包绕铁蛋白。含铁小体在肺内分布广泛，多游离存在。一般靠近胸膜，最多见于肺泡腔内，亦见于肺泡管、呼吸性细支气管、细支气管及小支气管腔中；偶见含铁小体正穿过肺泡孔；在肺炎、肺水肿液及细支气管黏液栓中也可查见。在尘肺病变中，典型及非典型煤矽结节、煤矽结核结节、尘性纤维化的肺胸膜、小叶间隔、肺泡隔及大块纤维化中均可查见含铁小体。含铁小体是巨噬细胞及多形核巨细胞吞噬纤维性尘粒后在细胞内形成的。分析表明含铁小体主要以 Al、Si、K、S、Ca、Fe 为主，其构成与尘肺肺组织的灰分元素一致，故称煤小体。含铁小体的发现有助于解释某些煤田粉尘中游离二氧化硅含量近似，但引起的病变却轻重不一的现象。

（三）煤工尘肺的临床表现与诊断

1．临床表现

（1）症状、体征和肺功能改变：早期一般无自觉症状，随病变进展，尤其发展为大块纤维化或合并支气管或肺部感染时才会出现无特异性的症状和体征，如气短、胸痛、胸闷、咳嗽、咳痰等。在合并肺部感染、支气管炎时，才可观察到相应的体征。煤工尘肺患者由于广泛的肺纤维化，呼吸道狭窄，特别是由于肺气肿导致肺泡大量破坏，肺功能检查显示通气功能、弥散功能和气体交换功能均减退或障碍。

（2）X 线胸片表现：不论是煤矽肺还是煤肺，X 线胸片上主要表现为圆形小阴影、不规则形小阴影和大阴影，以圆形小阴影较为多见；还有肺纹理和肺门阴影的异常变化，但多缺乏特异性。

1）圆形小阴影：圆形小阴影多为 p 类和 q 类圆形小阴影，其病理基础是矽结节、煤矽结节及煤尘纤维灶。圆形小阴影的形态、数量和大小往往与患者长期接触粉尘的性质和浓度有关。纯掘进工患者可为典型矽肺 X 线表现；以掘进作业为主，接触含游离二氧化硅较多的混合性粉尘患者，以典型的小阴影居多；以采煤作业为主，接触煤尘并混有少量岩尘，圆形小阴影多不太典型，边缘不整齐，呈星芒状，密集度低。煤肺患者胸片主要以小型类圆形阴影为多见。圆形小阴影最早出现在右中肺区，其次为左中、右下肺区，左下及两上肺区出现的较晚。随着尘肺病变的进展，圆形小阴影的直径增大、增多、密集度增加，分布范围扩展，可布满全肺。

2）不规则形小阴影：较圆形小阴影少见。多呈网状，有的密集呈蜂窝状，致密度不高。其病理基础为煤尘灶、弥漫性间质纤维化、细支气管扩张、肺小叶中心性肺气肿。

3）大阴影：多在矽肺和煤矽肺患者胸片上见到，煤肺患者晚期罕见大阴影。大阴影多由小阴影增大、聚集、融合而形成；也可由少量斑片、条索状阴影逐渐相连并融合呈条带状。周边肺气肿比较明显，形成边缘清楚、密度较浓、均匀一致的大阴影。多在两肺上、中区出现，左右对称。

此外，煤工尘肺的肺气肿多为弥漫性、局限性和泡性肺气肿。泡性肺气肿表现为成堆小泡状阴影，直径为 1 ~ 5 mm，即所谓“白圈黑点”，晚期可见到肺大泡。肺门阴影增大，密度增高，有时还可见到淋巴结蛋壳样钙化或桑葚样钙化阴影。胸膜增厚、钙化改变者较少见，但常可见到肋膈角闭锁及粘连。

2．诊断 按照《职业性尘肺病的诊断》（GBZ70-2015）进行煤工尘肺诊断和分期。

（四）煤工尘肺的治疗原则

治疗方法同矽肺。

（五）煤工尘肺的并发症

1．肺结核 煤工尘肺最常见的并发症是肺结核，其合并率随尘肺期别增加而上升。煤工尘肺合并肺结核后使尘肺病情加重，促进尘肺的发展，易发生呼吸道感染、咯血、气胸、肺心病等。同时，也使结核病难以控制。

2．类风湿性尘肺 煤工尘肺合并以类风湿性关节炎为主要表现的类风湿病时，称为类风湿尘肺，也称为 Caplan 综合征，是煤工尘肺的并发症之一。国内报告 3.76% 的煤工尘肺患者合并类风湿性关节炎，比普通人群高 7 ~ 9 倍。病因尚不十分清楚，但与类风湿性关节炎有较密切的关系，两者病因可能是一致的。

类风湿尘肺的肺部病理特征是在轻度尘肺的基础上出现类风湿性尘肺结节，在 X 线胸片中出现密度高而均匀、边缘清晰的圆形块状阴影。类风湿性尘肺结节早期为胶原纤维增生，很快转为特殊性坏死，围绕坏死的核心发生成纤维细胞炎性反应而形成类风湿肉芽肿。大结节一般由数个小结节组成，每个结节轮廓清楚，最外层为共同的多层胶原纤维所包绕。病理检查结节直径在 3 ~ 20 mm，融合可达 50 mm 以上。结节切面呈一种特殊的明暗相间的多层同心圆排列。浅色区多为活动性炎症，而暗区则为坏死带，较暗区多是煤尘蓄积带。

患者临床症状和体征较少，只有少数病例肺功能具有不同程度损害。胸部 X 线表现为两肺可见散在的圆形或类圆形、密度均匀的结节，直径在 0.5 mm ~ 5 cm。结节的分布没有规律，可为单发，更多的为多发。注意与结核球、转移性肺癌、叁期尘肺等病鉴别。

做好劳动防护，加强身体锻炼，提高自身免疫功能，及时而有效地控制感染是预防类风湿尘肺的重要手段。该病目前尚无根治措施，治疗的原则是在药物控制疼痛的情况下，对关节进行有计划的功能锻炼，防止关节畸形和肌肉萎缩。免疫抑制剂和手术治疗对某些病人也能产生一定效果。对于后期严重的关节破坏及关节功能障碍者，待病情稳定后，可选择性地采用人工关节置换术来重建关节功能。

（六）预防控制措施

1．粉尘的职业卫生标准　依据2015年施行的《煤矿作业场所职业病危害防治规定》（简称“规定”），煤矿粉尘的职业接触限值见表3-1。

表3-1　煤矿作业场所粉尘浓度要求

粉尘种类	游离 SiO_2 含量（%）	时间加权平均容许浓度（mg/m^3）	
		总粉尘	呼吸性粉尘
煤尘	＜10	4.0	2.5
矽尘	10≤～≤50	1.0	0.7
	50＜～≤80	0.7	0.3
	＞80	0.5	0.2
水泥尘	＜10	4.0	1.5

2．粉尘检测

（1）采样点布置：“规定”中粉尘监测采样点的选择和布置要求见表3-2。

表3-2　煤矿作业场所测尘点的选择和布置要求

类别	生产工艺	测尘点布置
采煤工作面	司机操作采煤机、打眼、人工落煤及攉煤多工序同时作业	工人作业地点
		回风巷距工作面10～15 m处
掘进工作面	司机操作掘进机、打眼、装岩（煤）、锚喷支护	工人作业地点
	多工序同时作业（爆破作业除外）	距掘进头10～15 m回风侧
其他场所	翻罐笼作业、巷道维修、转载点	工人作业地点
露天煤矿	穿孔机作业、挖掘机作业	下风侧3～5 m处
	司机操作穿孔机、司机操作挖掘机、汽车运输	操作室内
地面作业场所	地面煤仓、储煤场、输送机运输等处生产作业	作业人员活动范围内

（2）检测周期：粉尘监测采用定点或者个体方法进行，推广实时在线监测系统。“规定”中要求粉尘监测应当符合下列要求：总粉尘浓度，煤矿井下每月测定2次或者采用实时在线监测，地面及露天煤矿每月测定1次或者采用实时在线监测；呼吸性粉尘浓度每月测定1次；粉尘分散度每6个月监测1次；粉尘中游离 SiO_2 含量，每6个月测定1次，在变更工作面时也应当测定1次。

（3）检测仪器：煤矿应当使用粉尘采样器、直读式粉尘测定仪等仪器设备进行粉尘浓度的测定。井工煤矿的采煤工作面回风巷、掘进工作面回风侧应当设置粉尘浓度传感器，并接入安全监测监控系统。

3．防尘降尘措施　“规定”中要求矿井必须建立完善的防尘洒水系统，掘进井巷和硐室时，必须采用湿式钻眼，冲洗井壁巷帮，使用水炮泥，爆破过程中采用高压喷雾（喷雾压力不低于8 MPa）或压气喷雾降尘、装岩（煤）洒水和净化风流等综合防尘措施；在煤、岩层中钻孔，应采取湿式作业。炮采工作面应采取湿式钻眼法，使用水炮泥；爆破前、后应冲洗煤壁，爆破时应采用高压喷雾

（喷雾压力不低于 8 MPa）或压气喷雾降尘，出煤时应当洒水降尘。采煤机必须安装内、外喷雾装置，液压支架必须安装自动喷雾降尘装置；破碎机必须安装防尘罩，并加装喷雾装置或用除尘器抽尘净化；放顶采煤工作面的放煤口，必须安装高压喷雾装置；掘进机掘进作业时，应使用内、外喷雾装置和除尘器构成的综合防尘系统，并对掘进头含尘气流进行有效控制。掘进工作面回风测应安设至少 2 道自动控制风流净化水幕。井下煤仓放煤口、溜煤眼放煤口以及地面带式输送机走廊，都必须安设喷雾装置或除尘器，作业时进行喷雾降尘或用除尘器除尘。

4．监督检查 地方各级煤矿安全监管部门负责对煤矿职业病危害防治工作进行日常性监督检查；各级煤矿安全监察机构负责对煤矿职业病危害防治工作实施专项监察。

四、硅酸盐尘肺

天然硅酸盐（silicates）广泛分布于自然界中，是地壳的主要构成成分，由二氧化硅与钾、铝、铁、镁和钙等元素以不同结合形式组成。常见的天然硅酸盐类矿物有石棉、滑石、云母等，在这些矿产开采、加工和使用过程中会产生硅酸盐粉尘。在生产环境中因长期吸入硅酸盐尘所致的尘肺，统称硅酸盐尘肺，其中石棉肺最常见、危害最严重。

硅酸盐尘肺具有以下共同特点：①病理改变主要表现为肺间质弥漫性纤维化，组织切片中可见含铁小体；②胸部 X 线改变以不规则形小阴影为主；③自觉症状和体征一般较明显，肺功能改变出现较早，早期为气道阻塞和肺活量下降，晚期出现“限制性综合征”，气体交换功能障碍；④气管炎、肺部感染和胸膜炎等并发症多见，肺结核合并率较矽肺低。

（一）石棉肺

石棉肺（asbestosis）指在生产过程中长期吸入石棉粉尘所引起的以肺部弥漫性纤维化为主要病变的尘肺。其病理特点是全肺弥漫性纤维化，是弥漫性纤维化型尘肺的典型代表，不出现或极少出现结节性改变。

1．石棉的理化特性与种类 石棉（asbestos）是一族天然的纤维性晶形含水硅酸盐矿物，其化学成分为羟基硅酸镁（$Mg_6[Si_4O_{10}][OH]_8$），含有氧化镁、铝、钾、铁、硅等成分。按照晶体结构和化学成分，石棉可分为蛇纹石类和闪石类两种类型。蛇纹石类主要有温石棉，为银白色片状结构，并形成中空的管状纤维丝，柔软、可弯曲，具有可织性。温石棉使用量占世界全部石棉产量的 95% 以上，主要产于加拿大、俄罗斯和中国，中国温石棉产量占石棉产量的 95%；闪石类为硅酸盐的链状结构，共有 5 种（青石棉、铁石棉、直闪石、透闪石、阳起石），质硬而脆，其中以青石棉和铁石棉的开采和使用量最大，主要产于南非，澳大利亚和芬兰等地。

纤维性石棉具有抗拉性强、不易断裂、耐火、隔热、耐酸碱和绝缘性能好等特点，在工业上应用十分广泛。石棉纤维粗细随品种而异，其直径大小依次为直闪石＞铁石棉＞温石棉＞青石棉。粒径越小则沉积在肺内的量越多，对肺组织的穿透力也越强，故青石棉致纤维化和致癌作用都最强，而且出现病变早，形成石棉小体多。温石棉富含氧化镁，在肺内易溶解，因而在肺内清除比青石棉和铁石棉快。

2．接触机会 矿山生产中接触石棉粉尘的作业主要是石棉矿的开采，在石棉矿的生产过程中，钻孔、爆破、回采、破碎、分级、筛分、装运等工序，均可产生大量石棉粉尘。石棉矿的开采方法有露天开采和地下开采两种。地下开采工作面空气中的石棉粉尘浓度较高。

工作场所空气中石棉粉尘和纤维（石棉含量＞ 10%）的职业接触限值：石棉粉尘的总粉尘时间加权平均容许浓度为 0.8 mg/m^3；石棉纤维的总粉尘时间加权平均容许浓度为 0.8 f/mL。

3．石棉粉尘的吸入与归宿　石棉纤维粉尘进入呼吸道后，较长的纤维易在支气管分叉处被截留，直径小于 3 μm 的纤维才易进入肺泡。进入肺泡的石棉纤维大多被巨噬细胞吞噬，小于 5 μm 的纤维可以完全被吞噬。一根长纤维可由两个或多个细胞同时吞噬。吞噬后大部分由黏液纤毛系统排出，部分经由淋巴系统廓清，有部分滞留于肺内，还有部分直而硬的纤维可穿过肺组织到达胸膜。

4．影响石棉肺发病的主要因素　石棉种类、石棉纤维长度、石棉粉尘浓度、接触石棉粉尘时间和接触者个体差异等均可成为影响石棉肺发病的因素。较柔软而易弯曲的温石棉纤维易被阻留于细支气管上部气道并被清除，直而硬的闪石类纤维，如青石棉和铁石棉纤维可穿透肺组织，并达到胸膜，导致胸膜疾患。现已证实长度小于 5 μm 的石棉纤维均能引起肺纤维化。粉尘中含石棉纤维量越高，接触时间越长，吸入肺内纤维越多，越易引起肺纤维化。脱离粉尘作业后仍可发生石棉肺。此外，接触者个体差异及其生活习惯，如吸烟等均与石棉肺发病有关。

5．石棉肺的发病机制　石棉粉尘致肺纤维化的发病机制至今尚不清楚，目前研究报道与石棉粉尘的物理特性、细胞毒性和氧化应激损伤等有关。

（1）物理特性：石棉的致纤维化作用可能与其所共有的物理特性，即纤维性、坚韧性和多丝结构有关。石棉纤维主要沉积于呼吸性细支气管及其相邻的部位，诱发呼吸性细支气管肺泡炎，随着病变进展，肺泡腔内巨噬细胞大量集结，与成纤维细胞共同形成肉芽肿，逐渐产生网状纤维和胶原纤维，导致呼吸性细支气管肺泡结构破坏。石棉纤维的长短与肺纤维化的关系已讨论多年，普遍认为，长纤维石棉（> 10 μm）致纤维化能力更强，但不少研究证实，短纤维（< 5 μm）石棉因其具有更强的穿透力而大量进入肺深部，甚至远及胸膜，不仅具有致弥漫性纤维化的潜能，而且能引起严重的胸膜病变，如胸膜斑、胸膜积液或间皮瘤。

（2）细胞毒性：近年研究表明，温石棉纤维的细胞毒性作用似乎强于闪石类纤维。当温石棉纤维与细胞膜相接触时，其表面的镁离子及其正电荷与巨噬细胞的膜性结构相互作用，致膜上的糖蛋白，特别是唾液酸基团丧失活性，形成离子通道，使钾钠泵功能失调，细胞膜的通透性增高，溶酶体酶释放，导致细胞肿胀、崩解，释放多种生物活性物质。

（3）氧化应激损伤：石棉可诱导刺激肺泡巨噬细胞产生活性氧、活性氮等自由基，造成细胞膜的脂质过氧化和含巯基组分蛋白的氧化损伤，导致整个肺泡结构破坏，造成不可逆性纤维化。石棉也能通过纤维表面的铁催化产生活性氧，诱导脂质过氧化和 DNA 损伤。

6．石棉肺的病理改变

（1）肺间质弥漫性纤维化：是石棉肺的特征性病理改变。肉眼观察，早期仅两肺胸膜轻度增厚，并丧失光泽。随着病变进展，两肺切面出现粗细不等的灰黑白色弥漫性纤维化条索和网架，为石棉肺的典型特征。晚期病例的两肺明显缩小、变硬，切面为典型的弥漫性纤维化伴蜂房样变。显微镜下观察，石棉纤维主要沉积于呼吸性细支气管及其相邻的部位，诱发呼吸性细支气管肺泡炎，表现为大量中性粒细胞渗出伴有浆液纤维素进入肺泡腔，基底膜肿胀或裸露，上皮细胞坏死脱落。病变过渡到修复和纤维化阶段后，肺泡腔内巨噬细胞大量集结与成纤维细胞共同形成肉芽肿，逐渐产生网状纤维和胶原纤维，导致呼吸性细支气管肺泡结构破坏。病变进展至中期时，纤维化纵深扩延超出小叶范围，致使小叶间隔和胸膜以及血管支气管周围形成纤维肥厚或条索，相邻病灶融合连接构成网架，以两肺下叶为主。疾病晚期，胸膜下区广泛大块纤维化伴蜂房状改变。石棉肺大块纤维化几乎全部由弥漫性纤维组织、残存的肺泡小岛和集中靠拢的粗大血管、支气管所构成，与主要由矽结节密集融合所形成的矽肺团块的结构完全不同。

（2）石棉小体（asbestos bodies）形成：石棉小体是石棉纤维被巨噬细胞吞噬后，由一层含铁蛋白颗粒和酸性粘多糖包裹沉积于石棉纤维之上所形成的。铁反应阳性，故又称含铁小体。石棉小体长 10 ~ 300 μm，粗 1 ~ 5 μm，金黄色，典型者呈哑铃状、鼓槌状、分节或念珠样结构。石棉小体数量多少与肺纤维化程度不一定平行。

（3）胸膜改变：表现为胸膜增厚和胸膜斑（plaque），后者指厚度大于 5 mm 的局限性胸膜增厚，或局限性钙化胸膜增厚。典型胸膜斑主要在壁层形成，常位于两侧中、下胸壁，高出表面，乳白色或象牙色，表面光滑与周围胸膜分界清楚。显微镜下观察，胸膜斑由玻璃样变的粗大胶原纤维束构成，相对无血管、无细胞，有时可见钙盐沉着。胸膜斑也被看做是接触石棉的一个病理学和放射学标志，它可以是接触石棉粉尘的唯一病变，可不伴有石棉肺。

7．石棉肺的临床表现与并发症

（1）症状和体征：患者自觉症状出现比矽肺早，主要表现为咳嗽和呼吸困难。咳嗽一般为干咳或少许黏液性痰，难于咳出。早期患者在进行体力活动时出现呼吸困难，晚期患者在静息时也发生。若有持续性胸痛，首先要考虑的是肺癌和恶性间皮瘤。

石棉肺特征性的体征是双下肺出现捻发音，随病情加重，捻发音可扩展至中、上肺区，其声音也由细小变粗糙。晚期患者可有杵状指（趾）等体征，伴肺源性心脏病者，可有心肺功能不全症状和体征。可按《职业性尘肺病的诊断》（GBZ 70-2015）进行石棉肺的诊断和分期。

（2）肺功能改变：石棉肺患者由于肺间质弥漫性纤维化，肺功能损害较严重。弥漫性纤维化后，肺的顺应性降低，早期肺功能损害表现为肺活量渐进性下降，这是石棉肺肺功能损害的特征。弥散量改变是早期发现石棉肺的最敏感指标之一，有报道认为它的下降早于肺活量。如果同时伴有肺气肿，则残气量和肺总量可能正常或稍高。随着病情加重，多数石棉肺患者肺功能改变主要表现为肺活量、用力肺活量、肺总量下降，而第一秒用力呼气容积与用力肺活量之比值变化不大，预示肺纤维化进行性加重，呈限制性肺通气障碍的表现。

（3）X 线胸片变化：主要表现为不规则形小阴影和胸膜改变，前者是石棉肺 X 线表现的特征，也是石棉肺诊断分期的主要依据。早期多在两肺下区出现密集度较低的不规则形阴影，随病变进展而增粗增多，呈网状并逐渐扩展到两肺中、上肺区。

胸膜改变包括：胸膜斑、胸膜增厚和胸膜钙化。胸膜斑是我国石棉肺诊断分期的指标之一。胸膜斑分布多在双下肺侧胸壁 6 ~ 10 肋间，不累及肺尖和肋膈角，不发生粘连。斑影外缘与肋骨重合，内缘清晰，呈致密条状或不规则阴影。胸膜斑较少见于膈胸膜和心包膜。弥漫性胸膜增厚呈不规则阴影，中、下肺区明显，有时可见到条、片或点状密度增高的胸膜钙化影。纵隔胸膜增厚并与心包膜和肺组织纤维化交叉重叠导致心缘轮廓不清，形成“篷发状心”（shaggy heart），此为诊断叁期石棉肺的重要依据之一。

（4）并发症：晚期石棉肺患者并发呼吸道及肺部感染较矽肺多见，但合并结核者比矽肺少，由于反复感染，往往可致心力衰竭。石棉肺患者并发肺心病的概率较矽肺患者大，且较为严重。肺癌和恶性间皮瘤是石棉肺的严重并发症。

8．石棉粉尘与肿瘤 石棉是国际公认的 1 类致癌物，可导致肺癌和恶性间皮瘤。

（1）肺癌：石棉可致肺癌已被国际癌症研究中心（International Agency for Research on Cancer，IARC）确认。石棉接触者或石棉肺患者肺癌发生率显著增高。石棉诱发肺癌发病潜伏期一般是 15 ~ 20 年，组织学类型以外周型腺癌为多，常见于两肺下叶的纤维化区域。不同类型石棉致癌作用不同，一般认为青石棉的致癌作用最强，其次是温石棉，铁石棉。石棉的致癌作用被归因于：①石棉纤维的特殊物理性能；②吸附于石棉纤维的多环芳烃物质；③石棉中所混杂的某些稀有金属或放射性物质；④吸烟的协同作用。

（2）恶性间皮瘤：石棉接触者恶性间皮瘤可发生于胸、腹膜，以胸膜最多见。间皮瘤的潜伏期多数为 15 ～ 40 年。恶性间皮瘤发生与接触石棉类型有关，致恶性间皮瘤强弱顺序为：青石棉＞铁石棉＞温石棉。关于石棉纤维诱发恶性间皮瘤的机制，一般认为主要是物理作用而非化学致癌，与其纤维性状和多丝结构、容易断裂成巨大数量的微小纤维富集于胸膜有关，石棉纤维的粒径最为重要。此外，石棉纤维的耐久性和表面活性也是致癌的重要因素。

9．预防控制措施　关键在于采取有效的防尘技术措施，从源头上消除石棉粉尘的产生。

（1）露天采矿的防尘技术措施：钻孔作业产生的石棉尘，宜经由钻机配备的抽风设备控制；宜不用或少用爆破法采矿，提倡小规模多批次爆破代替大强度爆破；矿区及其周围道路表面应经常保持潮湿；挖掘机器操作室应密闭，配备净化通风系统，并呈正压状态。

（2）地下采矿的防尘技术措施：宜优先采用湿式作业，定时冲洗岩壁和墙角，全程喷淋装运的矿石，保持工作场所和地下各主要通道地面潮湿；采用爆破法采矿工艺，爆破后，保持通风系统运行的同时，应对工作场所进行喷淋；地下巷道必须设置有效通风设施。

碾压和筛分石棉应密闭围挡，物料输送应全程密闭。

近年来一些发达国家已禁止使用石棉，研制石棉替代品，发展中国家尽可能安全生产和使用温石棉。用人单位应贯彻执行劳动者职业健康监护制度，同时，对石棉作业工人要加强健康教育，宣传吸烟的危害，说服他们戒烟。

（二）其他硅酸盐尘肺

我国现行法定职业病名单中除了石棉肺外，还有滑石尘肺、水泥尘肺和云母尘肺（表 3-3）。

表 3-3　其他硅酸盐尘肺

种类	理化性质、接触机会	临床表现	X 线胸片表现
滑石尘肺	滑石为含镁的硅酸盐或碳酸盐矿物，具有润滑性、耐热、耐水、耐酸碱、耐腐蚀、不易导电、吸附性强等性能。广泛用于橡胶、建筑、纺织、造纸、涂料、陶瓷、雕刻、绝缘材料、医药及化妆品等工业。在滑石矿石的开采、粉碎、加工和使用过程中接触滑石粉尘。	发病工龄为 10 ～ 35 年，早期无明显症状，随病情进展可出现咳嗽、咳痰、胸痛、气短等症状。	由于接触的滑石粉尘中所含杂质不同，其病变类型不同，可有不规则形的 s 型、t 型小阴影，也可有 p 型、q 型圆形小阴影，晚期病例可见大阴影。
水泥尘肺	水泥是人工合成的无定型硅酸盐，所用原料因种类不同各异，主要是石灰石、黏土、铁粉、矿渣、石膏、沸石等原料。在石灰石开采、矿石破碎、粉磨等生产过程接触水泥粉尘。	发病工龄多在 20 年以上。主要症状为气短、咳嗽，咳痰和慢性鼻炎等，体征多不明显。	以不规则 s 型小阴影为主，其粗细、长短和形态不一，在不规则形小阴影之中也可见密度较淡、形态不整、轮廓不清的圆形小阴影。
云母尘肺	云母为天然铝硅酸盐，成分复杂，种类繁多，其晶体结构均含有硅氧层。云母具有耐酸、隔热、绝缘等性能，广泛用于电器材料和国防工业。云母矿接触粉尘作业常见于：打孔、炮采、机采、装运、破碎、筛选、研磨等工序。	云母采矿工接触的粉尘中游离二氧化硅含量较高，发病工龄短，11 ～ 38 年；加工云母工发病工龄常在 20 年以上。临床表现与其他硅酸盐尘肺相似，进展缓慢。	以不规则形小阴影（s 型）为主，也可见边缘模糊的圆形小阴影（p 型）。胸膜改变不明显。

五、石墨尘肺

石墨尘肺（graphite pneumoconiosis）是长期吸入较高浓度石墨粉尘引起的肺部呈弥漫性纤维化和肺气肿病变的尘肺。石墨尘肺可分为两类：SiO_2 含量在 5% 以下的石墨粉尘所致的尘肺为石墨肺，

SiO_2 含量在 5% 以上的石墨粉尘所致的尘肺为石墨矽肺。

（一）石墨的理化特性

石墨是一种银白色有金属光泽的结晶型碳，呈银灰或黑色，是碳的异型物质。比重为 2.1 ~ 2.3，排列为四层六角形的层状晶体结构。石墨分为天然和人工合成（又称高温石墨）两种。天然石墨是混有各种矿物质的结晶碳元素，石墨矿石中石墨含量一般为 4% ~ 20%，而游离 SiO_2 的含量有很大差异：石墨矿为 13.5% ~ 25.9%，中碳石墨为 0.5% ~ 5.0%。天然石墨粉尘在肺组织引起的肉芽肿和间质纤维化，是由石墨本身引起的，而不是其中少量的 SiO_2 所致。由于石墨矿石采矿工人会接触岩石粉尘，因此也可能患有矽肺。

（二）接触机会

石墨化学性质较稳定，具有耐酸碱、耐高温、导电、导热、润滑、可塑、黏着力强、抗腐蚀等优良特性，工业用途广泛。矿山生产中接触石墨粉尘的作业存在于石墨矿的开采、碎矿、浮选、烘干、筛分和包装各工序。

工作场所空气中石墨粉尘的职业接触限值：总粉尘和呼吸性粉尘的时间加权平均容许浓度分别为 4 mg/m^3 和 2 mg/m^3。

（三）病理改变

石墨尘肺病理类型属尘斑型尘肺，酷似煤肺。肉眼观察胸膜表面有密集的、大小不等的灰黑色至黑色斑点，触摸有颗粒感，不硬。肺门淋巴结呈黑色，轻度增大，质硬。肺切面可见 0.3 ~ 3 mm 大小的石墨尘斑，镜下观察，早期在细支气管、肺泡、肺小支气管周围有石墨尘和含尘细胞聚集，形成石墨粉尘细胞灶及灶性肺气肿。

（四）临床表现

1．症状与体征 石墨尘肺发病工龄一般在 15 ~ 20 年。患者早期多症状轻微，且病情进展较缓慢。部分患者早期仅有轻度口、鼻、咽部发干，咳嗽、咯黑色黏痰，劳动后有胸闷、气短等症状。晚期特别是合并肺气肿后，症状比较明显。少数病例有通气功能减退，以阻塞性通气障碍为主。石墨尘肺病人体征少见，偶可看到杵状指，易并发感染，包括结核感染。

2．X 线胸片变化 石墨尘肺患者的胸片 X 线表现与煤肺相似，以“p”类小阴影为主，有时可见“q”类小阴影，肺纹理增多。常同时伴有不规则阴影存在。如看到较粗大的“r”类小阴影，大多与患者接触游离二氧化硅含量较高的岩石粉尘有关。约有半数石墨尘肺患者肺门阴影密度增高，少数患者有轻微肺气肿、肋膈角变钝和胸膜增厚改变。

六、铝尘肺

铝尘肺（aluminosis）是因长期吸入较高浓度金属铝尘或氧化铝粉尘所致的尘肺。金属铝的致纤维化作用远较氧化铝高。

（一）铝的理化特性

铝是一种银白色轻金属，在自然界分布广泛，占地壳重量的 7.45%，仅次于氧和硅，在金属元素中居第一位。金属铝及其合金比重轻、导电导热性好、具延展性、易于形成各种不同的形状。当铝与氧气、水或其他氧化剂相接触时，其表面便迅速形成一层三氧化二铝薄膜，使该金属具有高度的耐腐蚀性。

（二）接触机会

铝作为轻型结构材料广泛用于航空、船舶、建筑材料和电器等工业部门。金属铝粉用于制造炸药、导火剂等。矿山生产中接触铝粉尘的作业存在于铝土矿的开采各工序，如碎矿、浮选、筛分和包装等。铝土矿指工业上能利用的，以三水铝石、一水软铝石或一水硬铝石为主要矿物所组成的矿石的统称，我国铝土矿主要是一水硬铝石型。铝土矿的化学成分主要是 Al_2O_3、SiO_2、Fe_2O_3、MgO 等杂质。冶炼铝和生产铝粉等过程中可产生金属铝粉和氧化铝粉尘，金属铝粉分为粒状铝粉和片状铝粉，其铝含量分别为 96% 和 89% ~ 94%。

工作场所空气中铝尘的职业接触限值：铝金属、铝合金粉尘的总粉尘时间加权平均容许浓度为 3 mg/m^3，氧化铝粉尘的总粉尘时间加权平均容许浓度为 4 mg/m^3。

（三）病理改变

铝尘肺的病理改变主要为肺部弥漫性间质纤维化。肉眼观察两肺大小正常或略缩小，表面呈灰黑色，质硬，胸膜可广泛增厚，切面可见散在、边界不清的灰黑色纤维块、纤维索条、黑色斑点和尘灶。镜下可见弥漫性肺间质纤维化，铝尘大量沉着于终末细支气管壁、呼吸性细支气管及其所属肺泡间隔，形成大量圆形、椭圆形或星芒状小尘灶和小叶中心性肺气肿。肺泡内有大量粉尘及尘细胞沉积，粉尘沉着部位有程度不同的纤维化，管腔和所属的肺泡腔扩张，形成小叶中心性肺气肿。

（四）临床表现

1．症状与体征 铝尘肺发病工龄多为 10 ~ 32 年，平均 24 年，早期症状一般较轻，表现为咳嗽、气短、胸闷伴全身乏力。合并支气管和肺部感染时，咳痰、发热，肺部可闻及干湿啰音。鼻黏膜长期受铝尘的机械性和化学性刺激，可引起鼻腔干燥、鼻毛脱落、鼻黏膜和咽部充血，鼻甲肥大。早期对肺功能损伤较轻，以阻塞型或限制型通气功能障碍为主，晚期由于肺容积的缩小，以限制型或混合型通气功能障碍为主，伴有换气功能障碍，严重时反复发生肺内感染，造成呼吸衰竭，导致死亡。

2．X 线胸片变化 可见较细的不规则形小阴影，多出现在两肺中下区，呈网状或蜂窝状，为比较均匀、广泛的弥漫性小阴影，网格宽度均在 1.5 mm 以下。亦可见到密度较低的圆形小阴影，多为“p”类阴影，边界不十分清晰。随着病情进展，小阴影增多，可全肺分布，但无融合影出现。肺纹理紊乱，扭曲变形。叁期患者在上、中肺野可见大阴影。

七、电焊工尘肺

电焊工尘肺（welder’s pneumoconiosis）是长期吸入高浓度的电焊烟尘而引起的以慢性肺组织纤维增生损害为主的一种尘肺病。

（一）理化特性

电焊时产生烟、尘取决于焊条种类、金属母材以及被焊金属。焊条药皮主要由大理石、萤石、茨石、石英、长石、锰铁、硅铁、钛铁、白云石、云母和纯碱等组成。电焊作业时在电弧高温（2000℃ ~ 6000℃）作用下，焊芯、药皮、焊接母材发生复杂的冶金反应，产生以氧化铁为主，并含有二氧化硅、氧化锰、氟化物、臭氧、各种微量金属和氮氧化物的混合物烟尘或气溶胶，逸散在作业环境中。电焊烟尘粒径很小，多在 0.4 ~ 0.5 μm。

（二）接触机会

电焊作业在煤矿、各种金属、非金属矿采选业广泛存在。在锅炉、油罐等通风不良以及密闭的容器内进行电焊作业时，接触电焊烟尘浓度较高。

工作场所空气中电焊烟尘的职业接触限值：总粉尘时间加权平均容许浓度为 4 mg/m^3。

（三）病理改变

肉眼观察两肺呈灰黑色，体积增大，重量增加，弹性降低；肺切面可见散在大小不等、多呈不规则形或星芒状的尘灶，直径多在 1 mm 左右；常见局限性胸膜增厚及肺气肿。镜下可见两肺散在 1 ~ 3 mm 黑色尘斑或结节，常伴有灶周肺气肿。尘斑由大量含尘巨噬细胞及少数单核细胞构成，间有少许胶原纤维，分布在肺泡腔、肺泡间隔、呼吸性细支气管和血管周围。结节较大，一般 2 mm 左右，其中粉尘较少，胶原纤维成分较多。尘粒呈棕褐色，经普鲁士蓝染色呈深蓝色强阳性反应，表明其主要是氧化铁粉尘。

（四）临床表现

1．症状与体征 电焊工尘肺发病缓慢，发病工龄多在 15 年～ 20 年，最短发病工龄为 4 年。患者早期多无自觉症状或症状较轻，表现为胸闷、胸痛、咳嗽、咳痰和气短等。随病程发展，尤其并发肺部感染或肺气肿后，可出现相应的临床表现。早期肺功能检查无明显变化，并发肺气肿等病变后肺功能降低。电焊工可合并有锰中毒、氟中毒和金属烟雾热等职业病。

2．胸片 X 线表现 早期以不规则形小阴影为主，多分布于两肺中、下区。晚期可出现圆形小阴影，以“p”类阴影为主，且有分布广、密集度低的特点，随病情发展密集度逐渐增加。个别晚期病例可出现大阴影。肺门一般不增大，很少有胸膜粘连和肺气肿。少数病例可见肺门密度增高、阴影增大、结构紊乱等征象。脱离粉尘作业后，很少有进展。

（蒋守芳）

第三节　矿山职业性噪声聋

噪声是一种人们不希望听到的声音，不仅会干扰工作、学习和生活，影响人的情绪，而且是一种很常见的职业病危害因素。长期暴露于一定强度的噪声环境，会造成健康损害，甚至导致噪声聋。我国目前矿山劳动生产过程中接触噪声的岗位及人数均较多，我国生产性暴露人群中噪声聋的患病率在 14% 左右，煤矿工人噪声性聋的患病率也较高，尤其是洗煤厂噪声危害更大。戴英健[8]等报道铜采选作业职业性听力损伤检出率为 13.82%，双耳高频（3000 Hz，4000 Hz，6000 Hz）平均听阈≥ 40 dB（HL）者检出率为 32.98%。张海春[9]等对某矿山开采企业爆破、掘进和采矿 389 名作业工人进行气导纯音听阈测试，异常检出率达 86.63%。杨书[10]等收集了株洲市 136 家企业 7806 名噪声作业工人，检出听力损失工人 1270 人，检出率为 16.27%；疑似职业性噪声聋 51 人，检出率为 0.65%；噪声性聋 1 人，检出率为 0.01%，而非金属矿采选行业工人的听力损失检出率较高。刘其才[11]等选取某一金属矿山地下采掘作业人员 459 人为对象，分析不同工种噪声接触人员听力损失情况，结果发现，不同工种高频段听力损失阳性检出率掘进组最高，其次为爆破组、采矿组、机修组。

一、基本概念

（一）声音

物体受到振动后，振动可在弹性介质中以波的形式向外传播，到达人耳引起的音响感觉称为声音（sound）。物体每秒振动次数称为频率（frequency），用“f”表示，单位是赫兹（Hz）。人耳能够感受到的声音频率介于 20 ~ 20 000 Hz，这一频率范围的振动波被称为声波（sound wave）。频率小于

20 Hz 的声波称为次声波（infrasonic wave），大于 20 000 Hz 的声波称为超声波（ultrasonic wave）。

（二）噪声

从卫生学意义上讲，凡是使人感到厌烦、不需要或有损健康的声音都称之为噪声（noise）。除了频率、强度无规律的杂乱组合所形成的使人厌烦的声音是噪声以外，其他各种声音，比如谈话的声音或音乐，对于不需要的人来说，也属于噪声。噪声是声音的一种，具有声音的基本物理特性。

（三）生产性噪声

在生产过程中产生，频率和强度没有规律，听起来使人感到厌烦的声音，统称为生产性噪声或工业噪声。噪声的分类方法有多种，按照来源，生产性噪声可以分为以下三种。

1. 机械性噪声　由于机械的撞击、摩擦、转动所产生的噪声，如冲压、打磨、切割机械等发出的声音。

2. 流体动力性噪声　气体压力或体积突然变化或流体流动所产生的声音，如空气压缩或施放（汽笛）发出的声音。

3. 电磁性噪声　是指由于电磁设备内部交变力相互作用而产生的声音，如变压器所发出的声音。

生产性噪声通常具备以下特征，使其较生活噪声具有更强的危害性：①强度高：生产性噪声强度多数超过 80 dB（A），甚至高达 110 dB（A）以上，其危害远不止干扰工作，长期接触对于人体听觉系统和非听觉系统都可造成损伤；②高频音所占比例大：工业噪声以高频声为多见，其危害大于中、低频声；③持续暴露时间长：在生产过程中，作业工人每个工作日持续接触强噪声时间可长达数小时；④其他有害因素联合作用：生产环境中往往同时伴有振动、高温、毒物等有害因素，这些生产性有害因素可与噪声产生联合作用。

（四）声音的物理特性及其评价

1. 声强与声强级　声波具备一定的能量，以能量大小表示声音的强弱称为声强（sound intensity）。声音的强弱取决于单位时间内垂直于传播方向的单位面积上通过的声波能量，通常用“I”表示，单位为瓦 / 米 ^{2}（W/m^2）。

人耳所能感受的声音强度范围宽广，若用声强绝对值表示声音强度，不仅烦琐而且也无必要。因此，在技术上和实践上引用了“级”的概念，即用对数值来表示声强的等级，称为声强级。通常规定以听阈声强 $I_0 = 10^{-12}\ W/m^2$ 作为基准值来度量任一声音的强度 I，取常用对数，则任一声音声强级的计算公式为：

$$L_I = \log I/ I_0$$

单位是贝尔（bel）。但实际应用中，贝尔单位显得太大，故采用贝尔的十分之一作为声强级的单位，称其为分贝（decibel，dB）。以分贝为单位时，上面的公式则变为：

$$L_I = 10 \log I/ I_0$$

式中，

L_I：声强级（dB）；

I：被测声强（W/m^2）；

I_0：基准声强（1000 Hz 纯音的听阈声强，声强级为 0）。

根据上述公式可以计算出：从听阈到痛阈的声强范围为 0 ～ 120 dB；如果某一个声音的强度 I 增加一倍，比如同样的机器由一台增加为两台，则声强级 L_I 增加约 3 dB；同样的道理，如果某一个作业场所的声音强度通过治理，减少了 3 dB，则表明治理措施使声音能量减少了一半。在噪声卫生标准制订和噪声控制效果评价时，通常以声音能量的变化为依据。

在实际工作中，测量声强比较困难，而测量声压比较容易。目前，通常使用的声级计就是用来测量声音声压值的仪器。

2．声压与声压级

（1）声压：声波在空气中传播时，引起介质的质点振动，使空气产生疏密变化，这种由于声波振动而对介质（空气）产生的压力称声压（sound pressure），声压可以看作垂直于声波传播方向上单位面积所承受的压力，以 P 表示，单位为帕（Pa）或牛顿 / 米 ^{2}（N/m^2），$1\ Pa = 1\ N/m^2$。

（2）声压级：声压大则音响感强，声压小音响感弱。对正常人耳刚能引起音响感觉的声压称为听阈声压或听阈（threshold of hearing），其声压值为 20 μPa 或 $2 \times 10^{-5}\ N/m^2$。声压增大至人耳产生不适感或疼痛时称为痛阈声压或痛阈（threshold of pain），声压值为 20 Pa 或 $20\ N/m^2$。从听阈声压到痛阈声压的绝对值相差 10^6 倍，为了计算方便，也采用对数值（级）来表示其大小，即声压级（sound pressure level，SPL），单位也是分贝（dB）。任一声音的声压级均以 1000 Hz 纯音的听阈声压为基准声压（定为 0 dB），其与被测声压比值，取对数后即为被测声压的声压级。

当声波在自由声场中传播时，声强与声压的平方成正比关系：

$$I = P^2/\rho C$$

式中，

P：有效声压（Pa）；

I：声强（W/m^2）；

ρC：声特异性阻抗（Pa・S/m）。

由上述公式可以得出声压级的计算公式：

$$L_I = 10 \log I / I_0 = 10 \log P^2 / P_0^2 = 10 \log (P / P_0)^2 = 20 \log P / P_0 = Lp$$

即：声压级 $Lp = 20 \log P / P_0$（dB）。

式中，

Lp：声压级（dB）；

P：被测声压（N/m^2）；

P_0：基准声压（$2 \times 10^{-5}\ N/m^2$）。

从上述公式可以看出，听阈声压和痛阈声压之间也是相差 120 dB。

普通谈话声压级为 60 ～ 70 dB（A），球磨机的声压级为 120 dB（A）左右。

（3）声压级的合成：矿山作业场所经常有一个以上的声源同时发出噪声，这些声源可以是相同的，也可以是不同的，即每个声源发出的声音强度大小不等。多个声源存在的情况下，作业场所总的声压级并非为各个声源所发出声音的声压级算术值总和，而是按照对数法则进行叠加。

3．频谱 单一频率发出的声音称纯音（pure tone），如音叉振动所发出的声音。但在日常生活和工作环境中，绝大部分声音是由不同频率所组成，称作复合音（complex tone）。声学上把组成复合音的各种频率由低到高进行排列而形成的连续频率谱称为频谱（frequency spectrum）。用频谱表示可以使声音的频率组成变得更加直观。

4．人对声音的主观感觉

（1）等响曲线：声强或声压这一物理参量大小与人耳对声音的生理感觉（响的程度）并非完全一致。相同强度的声音，频率高则感觉音调高，声音尖锐，响的程度高；频率低则感觉音调低，声音低沉，响的程度低。根据人耳对声音的感觉特性，联系声压与频率测定出人耳对声音音响的主观感觉量，称为响度级（loudness level）。利用与基准音比较的方法，可得出听阈范围各种声频的响度级，把各个频率相同响度的数值用曲线连接，可绘出各种响度的等响曲线图，称为等响曲线（equal loudness curves）（图 3-1）。

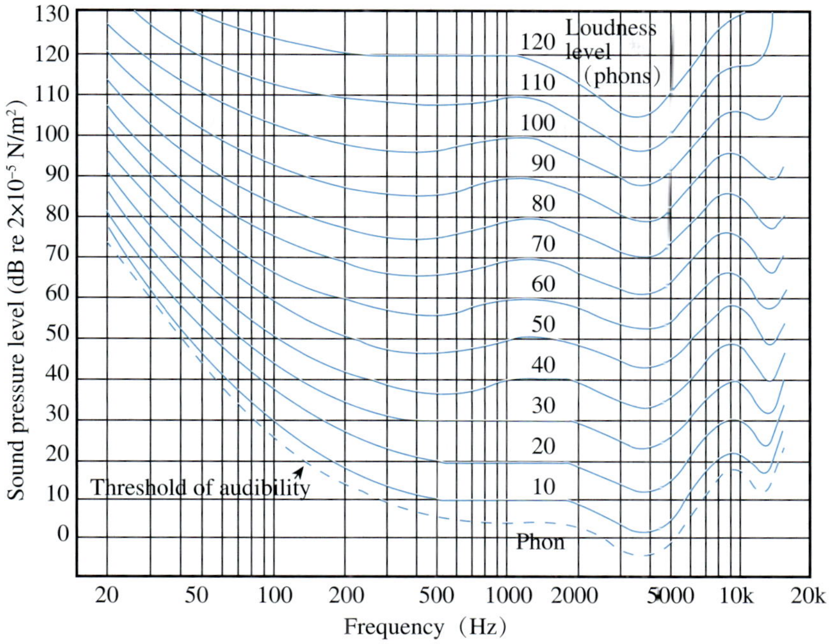

图 3-1　等响曲线

（2）声级：为准确地评价噪声对人体的影响，在进行声音测量时，所使用的声级计是根据人耳对声音的感觉特性（模拟等响曲线），用不同类型的滤波器（计权网络）对不同频率声音进行叠加衰减。计权网络通常有"A""B""C""D"等几种。使用频率计权网络测得的声压级称为声级。声级并不等同于声压级，声级是用滤波器进行频率计权后的声压级。声级单位也是分贝（dB）。根据滤波器的特点分别称为 A 声级、B 声级、C 声级或 D 声级，分别用 dB（A）、dB（B）、dB（C）、dB（D）等表示。国际标准化组织（ISO）推荐，用 A 声级作为噪声卫生评价指标。

二、噪声对人体健康影响的发病机制

长期接触一定强度的噪声，可对人体产生不良影响。这种影响是全身性的，即听觉系统及非听觉系统均受影响。噪声对人体产生不良影响早期多为可逆性、生理性改变，但长期接触强噪声，则出现不可逆的、病理性损伤。

1．对听觉系统的影响　听觉系统是感受声音的系统，外界声波传入听觉系统有两种途径。一是通过空气传导，声波经外耳道进入耳内，使鼓膜振动，振动波通过中耳的听骨链传至内耳前庭窗前庭膜，引起耳蜗管中的外淋巴液振荡，内淋巴液受此影响而振荡，从而使基底膜上的听毛细胞感受振动，听毛细胞将此振动转变成神经纤维的兴奋，经第八对脑神经传达到中枢，产生音响感觉。另一条途径是骨传导，即声波经颅骨传入耳蜗，通过耳蜗骨壁的振动传入内耳。

噪声引起听觉器官的损伤，一般都经历由生理变化到病理改变的过程，即先出现暂时性听阈位移，如暂时性听阈位移不能得到有效恢复，则逐渐发展为永久性听阈位移。

（1）暂时性听阈位移（temporary threshold shift，TTS）：指人或动物接触噪声后引起听阈水平变化，在脱离噪声环境后，经过一段时间听力可以逐渐恢复到原来水平。

1）听觉适应：短时间暴露于强烈噪声环境中，机体听觉器官的敏感性下降，听阈可提高 10 ~ 15 dB，离开噪声环境 1 min 之内即可恢复，这一现象称为听觉适应（auditory adaptation）。它是机体一种生理性保护现象。

2）听觉疲劳：较长时间停留于强噪声环境中，引起听力明显下降，听阈提高超过 15 ~ 30 dB，在离开噪声环境后，需要数小时乃至数十小时听力才能恢复，称为听觉疲劳（auditory fatigue）。一般以脱离接触后到第二天上班前的间隔时间（16 h）为限，如在这样一段时间内听力不能恢复，因工作需要继续接触噪声，听觉疲劳会逐渐加重，听力下降出现累积性改变，听力难以恢复，听觉疲劳则可能发展为永久性听阈位移。

（2）永久性听阈位移（permanent threshold shift，PTS）：由噪声或其他因素引起，不能恢复到正常听阈水平的听阈升高，属于不可恢复的改变，具有内耳病理性基础。噪声引起的耳蜗毛细胞变化，以外毛细胞改变为主，可见细胞体变形、肿胀、细胞质均质化的改变。细胞核位移、核固缩、核碎裂、核溶解，细胞消失，数量减少。透射电镜下观察到毛细胞质的多泡体，I-Iensen 体和溶酶体增多，细胞质空泡形成引起细胞肿胀[12]。永久性听阈位移的大小是评判噪声对听力系统损伤程度的依据，也是诊断职业性噪声聋（occupational noise-induced deafness）的依据。国际上对由职业噪声暴露引起的听觉障碍，通称为“职业性听力损失”（occupational noise hearing loss）。

（3）职业性噪声聋：职业性噪声聋指的是劳动者于工作过程中长期接触噪声而发生的一种渐进性的感音性听觉损伤，是国家法定职业病。有关资料显示：中国大约有 1000 多万职工在噪声超标的环境下工作，其中约有 100 万人患有不同程度听力损失[13]。我国职业性噪声聋发病形势不容乐观[14-15]。

2．噪声对机体损害程度的影响因素

（1）噪声强度和频谱特性：作业环境中的噪声强度越大、频率越高则危害越大。80 dB（A）以下噪声，一般不会引起器质性变化，长期接触 85 dB（A）以上噪声，主诉症状与听力损失程度均随声级增加而增加。

除声音强度外，声音频率也是噪声对人体的影响因素。接触强度相同的情况下，高频噪声对人体的影响比低频噪声大。

（2）暴露时间和方式：暴露于同样的噪声，暴露时间越长则危害越大，噪声性聋的发生率与工龄有密切的关系；缩短暴露时间可减轻噪声的危害；持续暴露的危害则高于间断暴露。

（3）噪声的性质：脉冲噪声的危害高于稳态噪声，接触噪声的声级、时间等条件相同时，暴露于脉冲噪声的工人耳聋、高血压与中枢神经系统功能异常等的发病率均较接触稳态噪声的工人高。另外，窄频带噪声的危害高于宽频带噪声。

（4）其他有害因素同时存在：矿山作业环境同时存在振动、高温、寒冷和某些毒物时，会加重噪声的危害。

（5）机体健康状况和个体敏感性：同样条件下，患有听觉系统疾患或对噪声危害敏感的个体，对噪声比较敏感，会加重噪声的危害程度，即便接触时间不长，也可以出现明显的听力改变。因此，暴露于噪声的职业人群就业前体检和经常性体检都非常重要，这些体检是筛检职业禁忌证和早期发现噪声敏感个体、避免造成严重健康损害的重要保障。

（6）个体防护：劳动者积极防护，正确地佩戴防护耳罩、耳塞可有效减轻噪声危害。

三、噪声性听力损伤的特征

噪声所引起的永久性听阈位移早期经常表现为高频听力下降，听力曲线在 3000 ~ 6000 Hz（多在 4000 Hz）出现“V”型下陷（图 3-2），又称听谷（tip）。此时患者主观并无耳聋感觉，交谈和社交活动能够正常进行。随着病损程度加重，除高频听力继续下降外，语言频段（500 ~ 2000 Hz）听力也受到影响，出现语言听力障碍。

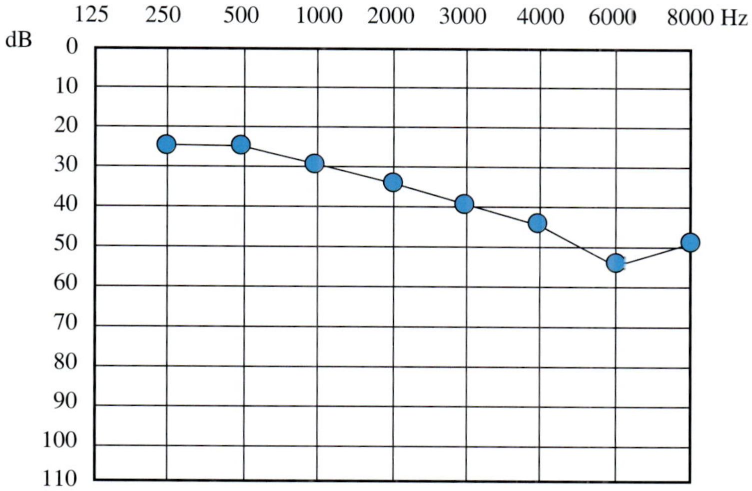

图 3-2 噪声性听力损伤的高频段凹陷

高频听力的下降（特别是在 4000 Hz）是噪声性聋的早期特征。其发生的可能原因有几种解释。

1．耳蜗感受高频声的细胞纤毛较少并且集中于基底部，而接受低频声的细胞纤毛较多且分布广泛，初期受损伤的是耳蜗基底部，故表现为高频听力下降。

2．内耳螺旋板在感受 4000 Hz 的部位血循环较差，并且血管有一狭窄区，容易受淋巴振动的冲击而引起损伤，并且 3 个听小骨对高频声波缓冲作用较小，故高频部分首先受损。

3．外耳道平均长度 2.5 cm，根据物理学原理，对于一端封闭的管腔，波长是其长度 4 倍的声波能引起最佳共振作用，而对于人耳，这一长度相当于 10 cm，3000 Hz 声音的波长为 11.40 cm，所以，能引起共振的频率介于 3000 ~ 4000 Hz。

随着病损程度加重，螺旋器受损的范围扩大，程度加重，听力由线在高频段下降的基础上，语言频段（500 ~ 2000 Hz）的听力也受到影响，出现语言听力障碍，表现出生活交谈中的耳聋现象。

四、噪声聋诊断与分级

（一）诊断

根据我国《职业性噪声聋的诊断》（GBZ 49-2014），职业性噪声聋的诊断需要具有明确的噪声暴露史（连续噪声作业工龄≥ 3 年；暴露噪声强度超过职业接触限值），劳动者有自觉听力损失或耳鸣等其他症状，纯音测听为感音性聋，结合动态观察资料和现场卫生学调查，排除其他原因所致听力损失（如语频听损大于高频听损；中毒性或外伤性听损），即可进行诊断。

符合双耳高频（3000 Hz、4000 Hz、6000 Hz）平均听阈≥ 40 dB（HL）者，根据较好耳语频（500 Hz、1000 Hz、2000 Hz）听阈加权值进行诊断与分级。

（二）分级

1．分级

（1）轻度噪声聋：26 ~ 40 dB。

（2）中度噪声聋：41 ~ 55 dB。

（3）重度噪声聋：≥ 56 dB。

2．平均听阈计算

（1）双耳高频平均听阈：

$$双耳高频平均听阈（dB）= \frac{左耳（HL_{3000\,Hz}+HL_{4000\,Hz}+HL_{6000\,Hz}）+右耳（HL_{3000\,Hz}+HL_{4000\,Hz}+HL_{6000\,Hz}）}{6}$$

（2）单耳语频平均听阈：

$$单耳语频平均听阈（dB）= \frac{HL_{500\,Hz}+HL_{1000\,Hz}+HL_{2000\,Hz}}{3}$$

由省级和省级以上卫生主管部门所认证认可的专业机构开具的诊断证明方为有效。

在某些特殊条件下，如进行爆破，由于防护不当或缺乏必要的防护设备，可因强烈爆炸所产生的冲击波造成急性听觉系统的外伤，引起听力丧失，称为爆震性聋（explosive deafness）[16]。爆震性聋因损伤程度不同，可伴有鼓膜破裂，听骨破坏，内耳组织出血，还可伴有脑震荡等。患者主诉耳鸣、耳痛、恶心、呕吐、眩晕，听力检查严重障碍或完全丧失。经治疗，轻者听力可以部分或大部分恢复，严重损伤者可致永久性聋。

五、非听觉系统损害

（一）对神经系统影响

听觉器官感受噪声后，神经冲动信号经听神经传入大脑时，在经过脑干网状结构时发生泛化，投射到大脑皮质的相关部位，并作用于丘脑下部自主神经中枢，引起一系列神经系统反应。可出现头晕、头痛、睡眠障碍和全身乏力等类神经征，有的表现记忆力减退和情绪不稳定，如易激惹等。客观检查可见脑电波改变，主要为 α 节律减少及慢波增加。此外，可有视觉运动反应时潜伏期延长，闪烁融合频率降低等改变。自主神经中枢调节功能障碍主要表现为皮肤划痕试验反应迟钝。

（二）对心血管系统的影响

在噪声作用下，心率可表现为加快或减慢，心电图 ST 段或 T 波出现缺血型改变。血压变化早期表现不稳定，长期接触强的噪声可以引起血压持续性升高。脑血流图呈现波幅降低、流入时间延长等，提示血管紧张度增加，弹性降低。研究表明[17]，露天采矿噪声作业工人收缩压均值升高。

（三）对内分泌及免疫系统的影响

研究显示，在中等强度噪声［70 dB（A）~ 80 dB（A）］作用下，机体肾上腺皮质功能增强；而高强度［100 dB（A）］噪声作用下，其功能减弱；部分接触噪声工人尿 17- 羟固醇或 17- 酮固醇等含量升高[18]。接触强噪声的工人或实验动物可出现免疫功能降低，接触噪声时间越长，变化越显著。

邓小峰[19]等以职业性噪声聋患者为研究对象，测量其体内皮质醇水平及相关炎症细胞因子的变化，结果发现，职业性噪声聋伴抑郁症状的患者皮质醇（COR）水平及炎症因子 IL-6、TNF-a 水平升高，且与抑郁的发生密切相关。

（四）对消化系统及代谢功能的影响

接触噪声工人可以出现胃肠功能紊乱、食欲缺乏、胃液分泌减少、胃的紧张度降低、蠕动减慢等变化。有研究提示噪声还可引起人体脂代谢障碍，血胆固醇升高。

（五）对生殖机能及胚胎发育的影响

国内外大量的流行病学调查表明，接触噪声的女工有月经不调现象，表现为月经周期异常、经期延长、经血量增多及痛经等[20-21]。月经异常以年龄 20 ～ 25 岁，工龄 1 ～ 5 年的年轻女工多见。接触高强度噪声，特别是 100 dB（A）以上强噪声的女工中，妊娠高血压综合征发病率有增高趋势。

（六）对工作效率的影响

噪声对日常谈话、听广播、打电话、阅读、上课等都会产生影响。噪声达到 65 dB（A）以上，即可干扰普通谈话；噪声达 90 dB（A），大声叫喊也不易听清。打电话在 55 dB（A）以下不受干扰，65 dB（A）时对话有困难，80 dB（A）时就难以听清。

在噪声干扰下，人会感到烦躁，注意力不能集中，反应迟钝，不仅影响工作效率，而且降低工作质量[22]。在车间或矿井等作业场所，由于噪声的影响，掩盖了异常的声音信号，容易发生各种事故，造成人员伤亡及财产损失。

六、控制噪声危害的措施

（一）处理原则

1．噪声性聋患者均应调离噪声工作场所。

2．对噪声敏感者（上岗前职业健康体检纯音听力检查各频率听力损失均≤ 25 dB，但噪声作业 1 年之内，高频段 3000 Hz、4000 Hz、6000 Hz 中任一耳、任一频率听阈≥ 65 dB）应调离噪声作业场所。

3．对话障碍者可佩戴助听器。

4．如需劳动能力鉴定，按《劳动能力鉴定职工工伤与职业病致残等级》（GB/T 16180—2004）处理。

（二）防制措施

1．控制噪声源　应根据具体情况采取技术措施控制或消除噪声源，这是从根本上解决噪声危害的一种方法。可以采用无声或噪声小的设备代替发出强噪声的机械，如用水钻、电钻代替风钻。

对于噪声源，比如电机或空气压缩机，如工艺过程允许远置，则应移至距工作岗位较远的地方。另外，在进行工作场所设计时，应合理配置声源，将噪声强度不同的机器分开放置，有利于减少噪声危害。

2．控制噪声的传播　噪声传播过程中，应用吸声、消声技术，可获得较好效果。采用吸声材料吸收辐射和反射的声能，可以使噪声强度减低。还可安装消声器减弱噪声源，利用隔声减振材料减少噪声的传播。

3．制订工业企业卫生标准　尽管生产性噪声可以对人体产生诸多不良影响，要想完全消除噪声，既不经济，也不可能。所以，制订合理的卫生标准，将噪声强度限制于一定范围之内，是防止噪声危害的重要措施之一。我国现阶段执行的《工作场所有害因素职业接触限值 第 2 部分：物理因素》(GBZ 2.2—2007)规定，噪声职业接触限值为：每周工作 5 d，每天工作 8 h，稳态噪声限值为 85 dB(A)，非稳态噪声等效声级的限值为 85 dB(A)；每周工作 5 d，每天工作时间不等于 8 h，需计算 8 h 等级声级，阈值为 85 dB(A)；每周工作不是 5 d，需计算 40 h 等效声级，限值为 85 dB(A)。

4．个体防护 如因各种原因，生产场所的噪声强度得不到有效控制，需要在高噪声条件下工作时，个人防护用品的佩戴能有效保护劳动者的听觉器官。最常用的是耳塞，一般由软塑料或橡胶等材料制成，根据人体外耳道形状设计，隔声效果可达 20 ~ 35 dB。此外，还有耳罩、帽盔等，其隔声效果优于耳塞，可达 30 ~ 40 dB，但佩戴不够方便，成本也较高，因此普遍采用存在一定困难。某些特殊环境下，噪声强度很大，需要将耳塞和耳罩合用，使工作人员听觉器官实际接触的噪声低于 85 dB(A)，以保护作业人员的听力。

5．健康监护 定期对接触生产性噪声工人进行健康检查，特别是听力检查，观察听力变化情况，以便早期发现听力损伤，及时采取有效的防护措施。从事噪声作业的工人应进行就业前体检，取得听力的基础资料，便于以后的观察、比较。凡患有听觉器官疾患、中枢神经系统及心血管系统器质性疾患或自主神经功能失调者，不宜从事强噪声作业。对噪声作业工人定期进行体检时，对于高频听力下降者，应注意观察。对于上岗前听力正常、接触噪声 1 年便出现高频段听力改变，即在 3000 Hz、4000 Hz、6000 Hz 任一频率任一耳听阈达 65 dB 者，应调离噪声作业岗位。对于诊断为轻度以上噪声性聋者，更应尽早调离噪声作业，并定期进行健康检查。

6．合理安排劳动和休息 噪声作业应避免加班或连续工作时间过长，否则易加重听觉疲劳。有条件的可适当安排工间休息，休息时应离开噪声环境，使听觉疲劳得以恢复。噪声作业人员要合理安排工作以外的时间，在休息时间内尽量减少或避免接触较强的噪声(包括音乐)，同时保证充足的睡眠。

(佟俊旺)

第四节 矿山高温中暑

中暑是高温环境下，机体的散热机制发生障碍而引起的疾病。它是热带、亚热带，乃至温带地区夏季的常见病，它的发生主要取决于高温气候、防热设施及人体的热耐受能力。人类面临“温室效应”和“热岛效应”所导致的异常高温气候，于高温期间出现习惯于恒温环境中生活、工作的人群的热耐力下降等问题，因而导致大量人群发生中暑。

中暑(heat stroke)是在高温环境下由于热平衡和(或)水盐代谢紊乱等而引发的一种以中枢神经系统和(或)心血管系统障碍为主要表现的急性热致疾病(acute heat-induced illness)。它是我国法定的职业病之一。

我国的高温矿井较多，尤其是煤矿工人，他们的工作环境特殊，长期处于高温、高湿的矿井下进行强体力劳动，容易出现中暑[23]。

一、病因及发病机制

（一）高温作业与中暑

1．高温生产环境中的气象条件及其特点　矿山生产环境中的气象条件主要指空气温度、湿度、风速以及热辐射，这些因素构成了矿山工作场所的微小气候（microclimate）。

（1）温度：矿山生产环境中的气温除取决于大气温度外，还受到太阳辐射、工作热源以及人体散热等的影响。所产生的热能通过传导、对流，加热生产环境中的空气，并通过辐射加热周围的物体，形成二次热源，使受热空气的面积增大，温度进一步升高。

（2）湿度：矿山生产环境中的气湿（humidity）以相对湿度表示。相对湿度在80%以上称高气湿，低于30%称低气湿。高气湿主要由于水分蒸发以及蒸气释放所致，如潮湿的煤矿矿井等作业。

（3）风速：矿山生产环境中的风速主要与矿山的机械通风有关，通风的强度增高有助于气温的下降。

（4）热辐射：热辐射主要指红外线及一部分可见光的辐射。太阳光照射、生产环境中各种熔炉、掘进机械等热源均能产生大量热辐射。红外线并不直接加热空气，但可使受照物体加热。当物体表面温度超过人体表面温度时，物体向人体传递热辐射从而使人体受热，称为正辐射。反之，当周围物体表面温度低于人体表面温度时，人体则向周围物体辐射散热，称为负辐射。

矿山生产环境中的气象条件不仅受矿井的设置、通风设备、工艺过程和热源情况的影响，而且还与地理位置、自然季节和昼夜时间有关。因此，不同地区和不同季节的矿山生产环境的气象条件差异很大。即便是同一工作场所在一天内的不同时间和同一工作地点的不同高度，气象条件也可能会显著的变化。由于各种气象条件都可能影响机体的生理功能，故在做卫生学评价和制定预防措施时必须综合考虑多种因素。

2．高温作业的类型与职业接触　高温作业是指工作地点有生产性热源，以本地区夏季室外平均温度为参照基础，工作地点的气温高于室外2℃或者2℃以上的作业。一般将热源散热量大于23 W/m^3的车间称为热车间或高温车间。在高气温或同时存在高气湿和（或）热辐射的不良气象条件下所进行的生产劳动，通称为高温作业。矿山高温作业按其气象条件的特点可分为下列两个基本类型。

（1）夏季露天作业：如露天烟煤、无烟煤的开采，铁矿石及有色金属的采矿、选矿活动等。这些生产场所的气象特点是气温高、除受太阳的直接辐射作用之外，还受到加热的地面、周围物体二次辐射源的附加热作用。露天作业中的热辐射强度虽然较高温车间为低，但其作用的持续时间较长，且中午前后气温较高，形成高温与热辐射的联合作业环境[24]。

（2）高温、高湿作业：潮湿的深煤矿矿井内气温可达30℃以上，由于所处环境的特殊及地下水层的存在，矿井内的相对湿度可达95%以上。如通风不良则容易形成高温、高湿和低气流的不良气象条件，即湿热环境。这些工作环境的气象特点是高气温、气湿，而热辐射强度不大[25]。

3．高温作业对机体生理功能的影响　高温作业时，人体可出现一系列生理功能改变，主要表现为体温调节、水盐代谢、神经系统、循环系统、泌尿系统、消化系统等方面的适应性变化。

（1）体温调节：人的正常体温是保证机体新陈代谢以及生命活动正常进行的必要条件。正常人的体温相对恒定在37℃左右，是通过下丘脑体温调节中枢使产热和散热取得平衡的结果。

在机体与环境的交互作用中，可用热平衡公式表示，即：

$$S = M - E \pm R \pm C_1 \pm C_2$$

其中，S（storage）为热蓄积，M（metabolism）为代谢产热，E（evaporation）为蒸发散热，R（radiation）为经辐射获热或散热，C_1（convection）为对流获热或散热，C_2（conduction）为传导获热或散热。辐射热总是由温度较高的物体传向温度较低的物体，但并不加热其周围空气。常温下，人体经对流将热传给空气分子，气温过高时则恰恰相反。人体通过蒸发可将热传给水分子。风（气流）大可加强对流和蒸发。传导是热由一个物体直接传给另一物体。通过上述几种方式，人体与环境不断进行热交换使中心体温保持在正常变动范围内。尤其需要注意的是，高温环境本身与劳动所涉及的肌肉与精神活动均可增加代谢产热；皮肤是散热的主要部位，通过其蒸发散热是最重要而且有效的散热方式。

（2）水盐代谢：环境温度越高，劳动强度越大，人体出汗则越多。汗液的有效蒸发率在干热有风的环境中可达 80% 以上，散热良好。但在湿热、风小的环境中，有效蒸发率则常不足 50%，汗液难于蒸发，且往往呈汗珠淌下，不利于散热。皮肤潮湿、角质层渍汗而膨胀，阻碍汗腺孔的正常功能，使淌汗增加。一般高温工人一个工作日出汗量可高达 3000 ~ 4000 g，经汗排出盐达 20 ~ 25 g，故大量出汗可致水盐代谢障碍。出汗量是反映高温工人受热程度和劳动强度的综合指标，一个工作日出汗量 6 L 为生理最高限度，失水则不应超过体重的 1.5%。汗液的主要成分是水和盐，还含有 Ca^{2+}、K^+、尿素氮、葡萄糖、氨基酸、乳酸、维生素 B_1、维生素 B_2 等。

（3）神经系统：高温作业使劳动者中枢神经系统出现抑制，肌肉工作能力下降，机体产热量因肌肉活动减少而下降，热负荷得以减轻。这种抑制可看做是一种保护性反应。但由于注意力、肌肉的工作能力、动作的准确性与协调性以及反应速度的降低，不仅会导致工作效率的降低，而且易发生工伤事故。

（4）循环系统：在矿山高温环境下从事体力劳动时，心脏一方面向高度扩张的皮肤血管网输送大量血液，以有效散热；另一方面要向工作肌输送足够的血液，以保证工作肌的活动，还要维持适当的血压。而由于出汗，人体丧失大量水分和体液，使有效血容量减少。这种供求矛盾使循环系统处于高度应激状态。心脏输送血液的能力取决于心输出量，而心输出量又依赖于最高心率与血管血容量。如高温工人在劳动时已达最高心率，同时机体蓄热不断增加，心输出量不可能再增加来维持血压和肌肉灌流，可导致热衰竭。崔玉娟[26]等的研究显示，高温环境下的高强度训练会引起作训人员心脏等器官损伤。

（5）泌尿系统：高温作业时，大量水分经汗腺排出，肾血流量与肾小球过滤率下降，经肾脏排出的尿液大量减少，有时甚至达到 85% ~ 90%。未及时补充水分，且由于血液浓缩使肾脏负担加重，可致肾功能不全，尿中出现红细胞、蛋白、管型等。有研究表明，高温作业工人的血清肌酐增高，内生肌酐清除率降低[27]。

（6）消化系统：高温作业时，由于工作肌与出汗散热的需要，血液重新分配，消化系统血流量减少，导致消化液分泌减弱，消化酶的活性和胃液酸度（游离酸与总酸）降低；胃肠道收缩和蠕动减弱，吸收与排空速度减慢；唾液分泌明显减少，淀粉酶活性降低，这些因素均可引起食欲减退、消化不良与胃肠道疾患增多。且随工龄增长，患病率也随之增加。

（7）热适应：热适应（heat acclimatization）是指劳动者在热环境工作一段时间后对热负荷产生适应的现象。一般于高温环境劳动数周后，机体能够产生热适应。表现为上述各个系统的机能改变，有利于降低产热、增加散热，如出汗量增加，汗液中无机盐含量减少，皮温和中心体温先后降低；心率明显下降。热适应的状态并不稳定，如停止接触热一周左右可返回到适应前的状况，即脱适应（deacclimatization）。病愈或休假重返高温作业环境者应注意重新适应。热适应者对热的耐受能力增强，可提高高温作业的劳动效率，有助于防止中暑发生。但人体热适应有一定限度，超过限度仍可引起生理功能紊乱[28]。因此，绝对不应放松防暑保健工作。

4．高温作业所致的疾病　高温可致急性热致疾病（如刺热、痱子和中暑）和慢性热致疾病（慢性热衰竭、高血压、消化系统疾病、心肌损害等）。这里，我们主要介绍矿山开掘时高温环境所致的中暑。中暑（heat stroke）是在高温环境下由于热平衡和（或）水盐代谢紊乱等而引发的一种以中枢神经系统和（或）心血管系统障碍为主要表现的急性热致疾病（acute heat-induced illness）。

（1）致病因素：环境温度过高、湿度较大、风速小、劳动强度过大、劳动时间过长是中暑的主要致病因素。

（2）诱发因素：过度疲劳、未热适应、睡眠不足、年老、体弱、肥胖都易诱发中暑。据文献报道，酒精中毒、使用某些药物（如镇静剂、利尿剂，β- 受体阻断剂、抗帕金森类药物等）均与中暑有关。

（二）中暑的发病机制及病理特点

中暑按发病机理可分为三种类型：即热射病（heat stroke，含日射病 sun stroke）、热痉挛（heat cramp）和热衰竭（heat exhaustion）。这种分类是相对的，临床上往往难于区分，常以单一类型出现，也可以多种类型并存，我国职业病名单统称它为中暑。

1．热射病　中暑中最严重的一种，主要是由于人体在高热环境下，散热途径受阻，体温调节机制失调所致，即机体的产热超过散热，致使体内蓄热所致。其临床特点为发病突然，体温升高可达40℃以上，开始时大量出汗，以后出现“无汗”，并伴有干热以及意识障碍、嗜睡、昏迷等中枢神经系统症状。该类中暑即使治疗及时，死亡率仍可高达 20%。

2．热痉挛　由于大量出汗，体内钠、钾过量丢失，水与电解质平衡失调所致。主要表现为明显的肌肉痉挛，伴有收缩痛。痉挛以四肢肌肉及腹肌等经常活动的肌肉为多见，尤以腓肠肌为最。痉挛常呈对称性，时而发作，时而缓解。患者神志清醒，体温大多正常。

3．热衰竭　也称热晕厥或热虚脱。在高温、高湿环境下，皮肤血流增加，但不伴有内脏血管收缩或血容量的相应增加，因此不能足够代偿，致脑部暂时供血减小而晕厥。起病迅速，表现为头昏、头痛、心悸、出汗、恶心、呕吐、皮肤湿冷、面色苍白、血压短暂下降，继而晕厥，体温不高或稍高。通常休息片刻即可清醒，一般不引起循环衰竭。

在这三种类型的中暑，热射病最为严重，尽管迅速救治，仍有 20% ～ 40% 的病人死亡。

二、中暑的临床表现

中暑性疾病的主要临床表现以高热为著，由体温调节机制失调所引起，以至于出现神经等系统的一系列症状。大量出汗时，体内盐分丢失未得到及时补充，可引起电解质平衡紊乱，表现为肌肉痉挛、消化系统损害或肾脏损害；当过分高热时，还可引起外周血管扩张，颅内供血不足，表现为心血管功能障碍或衰竭、突然昏厥。

中暑根据病情轻重可分为先兆电暑、轻症中暑和重症中暑，各型的临床表现如下。

（一）先兆中暑

在高温作业场所劳动一定时间后，出现头晕、眼花、耳鸣、胸闷、恶心、心悸、无力、口渴、大汗、注意力不集中、四肢发麻，此时体温正常或稍高，一般不超过 37.5℃，先兆中暑若及时采取应对措施，如迅速离开高温现场等，多能阻止中暑的发展。

（二）轻症中暑

除先兆中暑的症状加重外，尚有下列症状：体温在 38℃以上，有面色潮红、皮肤灼热等现象，有面色苍白、恶心、呕吐、大量出汗、皮肤湿冷、血压下降、脉搏细弱而快速等呼吸、循环衰竭的早期表现。脱离高温环境，可在 4 ～ 5 h 内恢复。

（三）重症中暑

除上述症状外，出现突然昏倒或痉挛，或皮肤干燥无汗，体温达 40℃以上。热射病、热痉挛和热衰竭都属于重症中暑。

三、中暑的诊断分级

根据矿山高温作业人员的职业史（主要指工作时的气象条件）和主要临床表现，排除其他引起高热伴有昏迷的疾病，中暑按其临床症状的轻重可分为中暑先兆、热痉挛、热衰竭与热射病（包括日射病）。

（一）中暑先兆

中暑先兆是指在高温作业场所劳动一定时间后，出现头昏、头痛、口渴、多汗、全身疲乏、心悸、注意力不集中、动作不协调等症状，体温正常或略有升高。

（二）热痉挛

在高温作业环境下从事体力劳动，大量出汗后出现短暂、间歇发作的肌痉挛，伴有收缩痛，多见于四肢肌肉、咀嚼肌及腹肌，尤以腓肠肌为著，呈对称性；体温一般正常。

（三）热衰竭

在高温作业环境下从事体力劳动，出现以血容量不足为特征的一组临床综合征，如多汗、皮肤湿冷、面色苍白、恶心、头晕、心率明显增加、低血压、少尿，体温常升高但不超过 40℃，可伴有眩晕、晕厥。实验室检查可见血细胞比容增高、高钠血症、氮质血症。

（四）热射病（包括日射病）

在高温作业环境下从事体力劳动，出现以体温明显增高及意识障碍为主的临床表现，表现为皮肤干热，无汗，体温高达 40℃以上，谵妄、昏迷等；可伴有全身性癫痫样发作、横纹肌溶解、多器官功能障碍综合征。

四、中暑的防治措施

（一）中暑的治疗

从事高温作业的劳动者出现中暑症状时，应依据其发病机理和临床症状积极地进行救治。发生中暑时，应将患者撤离高温作业环境，到通风良好、阴凉的地点静卧休息，给予藿香正气水、含盐清凉饮料等，中暑先兆者可逐渐恢复。必要时紧急送往医疗单位抢救。

1. 先兆中暑　应暂时脱离高温现场，并予以密切观察。

2. 热痉挛　及时口服含盐清凉饮料，必要时给予葡萄糖生理盐水静脉滴注。

3. 热衰竭　使患者平卧，移至阴凉通风处，口服含盐清凉饮料，对症处理。静脉给予盐水虽可促进恢复，但通常无必要，升压药不必应用，尤其对心血管疾病患者慎用，避免增加心脏负荷，诱发心力衰竭。

4. 热射病　迅速采取降低体温、维持循环呼吸功能的措施，必要时应纠正水、电解质平衡紊乱。

对中暑患者及时进行对症处理，一般可很快恢复。不必调离原作业。若因体弱不宜从事高温作业或有其他就业禁忌证者，应调换工种。

（二）热致疾病以及中暑的预防

按照高温作业卫生标准采取一系列综合防暑降温措施是预防与控制热致疾病与热损伤的必要途径。

1．高温作业卫生标准　高温作业时，人体与环境的热交换和平衡既受气象因素影响，又受劳动代谢产热的影响。制订卫生标准应以机体热应激不超出生理范围（例如，直肠体温≤ 38℃）为依据，对气象诸因素及劳动强度作出相应的规定，以保证工人的健康。

自 20 世纪初以来，已从气象、生理以及心理因素等中研制了一系列综合指标。例如：实感温度（effective temperature，ET），它是让受试者在各种温度、湿度和风速的环境中体验热的感觉，凭经验制订出来的综合指标，包括了气象各因素以及人的热感觉。湿球黑球温度（wet-bulb globe temperature，WBGT）乃湿球、黑球和干球温度的加权平均值，是综合性的热负荷指数。另外还有体感温度（apparent temperature，AT）、热负荷指数（heat stress index，HSI）等，但这些指标仍有局限性，多没有考虑代谢产热、衣着影响及身材差异；其测定具有瞬时性，而高温暴露时间长短对于健康效应是至关重要的。

一般以 WBGT 作为制订高温作业卫生标准的指标，例如在国际标准化组织（International Organization for Standardization，ISO）制订的高温作业卫生标准中，气象诸因素以 WBGT 表示，在该 WBGT 环境条件下劳动，中心体温不会超过 38℃。

我国早期制订的生产场所气象条件卫生标准以车间内外温差规定了夏季车间工作地点的容许温度。当地夏季通风室外计算温度指当地每年最热月份 14 时的月平均气温的历年均值。

经多年研究，我国也制订出综合性的高温作业卫生标准，它以综合温度反映高温气象诸因素构成的热负荷（所谓综合温度相当于 WBGT 指数），还考虑了劳动强度。在该高温环境下劳动，约 90% 的工人其中心体温不会超过 38℃。近年来，我国还陆续制定了高温作业连续工作的允许时间限值以及室内空调作业至适宜温度等卫生标准。

2．防暑降温措施　多年来，我国总结了一套综合性防暑降温措施，对保护高温作业工人的健康起到积极作用。

（1）技术措施：

1）合理设计工艺流程：改进生产设备和操作方法是改善高温作业劳动条件的根本措施。

2）隔热：是防止热辐射的重要措施。可以利用水或导热系数小的材料进行隔热，其中尤以水的隔热效果为最好，水的比热大，能最大限度地吸收辐射热。

3）通风降温：自然通风（natural ventilation）指的是任何房屋均可通过门窗、缝隙进行自然通风换气，高温作业岗位仅仅靠这种方式是不够的，热量大、热源分散的高温作业岗位，每小时需换气 30 ～ 50 次以上，才能使余热及时排出，此时必须把进风口和排风口配置合理，充分利用热压和风压的综合作用，使自然通风发挥最大的效能。机械通风（mechanical ventilation）指的是在自然通风不能满足降温的需要或生产上要求车间内保持温湿度时，可采用机械协助通风。

（2）保健措施：

1）供给饮料和补充营养：高温作业工人应补充与出汗量相等的水分和盐分。补充水分和盐分的最好办法是供给含盐饮料。一般每人每天供水 3 ～ 5 L，盐 20 g 左右。在 8 h 工作日内汗量少于 4 L 时，每天从食物中摄取 15 ～ 18 g 盐即可，不一定从饮料中补充。若出汗量超出此数值时，除从食物摄取盐外，尚需从饮料适量补充盐分。饮料的含盐量以 0.15% ～ 0.2% 为宜。饮水方式以少量多次为宜。

在高温环境劳动时，能量消耗增加，故膳食总热量应比普通工人高，以达到 12 600 ～ 13 860 kJ 为佳，蛋白质占比增加到总热量的 14% ～ 15% 为宜。此外还可补充维生素和钙等。

2）个人防护：高温工人的工作服，应以耐热、导热系数小，透气性能好的织物制成。防止辐射热，可用白帆布或铝箔制的工作服。工作服宜宽大且不妨碍操作。此外，按不同作业的需要，供给工作帽、防护眼镜、面罩、手套、鞋盖、护腿等个人防护用品。特殊高温作业工人，如炉衬热修、清理钢包等工种，为防止强烈热辐射的作用，须佩戴隔热面罩并穿着隔热、阻燃、通风的防热服，如喷涂金属（铜、银）的隔热面罩、铝膜隔热服等。

3）加强医疗预防工作：对高温作业工人应进行就业前和入暑前体格检查。凡有心血管系统器质性疾病、血管舒缩调节机能不全、持久性高血压、溃疡病、活动性肺结核、肺气肿、肝、肾疾病，明显的内分泌疾病（如甲状腺功能亢进）、中枢神经系统器质性疾病、过敏性疾病、皮肤疤痕者、重病后恢复期及体弱者，均不宜从事高温作业。

（3）组织措施：我国防暑降温已有较成熟的经验，关键在于加强领导，改善管理，严格遵照国家有关高温作业卫生标准，搞好厂矿防暑降温工作。①加强领导，改善管理，严格按照国家有关高温作业卫生标准及《防暑降温措施管理办法》搞好防暑、降温工作；②加强宣传教育，教育职工遵守高温作业安全规程和卫生保健制度；③合理地劳动休息。高温下作业应尽量缩短工作时间，可实行小换班，增加工作休息次数，延长午休时间等，休息地点应远离热源，应备有清凉饮料、风扇、洗澡设备等。有条件的可在休息室安装空调或采取其他防暑降温措施。

（佟俊旺）

第五节 矿山手臂振动病

振动（vibration）是指质点或物体在外力作用下，以直线或弧线围绕平衡位置（或中心位置）行往复运动或旋转运动。由生产或工作设备产生的振动称为生产性振动。矿山开采过程中，劳动者长期接触生产性振动对机体健康可产生不良影响，严重者可引起职业病[29]。

一、振动卫生学评价的物理参量

振动物理性质的基本参量包括振动频率、位移、振幅、速度以及加速度。频率（frequency）是指单位时间内物体振动的次数，单位为赫兹（Hz）。位移（displacement）是指振动体离开平衡位置的瞬时距离，单位为 mm。振动体离开平衡位置的最大距离称为振幅（amplitude）。速度（velocity）是指振动体单位时间内位移变化的量，即位移对时间的变化率，单位为 m/s。加速度（acceleration）是指振动体单位时间内速度变化的量，即速度对时间的变化率，以 m/s^2 或以重力加速度 g（$1\ g = 9.81\ m/s^2$）表示。

在位移、加速度和速度三个振动物理量中，振动加速度是反映振动强度对人体作用关系最密切的一个指标。振动对人体健康的影响不仅与振动的强度（位移、速度和加速度）有关，还取决于机体对不同频率振动的感受特性与接触时间，因此，振动评价常用的物理参量多采用振动频谱、共振频率和 4 小时等能量频率计权振动加速度有效值。

（一）振动频谱

振动频率是影响振动对人体作用的重要因素之一。20 Hz 以下低频率大振幅的全身振动主要影响前庭及内脏器官；而 40 ~ 300 Hz 高频振动对末梢循环和神经功能的损害较明显。生产性振动很少由单一频率构成，绝大多数都包含着极其复杂的频率成分。振动频谱是把复杂振动的各频带测得的振动强度数值（如，加速度有效值）按频率大小排列的图形。常用的频带为 1/1 倍频带（简称倍频带）和 1/3 倍频带两种。按中心频率，前者为 8.0 ~ 1000.0 Hz，后者为 6.3 ~ 1250.0 Hz。对振动的频谱特性进行分析可了解振动频谱中振动强度的分布特征及其对机体的危害性，为制定防振措施提供依据。

（二）共振频率

任何物体均有其固有频率（natural frequency），给该物体再加上一个振动（又称为策动），如策动力的频率与物体的固有频率基本一致时，物体的振幅将达到最大，该现象称为共振，因此，该物体的固有频率又可称为共振频率（resonant frequency）。人体各部位或器官也有其固有频率（表 3-4），人们接触振动物体时，如果策动力的频率与人体固有频率范围相同或相近，则可引起共振，从而加重振动对人体的影响。

（三）4 小时等能量频率计权振动加速度有效值

振动对机体的不良影响与振动频率、强度及接触时间有关。为便于比较以及进行卫生学评价，我国目前以 4 小时等能量频率计权振动加速度［four hour energy equivalent frequency weighted acceleration rms，ahw（4）］作为人体接振强度的定量指标，即在固定日接振时间为 4 小时的原则下，以 1/3 倍频带分频法将振动频谱中各频带振动加速度有效值乘以相应的振动频率计权系数。

表 3-4　人体不同部位或器官的固有频率范围

部位或器官	固有频率（Hz）	部位或器官	固有频率（Hz）
头部	2 ~ 30	前臂	16 ~ 30
眼球	30 ~ 80	腹腔	10 ~ 12
上下颌	6 ~ 8	脊柱	10 ~ 12
肩部	4 ~ 5	下肢	2 ~ 20
胸腔	4 ~ 8	神经系统	250

二、振动的分类与接触机会

根据振动作用在人体的部位和传导方式，可将生产性振动划分为手传振动（hand-transmitted vibration）与全身振动（whole body vibration）。

手传振动也被称为手臂振动（hand-arm vibration）或局部振动（segmental vibration），是指生产中使用手持振动工具、接触受振工件时，直接作用或传递到人的手臂的机械振动或冲击。矿山生产性劳动中常见接触手传振动的作业是使用风动工具（如风铲、风钻、风镐、气锤、凿岩机、捣固机或铆钉机等）和电动工具（如电钻、电锯、电刨等）。

全身振动指的是工作地点或座椅的振动，人体的足部或臀部接触振动，通过下肢或躯干传导至全身。在作业平台如钻井平台、振动筛操作台、采矿船上作业时，作业工人主要会受到全身振动的影响。

三、影响振动对机体作用的因素

（一）振动的频率

低频率（20 Hz 以下）、大振幅的全身振动主要作用于前庭、内脏器官。振动频率与人体器官固有频率一致时，可产生共振，使振动强度加大，作用加强，加重器官损伤。

低频率、大强度的手传振动，主要引起手臂骨 - 关节系统的障碍，并可伴有神经、肌肉系统的变化。如 30 ~ 300 Hz 的振动对外周血管、神经功能的损害明显；300 Hz 以上的高频振动使血管的挛缩作用减弱，对神经系统的影响较大，而 1000 Hz 以上的振动，则难以被人体主观感受。据调查，许多振动工具产生的振动，其主频段的中心频率多为 63 Hz、125 Hz、250 Hz，容易引起外周血管的损伤。频率一定时，振动的强度越大，对人体的危害越大。

（二）接触振动的强度和时间

手臂振动疾病的患病率随接触振动强度增大和接触时间延长而增高，严重程度亦随着接触振动时间延长而加重。不同种类矿山开采振动强度也不一样，许真[30]等对铜矿、铅矿、滑石矿、硼矿，金矿凿岩工人进行了振动性白指检查，结果发现，铜矿凿岩工出现 50 % 的振动性白指发病率是在接振后的第 4 年，金矿是在第 10 年，铜矿凿岩工所受振动剂量比金矿凿岩工高一倍多。严茂胜等[31]研究显示，手传振动作业和手传振动作业工龄均是矿山工人罹患手部自觉症状的影响因素。

（三）环境气温、气湿

环境气湿、气湿是影响振动危害的重要因素，低气温、高气湿可加速手臂振动引发疾病的发生和发展。但值得注意的是，我国秦岭 - 淮河流域以南的广大地区一月份平均气温在 0℃以上，属亚热带，过去很少报道手臂振动病，但近年时有发病报道。

（四）操作方式和个体因素

矿山工作者的劳动负荷、工作体位、技术熟练程度、加工部件的硬度等均能影响作业时的姿势、用力大小和静态紧张程度。人体对振动的敏感程度与作业时的体位及姿势有很大关系：立位时对垂直振动比较敏感，卧位则对水平振动比较敏感。有些振动作业需要采取强迫体位，甚至胸腹部直接接触振动工具或物体，更加容易受到振动的危害。静态紧张影响局部血液循环并增加振动的传导，加重振动的不良作用。

常温下女性皮肤温度较低，对寒冷、振动等因素比较敏感。年龄较大的工人更易遭受振动的危害，并且治疗效果较差，较难康复。

四、振动对机体健康的影响

适宜的振动有益于身心健康，具有增强肌肉活动能力、解除疲劳、减轻疼痛、促进代谢、改善组织营养等功效。而在生产条件下，作业人员接触的振动强度大、时间长，对机体会产生不良影响，甚至引起疾病。

（一）全身振动

人体接触振动最敏感的频率范围，垂直方向的振动（与人体长轴平行）为 4 ~ 8 Hz，水平方向的振动（垂直于人体长轴）为 1 ~ 2 Hz。超过一定强度的振动可以引起不适感，甚至不能忍受。剧烈的大强度振动可引起内脏移位或某些机械性损伤，如挤压、出血，甚至撕裂，但这类情况并不多见。低频率（2 ~ 20 Hz）的垂直振动则可损害腰椎，接触全身振动的作业工人中脊柱疾病居首位（约 24%），其次为胃肠疾病（胃溃疡、疝等）。

低频率、大振幅的全身振动，如钻井平台、振动筛操作台、采矿船上作业的振动，可引起运动病（motion sickness），也称晕动病，是由于振动刺激前庭器官出现的急性反应症状。常表现为眩晕、面色苍白、出冷汗、恶心、呕吐等。暴露于振动者脱离振动环境后经适当休息可缓解，必要时可给予抗组胺或抗胆碱类药物，如茶苯海明、氢溴酸东莨菪碱。

全身振动可导致直接的机械作用或对中枢神经系统产生影响，可使机体姿势平衡和空间定向发生障碍，使外界物体不能于视网膜上形成稳定图像，出现视物模糊，视觉分辨力降低，动作准确性下降。另外，全身振动抑制中枢神经系统，使暴露者注意力分散、反应速度降低、疲劳，从而导致作业效率下降甚至工伤事故的发生。

全身振动的长期作用还可刺激前庭器官及自主神经，使其发生功能紊乱，如眩晕、恶心、心率加快、血压升高、疲倦、睡眠障碍；胃肠分泌功能减弱、食欲减退、胃下垂患病率增高；内分泌系统调节功能紊乱、月经周期紊乱、流产率增高等。

（二）手传振动

手传振动可引起外周循环功能改变、外周血管痉挛，表现为皮肤温度降低，冷水负荷试验时皮温恢复时间延长，出现手臂振动病（hand-arm vibration disease）。手臂振动病是我国法定职业病，在我国分布相当广泛，是矿山行业中振动引发机体损伤的主要表现[32]。

1．发病机制 手臂振动病的发病机制目前尚不明确。目前认为其发生与以下变化有关。①影响血管内皮细胞功能：手部长期接触振动和握持振动工具，使局部组织压力增加，内皮细胞受损，致使内皮细胞产生的收缩因子（endothelium-derived constricting factor，EDCF）释放增加，继而引起局部血管收缩。内皮细胞损伤引起血管内膜增厚、管腔狭窄甚至阻塞，同时，因内皮细胞产生的松弛因子（endothelium-derived relaxing factor，EDRF）释放减少，血管舒张反应性降低，抗血小板凝集功能减低而致局部血管阻塞过程加剧；②血管平滑肌细胞反应异常：振动刺激可通过躯体感觉 - 交感神经反射使手指血管运动神经元兴奋性增强，使血管平滑肌细胞对去甲肾上腺素（NA）的反应增强。振动损伤了存在于血管平滑肌中的肾上腺素能受体，导致血管舒张功能减退。此外，动静脉吻合中的 β- 肾上腺素能血管舒张机制也可受损，使血管对寒冷的扩张反应降低。振动性白指患者血清中具有血管收缩作用的内皮素含量明显增高；③血管舒张功能降低：寒冷刺激可引起手指血管平滑肌收缩，导致局部血管痉挛，组织缺血缺氧，诱发白指发生。此外，尚有免疫学说、中枢和自主神经功能紊乱学说等，但都难以解释白指发作的一过性特点。

2．临床表现

（1）症状：

1）手部症状和自主神经症状：手臂振动病早期多为手部症状和类神经症。手麻、手痛、手胀、手僵等较为普遍。类神经症表现为头痛、头昏、失眠、乏力、记忆力减退等，也可出现自主神经功能紊乱表现。

2）振动性白指（vibration-induced white finger，VWF），又称职业性雷诺现象（Raynaud's phenomenon）：其发作具有一过性特点，一般是受冷后，患指出现麻、胀、痛，并由灰白变苍白，由远端向近端发展，界限分明，可持续数分钟至数十分钟，再逐渐由苍白变潮红，恢复至常色。手部受冷尤其是全身受冷时容易发生白指，故冬季早晨上班途中主诉白指者较多，春秋季出现白指也往往在气温 13℃以下的阴雨或冷风天气。每次发作时间不等，轻者 5 ～ 10 min，重者 20 ～ 30 min。白指在振动作业工龄长者中明显多见，发作次数也随病情加重逐渐增加。严重病例可见指关节变形和手部肌肉萎缩等表现。

3）全身性影响：长期较强的手传振动作业，可引起机体外周和中枢神经系统的功能改变，表现为条件反射抑制，潜伏时间延长，神经传导速度降低以及肢端感觉障碍，如感觉迟钝、痛觉减退等。自主神经功能紊乱表现为组织营养障碍，手掌多汗等。手传振动也可引起听力下降，而振动与噪声联合作用可以加重听力损伤，加速耳聋的发生和发展。同时，手传振动还可影响消化系统、免疫系统、内分泌系统功能。

（2）体征：

1）神经系统检查：检查可见皮温降低，振动觉、痛觉阈值升高，前臂感觉和运动神传导速度减慢和远端潜伏时间延长，肌电图检查可见神经源性损害。

2）指（趾）发白：白指常见的部位是食指、中指和无名指的远端指节，严重者可累及近端指节，以至全手指变白。白指可在双手对称出现，亦可在受振动作用较大的一侧手发生。白指的判定依据应以专业医务人员检查所见为主。如有必要，可以进行白指诱发试验。但是，采用局部受冷的方法，诱发率比较低。

3）听力：部分劳动者可出现听力下降。

矿山作业中，凿岩工人接触振动较多。有些煤矿也存在振动这种职业性有害因素[33]。吴道溪[34]对某铅锌矿 111 名井下作业工人进行了局部振动危害的职业卫生学调查，结果表明在手麻、手僵、主诉白指、末梢神经感觉功能障碍、冷水复温试验、甲皱微循环检查异常发生率方面，接振组高于对照组。

3．职业性手臂振动病诊断及分级

（1）诊断原则：依据我国《职业性手臂振动病诊断标准》（GBZ 7-2014），根据 1 年以上连续从事手传振动作业的职业史，以手部末梢循环障碍、手臂神经功能障碍和（或）骨关节肌肉损伤为主的临床表现，结合末梢循环功能、神经 - 肌电图检查结果，参考作业环境的职业卫生学资料，综合分析，排除其他病因所致类似疾病，方可诊断。

（2）诊断分级：

1）轻度手臂振动病：出现手麻、手胀、手痛、手掌多汗、手臂无力、手指关节疼痛，可有手指关节肿胀、变形，痛觉、振动觉减退等症状体征，可有手部指端冷水复温试验复温时间延长或复温率降低，并具有下列表现之一者：白指发作未超出远端指节的范围。手部神经 - 肌电图检查提示神经传导速度减慢或远端潜伏期延长。

2）中度手臂振动病：在轻度手臂振动病的基础上，具有下列表现之一者：白指发作累及手指的远端指节和中间指节。手部肌肉轻度萎缩，神经 - 肌电图检查提示周围神经源性损害。

3）重度手臂振动病：在中度手臂振动病的基础上，具有下列表现之一者：白指发作累及多数手指的所有指节，甚至累及全手，严重者可出现指端坏疽。出现手部肌肉明显萎缩或手部出现“鹰爪样”畸形，并严重影响手部功能。

标准中还规定，振动性白指发作累及范围，应以单侧手分别判断。“多数”手指是指三个及三个以上手指。以白指诊断分级时，如左手、右手不一致，应以较重侧的诊断分级为准，但应分别描述。

4．治疗及处理原则

（1）治疗：该病目前尚无特效疗法，基本原则是根据病情进行综合性治疗。以扩张血管及营养神经的药物改善末梢循环。也可用活血化淤、舒筋活络类的中药治疗并结合物理疗法、运动疗法等，促进病情缓解。必要时进行外科治疗。患者应加强个人防护，注意手部和全身保暖，减少白指的发作。

（2）处理：如需做劳动能力鉴定，参照《劳动能力鉴定职工工伤与职业病致残等级》（GB/T 16180-2014）的有关条文处理。

五、振动危害的预防措施

（一）控制振动源

改良工艺过程，采取技术革新，通过减振、隔振等措施，减轻甚至消除振动源的振动，是预防振动职业病危害的根本措施。例如设计自动或半自动的操纵装置，减少手部和肢体直接接触振动的机会；工具的金属部件改用塑料或橡胶，减少因撞击而产生的振动；采用减振材料降低交通工具、作业平台等大型设备的振动。

（二）限制作业时间和振动强度

研制和实施振动作业的卫生标准，限制接触振动的强度和时间，可有效地保护作业者的健康，是预防振动危害的重要措施。国家职业卫生标准《工作场所有害因素职业接触限值 第 2 部分：物理因素》(GBZ 2.2-2007)，规定的工作场所手传振动职业接触限值为 4 小时，等能量频率计权振动加速度有效值［ahw（4）］不得超过 5 m/s^2。这一标准限值的保护水平是几乎所有劳动者反复接触也不会发展为超过斯德哥尔摩会议分类系统中第一期的振动性白指的。

我国尚未制定全身振动的卫生标准。实际工作需要时，可参考国际标准化组织（ISO）发布的全身振动评价标准（ISO 2631-1-1997）。

（三）改善作业环境，加强个人防护

加强劳动者作业过程或环境中的防寒、保温措施，尤其是在北方寒冷季节的室外作业，需有必要的防寒和保暖设施。如振动工具的手柄温度能保持在 40℃左右，将较好地预防振动性白指的发生和发作。另外，控制作业环境中的噪声、毒物和气湿等，对预防振动职业病危害也有一定作用。

合理配备和使用个人防护用品，如防振手套、减振座椅等，也能够减轻振动危害。

（四）加强健康监护和日常卫生保健

依法对振动作业劳动者进行就业前与定期健康体检，早期发现、及时处理患病个体。加强健康管理和宣传教育，提高劳动者保健意识。定期监测振动工具的振动强度，结合卫生标准，科学地安排作业时间。长期从事振动作业的工人，尤其是手臂振动病患者应加强日常卫生保健。生活应有规律，坚持适度的体育锻炼；坚持温水（40℃）浴，既可使紧张的神经得以松弛，又能促进全身血液循环；应尽可能避免着凉，雨季或寒潮期间多饮姜汤热茶；烟气中含尼古丁，可使血管收缩，吸烟者血液中一氧化碳浓度增高，可影响组织中氧的供应和利用，从而诱发振动性白指，因此，应尽量戒烟。

（佟俊旺）

第六节　矿山放射病

电离辐射是一切能引起物质电离的射线的总称。在矿山行业中的矿山地质勘探、采矿等工业过程中广泛存在和应用。接触放射线的职业主要有矿山地质勘探人员、使用含有放射源或射线装置进行采矿的工人、核子秤运输皮带的清扫工和维修工、使用质量流量计进行矿山勘探、采矿、选矿和精矿工人等，另外矿山井下工人接触的矿井内的放射性氡及其子体也可以引起放射性损伤。电离辐射种类很多，具有卫生学意义的电离辐射主要有：电子射线、自射线、α 射线、β 射线、γ 射线、X 射线、质子射线、中子射线等。

一、电离辐射的来源

（一）密封型放射源的使用

矿山经常使用的密封型放射源包括核子秤、料位计、密度计、测厚仪、质量流量计、液位计、二元介质成分分析仪、放射性核素 X 射线荧光分析仪、灰分检测计量仪、放射性核素浓度计、放射性测井装置、γ 射线照相机（无损探伤机）。

1．密封源辐射仪表 密封源辐射仪表是放射性核素应用的重要部分之一，放射性测井装置在矿井如煤田地质勘探中获得了广泛的应用，其物理基础主要是应用放射性核素 ^{60}Co、^{241}Am 或 ^{137}Cs 的 γ 射线的康普顿效应，测定钻井中岩石的散射 γ 射线强度，而岩石中散射 γ 射线强度与其本身密度有关系（表 3-5）。采煤时，煤的密度小，吸收 γ 射线少，散射回来的 γ 射线多，探测器接收后输出的信号电流强，记录仪上便出现了信号电流高峰。

表 3-5 岩层中主要岩石的密度

岩层	煤	粉砂岩	砂岩	石灰岩
密度	1.2 ~ 1.6	2.0 ~ 2.6	2.4 ~ 2.7	＞ 2.7

2．核子称 核子称是把放射源与射线接收器分别放在传送带上下两端，根据射线穿过传送带上物料的计数率，可以连续称量出输送物料的重量。核子秤可以用于矿山、煤炭的皮带运输机的计量与控制。

3．质量流量计 质量流量计可以应用于煤矿、化工等工业过程，对于密度不固定的料液密度及双组份配比物料可进行连续的监测与控制，而且特别适用于恶劣条件下的在线监测与计量。

4．放射性核素 X 射线荧光分析仪 放射性核素 X 射线荧光分析仪是利用放射性核素作为激发能源，使被激发元素产生具有一定特征的 X 射线，它可用于矿物勘探、采矿、选矿和精矿的快速廉价分析。

（二）开放型放射源的使用

放射性发光涂料、放射性测井装置等，在煤矿地质勘探中也被广泛应用。

（三）射线发生装置的使用

X 射线探伤机、各种加速器、X 射线发生器以及伴生的电工设备等。

（四）矿井下放射性物质

氡及其子体。氡是一种放射性的惰性气体，无色无味。氡气在水泥、砂石、砖块中形成以后，一部分会释放到空气中，吸入人体后形成照射，破坏细胞分子结构。WHO 认定的 19 种致癌因素中，氡是其中之一，仅次于吸烟。氡主要来源于无机建材与地下地质构造的断裂。在煤矿矿井中，由于煤炭开采和矿井通风不良，很容易造成矿井中氡及其子体的积聚，对煤矿工人的健康造成损害[35]。

二、电离辐射的危害

电离辐射应用于工业和医学时，对工作人员不会产生明显的辐射危险。但职业性长期接触低剂量照射则可引起慢性放射性损伤。一次性大剂量照射性损伤仅发生于放射事故时。

（一）电离辐射的作用方式

1．直接作用 射线直接作用于生物大分子，引起电离和激发，这种作用造成生物大分子损伤的效应称之为直接作用（也称原发作用）。这种损伤的过程为从生物分子的电离，到能量传递，再到引起分子组成和性质的改变。

2．间接作用　射线作用于水分子，使水分子活化，生成自由基，而自由基间接作用于生物大分子而造成的损伤效应，称为间接作用。射线使水电离、激发，生成带正电荷的水分子和一个高能电子。高能电子在撞击其他水分子的过程中继续发生电离，直到最后被水分子捕获而形成带负电的水分子，这种带负电的水分子极不稳定，在极短的时间内分解成“H”“OH”自由基。自由基与生物大分子作用，生成生物大分子自由基。生物大分子自由基也极不稳定，最后在分子内较弱的化学键处断裂或与其他分子作用，造成生物大分子的损伤或变性。

上述各种自由基的强烈反应是产生各种放射损伤的物质基础。由于机体多数细胞含水量在70%以上，因此间接作用在电离辐射的生物学效应中占有十分重要的地位。

（二）辐射损伤效应的分类

1．确定性效应　确定性效应指的是射线损伤的严重程度随剂量而变化的生物学效应，这种效应可能存在着剂量的阈值，超过阈值的剂量越大，损伤越严重。低于阈值的剂量不出现损伤。由于器官的放射敏感性不同，引起损伤时其病理变化的剂量阈值也不尽相同。

2．随机性效应　随机性效应是辐射过程中，发生辐射损伤的概率（而非其严重程度）与剂量的大小有关的效应，这种效应被认为不存在剂量的阈值。随机性效应是由于受照器官中的单个细胞或少量细胞受损伤后死亡，对器官不会有任何影响。如果受损伤的细胞发生错误修复而存活下来，可能成为潜在性的癌细胞或基因突变的生殖细胞，从而导致癌症的发生或遗传性缺陷，即致癌效应和遗传效应。

（三）辐射对机体的危害

电离辐射作用于机体后，通过物理、化学和生物学的复杂机制，继DNA等大分子损伤后，出现细胞、组织、器官、系统乃至整个机体功能代谢和形态学的辐射损伤。机体敏感性不同，各器官系统辐射损伤的程度和发生发展的速度也不同。由增殖更新迅速的细胞构成的组织如骨髓、小肠等属于高辐射敏感组织。而细胞增殖缓慢和长期不分裂的组织分属中、低敏感组织，如骨骼组织等。

1．对血液系统的损伤　机体造血系统更新增殖旺盛，具有很高的辐射敏感性，射线作用后可出现显著的数量与功能变化。骨髓是成人唯一的造血器官，内有多种幼稚造血细胞，其中多数对射线十分敏感，受照后可出现损伤改变。可导致造血系统辐射远期效应，发生再生障碍性贫血、白血病、骨髓纤维化等。

2．对消化系统的损伤　机体受一定剂量射线照射后，消化系统可产生一系列明显的功能障碍与结构改变。遭受致死剂量照射后，在较短的时间内便可出现恶心、呕吐等反应。在放射病极期，也可发生食欲缺乏、消化不良、呕吐、腹泻等症状，重者可出现肠梗阻、肠麻痹、肠套叠甚至肠穿孔。肠型放射病的主要病变部位是胃肠道，突出的表现为广泛的肠黏膜上皮脱落、坏死，失去黏膜的屏障功能，以致引起菌血症、毒血症和水电解质代谢紊乱，机体迅速衰竭死亡。

3．对免疫系统的损伤　在战时原子弹爆炸及和平时期核辐射、泄漏意外事故中，受大剂量照射的人员在发生造血功能障碍的同时，伴随严重的免疫功能低下，表现为免疫活性细胞数量减少，抗体形成抑制或紊乱，细胞因子网络调节失常。

4．对神经系统的损伤　神经组织对射线的敏感性较低，但在大剂量照射条件下，亦可造成神经细胞的结构和功能的改变。早期神经周围和神经束膜内毛细血管充血、水肿和炎性细胞浸润压迫神经。后期主要是间质纤维组织增生、瘢痕形成，束膜内和束间血管改变，造成神经纤维的缺血和绞窄性坏死，产生不可逆的神经损害。

5．对生殖系统的损伤 辐射对生物体生殖细胞中遗传物质的损伤，诱发基因突变与染色体畸变，可能会在子代中表达为各种先天畸形，而且还会在以后的许多子代中出现，这就是辐射的遗传效应。

6．对皮肤的损害 皮肤受辐射后可致急、慢性放射性皮肤损伤。皮肤上皮细胞和皮肤附属器官的上皮细胞对射线是比较敏感的组织，受到一定剂量照射后，可发生一系列渐进性改变。职业性照射在慢性皮肤损伤的基础上发生癌变，表现为受损部位皮肤萎缩变薄、粗糙、角化过度、皲裂、角质突起或形成溃疡，反复发作，经久不愈。

7．对骨髓的损伤 骨骼受照射后可发生放射性骨损伤。在大剂量照射条件下，射线直接作用于骨组织，造成骨组织细胞的死亡，骨组织成分和代谢变化。晚期同时伴有周围软组织及营养骨血管的改变，加重骨损伤。

8．对眼睛的损伤 射线可导致眼睛发生辐射性白内障。眼晶状体没有血管和神经，晶体生发区上皮细胞对于射线较敏感。这些上皮细胞受到照射后，移行至赤道部时，进行异常分裂，出现泡状细胞向后囊移动，然后集中在阻力最低的后极部，出现后极部浑浊。

9．辐射致癌效应 辐射是一种有效的癌变诱发剂，它引起染色体断裂、缺失与重组，并且可能是抑癌基因的强失活剂，辐射也可能是一种促癌因子，因此辐射是全致癌剂。

三、影响电离辐射生物学作用的主要因素

电离辐射的生物学作用受诸多因素的影响，基本上可以归纳为两个方面，一是辐射有关因素，二是机体有关因素。

（一）辐射有关因素

1．射线种类 从辐射的物理特性来看，电离密度与穿透能力是影响生物学作用的重要因素，两者呈反比关系。电离密度越大，穿透能力越弱，外照射时对机体的损伤作用很小。但是，当这种放射性核素进入体内时，对机体的内照射损伤作用很大。β 射线的电离能力较 α 射线小，但是穿透能力较大。β 射线外照射可以引起皮肤表层的损伤，内照射时引起明显的生物效应。高能 X 射线与 γ 射线穿透能力很强，作用于体内物质时产生次级电子，后者引起电离效应，其电离密度较 α 射线、β 射线小；但 X 射线和 γ 射线能穿透深层组织，其外照射容易引起严重损伤。

2．剂量 照射剂量与生物效应存在一定的相依关系，剂量越大后果越严重。

3．照射部位和面积 全身损伤以腹部为最重，其次是骨盆、头颈、胸部和四肢。受照面积越大，生物效应越显著。例如，6 Gy 的剂量作用于几平方厘米皮肤时，仅引起皮肤暂时发红，一般不伴有全身症状。如果相同的剂量照射到全身的 1/2 则会引起急性放射病。

（二）机体有关因素

生物效应与机体辐射敏感性有关。所谓辐射敏感性指的是在照射条件完全一致时，不同机体或组织对于辐射作用的反应强弱或速度不同。若反应强烈、速度快则其敏感性高；反之，则敏感性低。一般以死亡率作为判断辐射敏感性的指标。一般来说，生物品系演化越高，辐射敏感性也逐渐增高。动物较植物、微生物敏感，幼年动物较成年动物敏感，高等动物较低等动物敏感。

四、电离辐射的测量与监测

放射性工作场所安全状况监测主要为辐射防护监测。辐射防护监测一般可分为个人剂量监测、

工作场所内现场监测与工作场所外环境监测三类。下面分别介绍各类监测的内容技术与方法。

（一）个人剂量监测

个人剂量监测和评价是辐射防护评价和辐射健康评价的基础。这项工作不仅有技术意义，还有法律意义，某些国家已在法律上有明文规定，一切放射性工作单位，必须对直接从事放射性工作的人员提供所受剂量的数据。个人剂量监测的主要内容有外照射监测与内照射监测两方面，他们的对象和方法各有不同。

1．外照射监测

（1）个人外照剂量计：个人剂量计是为预测和评价某个工作人员有无辐射损伤及其损伤程度提供定量资料的仪器，用它可以根据体外的电离辐射来推算人体器官所受的剂量当量。个人剂量计分为物理个人剂量计与生物个人剂量计。物理个人剂量计是通过测定工作人员佩戴的某些辐射响应材料的物理量改变来实现的[36]；而生物个人剂量计则是通过直接测量生物机体生物方面或物理方面的改变来实现的。

（2）热释光剂量计（TLD）：热释光剂量计是目前应用广泛的一种测量放射剂量的仪器，具有量程宽（一般线性区由几毫伦到几千伦）、不受电磁干扰、能量响应好、体积小以及使用方便等优点，既可用于常规监测，也可用于事故监测。热释光剂量计的基本原理是，热释光材料在射线作用下，材料中的电子由满带跃迁到导带，而后落入陷阱；加热时，电子再从陷阱释放出来，跃迁到导带，并再被禁带中的激活中心俘获，激活中心处于激发态，当它跃迁到基态时就发出光来。根据发光量来确定热释光材料所受的照射量。热释光材料中用得最广泛的是氟化锂（LiF）和天然氟化钙（CaF_2）。

从事中子射线工作的人员应当佩戴中子个人剂量计，包括核乳胶法测量快中子个人剂量的技术与固体径迹中子个人剂量计。在事故或高剂量场下工作时，亦可采用直读式个人剂量计和累积剂量报警仪。

（3）佩戴技术：监测仪器需要监测受照者某个重要器官所受的剂量，所以需把个人剂量计佩戴在人体表面的适当部位，佩戴位置是由所需监测器官的位置决定的。测量全身均匀受照剂量时，一般把个人剂量计佩戴在左胸部；需要监测在工作中身体的某个局部可能受到的较大剂量时，应把个人剂量计佩戴于相应局部位置，例如头部或手部等。工作人员离开工作场所时，个人剂量计应放置于本底照射较低的指定地点。为反映个人所受的实际照射，每个人佩戴的剂量计不得彼此交换使用。

2．内照射监测 于开放型放射性工作场所工作的人员，一般都应当进行个人内照射剂量监测。主要为生物样品（主要是尿、粪）分析法和采用全身计数器直接测量法。生物样品分析法（也称排泄物分析法），设备简单，操作方便，可采集多个样品进行重复测量，但误差较大，尤其在使用促排药物后，积存量和排泄率间无确定关系，个体差异同时也很大。直接测量法能克服生物样品分析法的缺点，且快速、准确，但测量设备复杂，价格较昂贵。

（二）工作场所内现场监测

放射性工作场所的辐射监测，可分为三种类型，即常规监测，用于经常性的重复性作业；某些操作的监测，用于某一特定的操作；特殊监测，用于实际存在或怀疑存在异常照射的特殊操作之中。前两种监测，均是对正常操作而言的。在一般情况下，这些监测主要包括外照射监测、表面污染监测和空气污染监测等。特殊监测也应当进行包括上述内容的监测，只是仅限于在特殊操作过程中进行监测。但是，特殊操作往往需要提供更详细更及时的资料，因而一般需有几项监测内容同时进行。当然，一旦特殊监测已达到目的，就应恢复至常规监测。

1．外照射监测 工作场所的外照射主要来自 γ 射线、X 射线，有时也有中子和 β 辐射。对它们的监测不仅要控制个人所受外照射剂量，而且往往也是检查屏蔽设施有无缺陷的重要手段。

如果辐射源强度与防护设施基本上是固定的，在开工初期就应将工作场所各点的辐射水平测定准确。特别是工作人员需要经常停留的区域（也包括相邻房间，楼上楼下或建筑物外）的辐射水平，更要测量清楚。一次测定后，一般不需再进行经常性的测量，但每次辐射源强度改变时，应及时予以重新测量。

如果辐射源位置与防护设施不是固定的，在每次位置或防护条件改变时就应进行详细测量。只有经过多次测量取得了一定的经验之后，才能缩小与减少对辐射场的测量范围和次数。对于辐射更容易改变，且会迅速增加至严重程度的辐射装置，应当有自动报警仪器，例如像各种强源治疗机或加速器等，应设有辐射源是否正常工作的信号装置，这是消除意外事故的重要措施。

在开放型放射源的特殊操作中，废物收集处的外照射剂量经常会增加，应时常进行监测并及时把废物处理掉。

在进行有外照射存在的特殊操作时，工作场所的外照射监测是最重要的。只有探明辐射场分布情况，按预计的剂量范围确定了允许工作的时间之后，工作人员才能进入特殊操作区域。

2．表面污染监测 表面放射性物质污染的监测结果，是评定包封容器完好度和工作场所辐射防护条件优劣的重要手段之一。通过监测，能及早地发现包封容器的意外破损或违章操作等事件。

表面污染的监测，通常只选择某个区域内的有代表性的几个表面部分，并根据经验确定监测频度。大面积的普查也应建立，但一般一年内有数次即可。

操作放射性物质用的密闭工作箱与存放放射性物质的密封容器，是否有轻微破损而导致少量的洒落或溅出，一般可通过检查控制区工作人员穿戴的鞋、手套与工作服袖口，清洁用的抹布或拖布，盛放放射性物质容器的承托物等是否有表面污染来发现。

一般来说，丙级工作场所只需在工作地点设置可供随时检查工作服和体表污染用的仪器即可；而对于乙级以上工作场所，除了工作场所外，在由工作区出来到更衣室的区段内，也应设置污染检查仪器，以便控制污染向非放射性操作区扩散。

在通风柜内与实验台上操作时，监测地面和设备的表面沾染很有必要。特殊操作时，监测范围和细致程度还应该有所增加。

为做到不向非控制区域扩散放射性物质，对于操作过放射性物质的物件，在携带出工作场所改作他用时，应该对它们的各个表面做细致的污染测量（应特别注意缝隙和凹槽处），只有在污染程度低于规定的控制限值时才允许携出。

表面污染检查的方法，通常是用仪器进行直接测量。对不能直接测量处（如沟、槽、角落或窄小空间处）的松散污染可用擦拭法做间接测量。最简单的擦拭法是干擦，在需要检查的地方，用棉花（超细纤维滤布更好）擦拭一个相应面积（通常是 50 cm^2 或 100 cm^2），然后将擦拭样放在仪器上测量。估算污染程度时，要注意将擦拭系数考虑进去。擦拭系数指的是擦拭样上的放射性活度与被擦拭面积上擦拭前的放射性活度之比，它与表面性质、污染时间长短、擦拭材料性质、污染物质的理化特性和擦拭压力等有关。干擦时擦拭系数通常只有 10% ~ 50%，甚至更低。采用仪器的类型视被检查的射线种类而定。监测到污染程度已超过规定限值处，应随即划出区域，并责成相关人员及时做去污处理，以免扩大污染。

3．空气污染监测 开放型操作的工作场所，进行空气中放射性物质浓度的监测是相当重要的，因为吸入是工作人员摄入这些物质的一个主要而普遍存在的途径。但空气污染监测通常又只是在操作放射性物质数量较大时才是必要的。对于丙级实验室水平的操作，一般经常性地进行表面污染监测即可对工作场所的辐射防护情况做出判断。不过，对在操作过程中能产生大量放射性灰尘、气体或气溶胶的工作场所，须定期或连续地进行空气污染监测。例如，操作毫居里（mCi）（3.7×10^7 Bq）量级的极易挥发的碘放射性核素时，就应建立空气污染监测。

（三）工作场所外环境监测

外环境的辐射防护监测结果，是评价放射性工作单位环境保护工作做得好坏的重要依据，环境保护部门也可以据此对工作单位就环境保护提出要求与措施。

五、电离辐射危害的控制措施

（一）电离辐射防护的基本原则

1．电离辐射实践的正当化　所谓正当化也被称之为合理性判断，就是说在进行伴随有辐射照射的某种实践前，首先应进行代价与利益的分析，只有当这种实践能获得超过代价的纯利益时才被认为是正当的，否则就不应采取这种实践。简言之，某种辐射实践的利大于弊，就是电离辐射实践的正当化。

2．电离辐射防护的最优化　最优化是在防护付出的代价与所得的净利益之间进行权衡，以求得用最小的代价来获取最大的净利益。在进行引起照射的实践时，并不是剂量越低越好，而是在考虑到社会和经济因素的条件下，使照射低到合理的可以做到的程度。同时最优化不能脱离“正当化”和“个人剂量限值”而单独存在。

3．个人剂量限值　在实践正当化与最优化两项原则的前提下，要同时保证个人所接受的剂量不应当超过国家规定的相应限值。

（二）电离辐射防护的基本手段

射线装置与经常使用的千余种放射性核素，放射出 X 射线和 γ 射线。X 射线和 γ 射线装置在矿山开采，如煤炭开采和加工过程中应用得非常广泛，接触的人员逐渐增多。外照射的主要防护手段是时间防护、距离防护和屏蔽防护。

1．时间防护　外照射的受照剂量与受照时间呈正比关系，受照时间越长，所受照射剂量越大。因此在不影响工作的原则下，应尽量减少工作人员的受照时间。这就要求工作人员要有熟练的操作技术，尽量缩短与放射源的接触时间。

2．距离防护　放射源在周围空间所产生的照射量率与距离的平方成反比，因此，增加与放射源的距离可大幅度降低受照剂量。如距离增加一倍，照射量率减少到原来的 1/4。因此，在不影响工作的前提下，应尽量远离放射源。在实际工作中，切忌直接用手接触放射源。一定要用远距离操作工具，如长柄夹具、机械手等，以增加人体与放射源的距离。

3．屏蔽防护　这是外照射防护最常用的手段。屏蔽防护是根据物质可以吸收和减弱辐射的原理，在放射源与人之间设置屏蔽物以减少射线照射，使放射工作人员与受检者受照剂量控制在国家规定限值以内。防 X 射线和 γ 射线可选择铅、铁、水泥等。防 β 射线可用铝、有机玻璃等。防中子可选用石蜡、硼酸和水等。

（三）放射卫生防护管理

放射作业具有特殊性，射线对人的生命健康与安全危害极大，一旦发生事故，往往造成严重的后果。为保障放射工作人员的身心健康，《中华人民共和国职业病防治法》规定了国家对从事放射作业的工作人员实施的特殊管理。

1．贯彻实施卫生法规和卫生标准　放射卫生法规与卫生标准是为限制电离辐射危害而制定的行为规范和技术规范，目的是保障放射工作人员、公众及其后代的健康与安全，并提高卫生防护措施的效益。

2．定期进行放射卫生防护监测 放射卫生防护监测包括个人剂量监测、工作场所监测和外环境监测。

3．做好放射工作人员的健康监护 放射工作人员的健康监护包括以下几个方面。

（1）上岗前健康检查：放射性厂矿与内照射的放射工作人员的特殊健康要求有：①心肺功能正常；②电测听功能正常；③肝、肾功能正常；④痰细胞检查和尿中放射性核素检查正常。

上岗前健康检查可以排除职业禁忌证。外照射（X 射线、γ 射线、中子、电子束）及内照射（各类放射性核素）职业禁忌证有：①血红蛋白低于 120 g/L（男），血红蛋白低于 110 g/L（女）；白细胞低于 4.5×10^9/L（上岗前），白细胞低于 4.0×10^9/L（在岗期间）；血小板低于 110×10^9/L（上岗前），血小板低于 90×10^9/L（在岗期间）；②患有严重的呼吸、循环、消化、血液、内分泌、泌尿、免疫系统疾病和神经系统疾病，严重的皮肤病，严重的视听障碍，恶性肿瘤，严重残疾，先天性畸形，遗传性疾病，其他器质性或功能性疾病，未能控制的细菌感染或病毒性感染。

（2）定期健康检查：外照射和内照射的放射工作人员每年体检 1 次，必要时可增加体检频次。在岗期间健康检查的职业禁忌证与上岗前健康检查的职业禁忌证相同。

（3）应急健康检查：

1）事故发生后，首先要将有关人员撤离放射源现场，在了解事故原因、性质、危害程度后，及时保护现场并且划定安全警戒线，要有专人警戒，防止无关人员误受照射。与此同时要及时报告当地放射防护监督管理机构。

2）根据事故时人员受照的情况、临床表现、物理剂量和生物剂量的估算结果以及生物样品中放射性核素含量等综合分析判断病情，进行医学监护和处理。

3）根据放射性核素的性质，对疑有放射性外沾染的人员体表部位进行清洗，防止放射性核素的吸收。

（4）加强健康档案的管理：健康档案的内容包括：①上岗前的健康检查资料；②定期健康检查资料；③平时就诊和医学观察资料，包括染色体、微核检测和原始病历以及摄像等检查结果的记录资料。

（5）加强放射卫生防护知识的宣传教育。

六、外照射急性放射病

矿山各种作业接触放射线的工人在工作过程中接受超过个人剂量限值的照射后，可引起职业性放射性疾病，包括外照射急性放射病、外照射亚急性放射病、外照射慢性放射病、内照射放射病、放射性皮肤疾病、放射性肿瘤、放射性骨损伤、放射性甲状腺疾病、放射性性腺疾病、放射性复合伤和其他放射性损伤。急性放射病多见于事故性照射，慢性放射病多见于累积剂量超标的放射工作人员。

外照射急性放射病指人体一次或短时间（数日）内分次受到大剂量射线（一般在 1 Gy 以上）外照射后引起的全身性疾病。在战争时期，核武器爆炸可致大量平民发生外照射急性放射病。在平时，核反应堆、核燃料回收装置、煤矿使用的放射源及其他辐射装置发生事故时，人员受到大剂量照射后可发生本病。

（一）病因

1．一次或短时间（数日）内分次接受 1 ~ 10 Gy 的均匀或比较均匀的全身照射，可导致骨髓型急性放射病；

2．一次或短时间（数日）内分次接受 10 ~ 50 Gy 的均匀或比较均匀的全身照射，可导致肠型急性放射病；

3．一次或短时间（数日）内接受大于 50 Gy 的均匀或比较均匀的全身照射，可导致脑型急性放射病。脑型急性放射病偶见于特大核事故及核战争条件下瞬时受到特大剂量照射的人员。

（二）临床表现

外照射引起的急性放射病根据其临床特点和基本病理改变，可分为骨髓型、肠型和脑型三种类型，病程一般分为初期、假愈期、极期和恢复期四个阶段。

1．骨髓型急性放射病　骨髓型急性放射病，又称造血型急性放射病，以骨髓造血组织损伤为基本病变，以造血功能障碍、白细胞数减少、感染、出血等为主要临床表现，是具有典型阶段性病程的急性放射病。按其病情严重程度，又分为轻、中、重和极重四度。

（1）轻度：临床表现为乏力、不适、食欲减退。

（2）中度：表现为头昏、乏力、食欲减退、恶心，照射后 1 ~ 2 h 后呕吐，白细胞短暂上升后下降。

（3）重度：表现为照射 1 h 后多次呕吐，可有腹泻、腮腺肿大、白细胞数明显下降。

（4）极重度：表现为照射后 1 h 内多次呕吐和腹泻、休克、腮腺肿大，白细胞急剧下降。病人因造血功能障碍，出现全血细胞减少，感染、出血是极期的主要临床表现，如治疗不当，感染是造成死亡的主要原因。

2．肠型急性放射病　肠型急性放射病，以胃肠道损伤为基本病变，以频繁呕吐、严重腹泻以及水电解质代谢紊乱为主要临床表现，具有初期、假愈期与极期三阶段病程的严重急性放射病。

（1）轻度肠型急性放射病：受照后 1 h 内出现严重恶心、呕吐，1 ~ 3 d 内出现腹泻稀便，血水便，并可有腮腺肿痛等初期症状，经 3 ~ 6 d 假愈期后上述症状加重，极期开始，可伴有水样便或血水便，发热。

（2）重度肠型急性放射病：在受照后 1 d 内出现频繁呕吐，难以忍受的腹痛，严重稀水便，血液浓缩，脱水，全身衰竭，低体温。继之剧烈呕吐胆汁或咖啡样物，严重者第 2 周在血水便或便中混有脱落的肠黏膜组织，大便失禁，高热。肠型患者造血功能损伤严重且难以恢复，经治疗后可出现骨髓型急性放射病的主要临床表现。

3．脑型急性放射病　脑型急性放射病，以脑组织损伤为基本病变，以意识障碍、定向力丧失、共济失调、肌张力增强、抽搐、震颤等中枢神经系统症状为特殊临床表现，具有初期和极期两阶段病程的极其严重的急性放射病。

（1）受照剂量为 50 ~ 100 Gy 时，受照后出现站立不稳、步态蹒跚等共济失调表现，定向力和判断力障碍，肢体或眼球震颤，强直抽搐、角弓反张等征象。

（2）受照剂量大于 100 Gy，则受照后意识丧失，瞳孔散大，大小便失禁，血压下降，休克，昏迷，病人很快死亡，病程仅数小时。

（三）诊断分级

必须依据受照史、现场受照个人剂量调查及生物剂量的结果（有个人剂量档案）、临床表现和实验室检查结果，并结合健康档案加以综合分析，对受照个体是否造成放射损伤以及伤情的严重程度作出正确的诊断。

（四）防治措施

1．治疗

（1）骨髓型急性放射病：骨髓型急性放射病的治疗原则是轻度患者一般不需特殊治疗，可对症处理，加强营养，注意休息。对症状较重或早期淋巴细胞数较低者，必须住院严密观察和给予妥善治疗。①初期采取镇静、脱敏止吐、调节神经功能、改善微循环障碍措施，尽早使用抗辐射药物；②假愈期有指征的病人（白细胞总数低于 3.0×10^9/L，皮肤黏膜出血），预防性使用抗菌药物，主要针对革兰阳性细菌，预防出血，保护造血功能；③极期根据细菌学检查或对感染原的估计，积极采取有效抗感染措施（特别注意针对革兰阳性细菌）。控制出血，减轻造血损伤，纠正水电解质紊乱，注意防止肺水肿；④恢复期强壮治疗，促进恢复，极重度可参考重度的治疗原则，但要特别注意尽早采取抗感染、抗出血等措施。

（2）肠型急性放射病：肠型急性放射病的治疗原则是根据病情程度，采取积极综合对症的支持治疗，特别注意早期的妥善处理。①对轻度肠型放射病病人尽早无菌隔离，纠正水、电解质及酸碱平衡紊乱，改善微循环障碍，调节自主神经系统功能，积极抗感染、抗出血，有条件时及时进行骨髓移植；②对于重度肠型放射病病人予以对症治疗，减轻病人痛苦，延长生命。

（3）脑型急性放射病：脑型急性放射病的治疗原则是减轻病人痛苦，延长病人存活时间。积极采用镇静剂制止惊厥，快速给予脱水剂保护大脑，抗休克，使用肾上腺皮质激素等综合对症治疗。

急性放射病临床治愈后，应长期脱离射线工作，病情稳定后进行严密医学随访观察和定期健康检查，注意可能发生的远期效应，并予以相应的处理，根据恢复情况可疗养、休息或安排适当工作。

2．预防 加强煤矿安全管理，防止发生放射事故。放射工作人员应注意放射防护，避免受到射线的大剂量外照射，避免受到事故照射。放射工作人员上岗前应进行体检，在岗期间每年体检一次，必要时进行应急健康检查。凡查出职业禁忌证者应禁止或脱离放射作业。

七、外照射慢性放射病

外照射慢性放射病是指放射工作人员在较长时间内连续或间断受到超剂量当量限值的外照射，达到一定累积剂量当量后引起的以造血组织损伤为主并伴有其他系统改变的全身性疾病。矿山行业工作接触密封性放射源（如核子秤、料位计、质量流量计、测井装置等）和射线装置的工人长期连续或间断超剂量当量限值照射，法定个人剂量记录显示平均年剂量 0.15 Gy 以上或最大年剂量 0.25 Gy，累积剂量当量达到或超过 1.5 Gy 可发展为外照射慢性放射病。

（一）临床表现

根据症状及造血功能损伤程度分为Ⅰ、Ⅱ两度。

1．Ⅰ度外照射慢性放射病 患者接触射线以前身体健康，接触数年后出现明显的无力型神经衰弱症状和出血倾向。接触射线以前造血功能正常，接触数年后，血象经多次动态观察证明造血功能异常。

（1）白细胞总数自身对照进行性降低，可伴有血小板数、红细胞数长期减少和血红蛋白量降低。

（2）骨髓增生活跃或偏低下或某一系列细胞生成不良或成熟障碍。

（3）可伴有免疫力降低、体液免疫降低、细胞免疫降低和淋巴细胞转化功能降低。全身抵抗力下降，易于感染。

（4）生殖功能降低、肾上腺皮质功能降低、甲状腺功能降低和物质代谢紊乱。

脱离射线和积极治疗后可减轻或恢复。

2．Ⅱ度外照射慢性放射病　患者除具备Ⅰ度症状外，并有较顽固的自觉症状，有明显的出血倾向。白细胞数持续在 3.0×10^9/L 以下或白细胞数持续在 3.0×10^9 ～ 4.0×10^9/L，兼有血小板数和（或）血红蛋白量持续减少，骨髓增生低下。脱离射线和积极治疗后恢复缓慢。

（二）诊断分级

外照射慢性放射病目前尚无特异性诊断指标，必须根据照射史、个人剂量档案、受照累积剂量当量、临床表现和实验室检查，结合健康档案进行综合分析，排除其他因素和疾病方能作出诊断。

（三）防治措施

1．预防　加强安全管理，防止发生放射事故，避免受到事故照射。放射工作人员上岗前应进行体检，在岗期间每年体检一次，必要时进行应急健康检查。凡查出职业禁忌证者应禁止或脱离放射作业。做好平时的放射防护工作。

2．治疗

（1）Ⅰ度外照射慢性放射病：脱离射线，中西医结合对症治疗，加强营养，前两年每年检查一次，以后每两年全面检查一次，在此期间根据健康状况，可参加非放射性工作。恢复后，再继续观察一年，临床确认治愈则不再按外照射慢性放射病Ⅰ度诊断。

（2）Ⅱ度外照射慢性放射病：脱离射线，住院积极治疗，全休。必要时进行疗养，定期随访，1 ～ 2 年全面复查一次。根据恢复情况可考虑参加力所能及的非放射性工作。

参考文献

[1] 古晓娜，刘红，相正志，等．我国非铀矿山氡水平及其防护与监督管理现状．中国职业医学，2018，45（5）：644-648．

[2] 杨方，孙影，刘和亮．煤工尘肺病理学图谱．北京：人民卫生出版社，2020：66-72．

[3] 孙贵范．职业卫生与职业医学．8 版．北京：人民卫生出版社，2018：182-183．

[4] 张文昌，贾光．职业卫生与职业医学．2 版．北京：科学出版社，2017：125-126．

[5] Yao SQ，Rojanasakul LW，Chen ZY，et al．Fas/FasL pathway-mediated alveolar macrophage apoptosis involved in human silicosis．Apoptosis，2011，16（12）：1195-1204．

[6] Zhang L，He YL，Li QZ，et al．N-acetylcysteine alleviated silica-induced lung fibrosis in rats by down-regulation of ROS and mitochondrial apoptosis signaling．Toxicol Mech Methods，2014，24（3）：212-219．

[7] Chen S，Yuan J，Yao S，et al．Lipopolysaccharides may aggravate apoptosis through accumulation of autophagosome in alveolar macrophages of human silicosis．Autophagy，2015，11（12）：2346-2357．

[8] 戴英健，付家胜，满一晓，等．铜采选作业工人职业性听力损伤资料分析．中华劳动卫生职业病杂志，2009，（3）：163-164．

[9] 张海春，岳朋朋．某矿山开采企业爆破、掘进和采矿作业工人听力损失的情况．职业与健康，2013，（23）：3076-3079．

[10] 杨书，胡双球，黄微，等．株洲市噪声作业工人听力监测分析．中华劳动卫生职业病杂志，2020，38（3）：227-231．

[11] 刘其才，多彩虹，王峥，等．采矿作业不同工种工人听力损失分析．中华劳动卫生职业病杂志，2017，35（11）：852-854．

[12] 孙建和，杨仕明，刘军，等．噪声引起的耳蜗显微和超微结构损伤．中华耳科学杂志，2011，9（3）：

272-275.
[13] 刘志硕，申金升，卫振林．我国职业噪声危害成因分析及总体控制对策．中国安全科学学报，2003，13（12）：53-56．
[14] 张焕彩，王雪梅，关晓熙．2011年开平市职业健康监护检查结果．职业与健康，2013，29（2）：161-162．
[15] 邱悦，王增杰，朱妍．2018年吉林市重点职业病监测结果分析．中国卫生工程学，2021，20（1）：11-13．
[16] Watts HG．The consequences for children of explosive remnants of war：Land mines，unexploded ordnance，improvised explosive devices，and cluster bombs. J Pediatr Rehabil Med，2009，2（3）：217-27．
[17] 黄意府，王清海，黄鲜华．矿山噪声对工人心电图及血压的影响．职业与健康，2007，23（24）：2258-2259．
[18] 邹建芳，江虹，李鹏，等．噪声作业人员心理测试和垂体内分泌的测定．中国工业医学杂志，2007，20（3）：151-154．
[19] 邓小峰，虢远宁，李聪，等．职业性噪声性聋并抑郁症状患者的皮质醇及免疫水平研究．听力学及言语疾病杂志，2019，27（1）：33-37．
[20] 梁红，朱林平，杨艳云．某炼钢厂暴露于噪声女工月经情况调查分析．广西医科大学学报，2011，28（5）：804-805．
[21] Jiang ZQ，Wang J，Guo XN，et al．Menstrual disorders and occupational exposures among female nurses：A nationwide cross-sectional study. Int J Nurs Stud，2019，95：49-55．
[22] Habibi E，Dehghan H，Dehkordy SE，et al．Evaluation of the effect of noise on the rate of errors and speed of work by the ergonomic test of two-hand co-ordination. Int J Prev Med，2013，4（5）：538-545.
[23] 谭西顺．高温作业预防中暑．劳动保护，2008，（6）：89-90．
[24] Hunt AP，Parker AW，Stewart IB．Symptoms of heat illness in surface mine workers. Int Arch Occup Environ Health，2013，86（5）：519-27．
[25] Lambert GP．Intestinal barrier dysfunction，endotoxemia，and gastrointestinal symptoms：the ‘canary in the coal mine’ during exercise-heat stress. Med Sport Sci，2008，53：61-73．
[26] 崔玉娟，吴学宁，崔英凯，等．高温高强度训练对作战训练人员心脏的影响．中国循证心血医学杂志，2016，8（11）：1313-1315．
[27] 罗振亚．1862例高温和钒钛磁铁矿作业人员之血清CR和CCR的普查分析．攀枝花医药，1994，16（1）：5．
[28] 张辉．高温对工人健康状况影响的研究．中国城乡企业卫生，2018，33（9）：41-43．
[29] 罗时．职业卫生监管与职业病危害预防知识讲座（5）矿山、石油与天然气开采职业病危害及预防措施．劳动保护，2009，（5）：108-109．
[30] 许真，王菱芝，丁宏启．不同种类矿山局部振动危害的比较．中国工业医学杂志，1997，10（2）：122-123．
[31] 严茂胜，朱安纪，张丹英，等．手传振动对矿山凿岩工自觉症状影响．中国职业医学，2020，47（2）：168-171．
[32] 周广鹏，邢烨．浅谈金属矿山作业场所手传振动的危害及对策措施．中小企业管理与科技（下旬

刊)，2014，(5)：190-191.
[33] 吴永祥，舒友才，杨羿，等．贵州某煤矿职业病危害因素分析与对策研究．山东工业技术，2018，(12)：221-222.
[34] 吴道溪．井下凿岩作业工人局部振动危害调查．中国工业医学杂志，2002，15（2）：118-119.
[35] 高树坤，王教义，王治国．某煤矿井下氡浓度测定及初步分析．工业卫生与职业病，2013，39（4）：251-252.
[36] 杨明理．KF606B 型氡和γ个人剂量计．辐射防护，2007，27（4）：193-197，204.

（佟俊旺）

第四章

矿山职业病危害因素检测与生物监测

第一节　矿山职业病危害因素检测概述

一、职业病危害因素概念

职业病危害因素指工作场所存在的各种有害的化学、物理、生物等环境因素以及在作业过程中产生的其他职业病危害因素。职业病危害因素检测与评价是根据职业病防治法中“用人单位应当按照国务院卫生行政部门的规定，定期对工作场所进行职业病危害因素检测、评价”的要求，按照相关法律规范对作业场所进行检测与评价。其目的是明确企业产生的职业病危害因素及危害程度，分析其对劳动者健康的影响，评价用人单位职业病危害防护措施及其控制效果。为开展职业健康检查提供基础信息，为企业防范和降低职业卫生风险，加强和规范职业卫生管理工作提供客观依据，同时为卫生行政部门对企业实施日常监督管理提供科学依据。

职业病危害因素检测按照检测目的可分为评价检测、日常检测、监督检测和事故性检测。按照检测方法可分为现场检测和实验室检测。现场检测可分为检气管法和便携式气体分析仪测定法。物理因素的检测基本属于现场便携式仪器检测。实验室检测主要有：①称量法：主要用于粉尘的测定；②光谱法：广泛用于金属、类金属及其化合物、非金属无机化合物以及部分有机物的测定，如分光光度法、原子吸收分光光度法、荧光光谱法；③色谱法：主要用于有机化合物和非金属无机离子的测定，如气相色谱法、气质联机法、液相色谱法、离子色谱法等。

二、职业卫生检测工作规范

工作场所职业病危害因素检测与评价工作应严格按照国家相关的标准、技术规范执行。

职业病危害因素检测（以下简称检测）包括工作场所空气中有害因素（有毒物质、粉尘和生物因素）的空气样品采集、运输、保存、现场检测和实验室分析；物理因素测量以及检测档案管理，不包括工作场所放射线的检测工作。《工作场所空气中有害物质监测的采样规范》（GBZ 159-2004）

是与《工作场所有害因素职业接触限值》（GBZ 2.1-2019）相配套的样品采集方法。本规范涵盖了有毒物质和粉尘监测的采样方法和技术要求，适用于时间加权平均容许浓度、短时间接触容许浓度和最高容许浓度的监测。

工作场所空气中化学性因素的检测方法目前执行的标准是《工作场所空气中有毒物质的测定》（GBZ/T 300-2017）。工作场所空气中粉尘的测定执行的标准为《工作场所空气中粉尘的测定》（GBZ/T 192-2007）。工作场所物理因素的测量执行标准为《工作场所物理因素测量》（GBZ/T 189-2007）及此标准中部分于 2018 年进行更新的内容。

关于与矿山有关的职业卫生检测方法还有一些行业标准，如：《矿山个体呼吸性粉尘的测定方法》（AQ 4205-2008）等，该标准规定了矿山个体呼吸性粉尘的测定方法，为评价矿山作业现场粉尘危害程度提供了可靠的技术手段。

为规范职业卫生技术服务检测工作，确保检测数据真实准确，于 2021 年 2 月 1 日开始实施的《职业卫生服务机构管理办法》中，对职业卫生检测工作做了详细的要求。

（一）现场调查

1．**用人单位基本情况**　包括单位名称、地址、劳动定员、岗位划分、工作班制。

2．生产过程中使用的原辅材料，生产的产品、副产品和中间产物等的种类、数量、纯度、杂质及其理化性质。

3．**生产工艺和设备**　包括设备类型、数量及其布局，主要工艺参数，生产方式，生产状态。

4．**各岗位（工种）作业人员的工作状况**　包括作业人数、工作地点及停留时间、工作内容和工作方式，接触职业病危害的程度、频度及持续时间。

5．工作场所空气中有害物质的产生和扩散规律、存在状态、估计浓度。

6．工作场所卫生状况和环境条件、职业病防护设施及运行情况、个人防护用品及使用情况。

现场调查应当在正常生产情况下进行，且现场调查的时间应至少覆盖 1 个工作日。现场调查应当实时记录，并经用人单位陪同人员签字确认。在用人单位显著标志物位置前拍照（摄影）留证并归档保存。根据实际情况，可在现场调查时开展预采样，预采样不能代替现场采样。

（二）制定现场采样和检测计划

1．按照《工作场所空气中有害物质监测的采样规范》（GBZ 159-2004）、《工作场所物理因素测量》（GBZ/T 189-2007）和《工作场所空气中粉尘测定》（GBZ/T 192-2007）等标准要求，确定有代表性的采样点和采样对象、采样数量、采样时段，根据职业病危害因素的职业接触限值类型确定采样方法，绘制现场采样点设置示意图。

2．现场采样和检测计划应当至少包括用人单位名称、检测类别、检测任务编号、检测项目名称（职业病危害因素名称）、岗位（工种）、采样点或采样对象、采样方式（个体采样或定点采样）、采样时段、采样时间、样品数量、采样日期、仪器设备、空气收集器、采样流量、样品保存期限和保存条件、编制人、审核人、批准人、编制日期等信息（现场采样和检测计划表）。

（三）现场采样和检测计划的准备工作

1．下达现场采样任务，做好任务分工。

2．准备好符合采样要求的仪器设备，检查其性能规格（包括防爆性能）、电池电量、计量检定或校准有效期等情况，按要求领用仪器设备并做好记录。

3．做好仪器设备的充电、流量校准等工作。校准流量时，必须串联与采样相同的空气收集器，并做好记录。

4．准备好现场采样所需的空气收集器、相关滤料和试剂，确保其质量完好、数量充足。

5．备齐现场采样记录表格。

6．为现场采样人员配备适宜的个人防护用品。

（四）现场采样的开展

1．按照规范要求，在正常生产状况下进行现场采样。

2．每个采样点现场采样应当由至少 2 名以上专业技术人员完成。采样人员应当遵守用人单位工作场所安全卫生要求，正确佩戴个人防护用品。采样前应当观察和了解工作场所卫生状况和环境条件，核实确认采样点、采样对象、采样时段、检测项目等信息。

3．现场采样应当选定有代表性的采样对象或采样点、采样时段，应当包括职业病危害因素浓度（强度）最高的工作日和时段、接触职业病危害因素浓度（强度）最高和接触时间最长的劳动者。采样点和采样对象的数量必须满足标准要求。

4．有害物质样品的采集应当优先采用个体采样方式。职业接触限值为时间加权平均容许浓度的有害物质的采样，应优先采用长时间采样，采样时间尽可能覆盖整个工作班；采用定点短时间方式采样的，应当在有害物质浓度不同时段分别进行采样，且同一采样点至少采集 3 个不同时段的样品。作业人员在不同工作地点工作或移动工作时，应当根据工作情况在每个工作地点或移动范围内分别设置采样点。

职业接触限值为最高容许浓度、短时间接触容许浓度或超限倍数的有害物质的采样，应当选择接触有害物质浓度最高的作业人员或有害物质浓度最高的工作地点，在有害物质浓度最高的时段进行采样，不得随机选取采样对象或采样点。当现场浓度波动情况难以确定时，应当在 1 个工作班内不同时段进行多次采样。

5．化学因素现场采样的频次应当满足《工作场所空气中有害物质监测的采样规范》（GBZ 159-2004）要求，物理因素现场应当至少测量 1 个工作日。

6．现场环境条件应当满足采样条件及仪器设备使用要求。采样时，应当观察仪器设备的运行状态，保持流量稳定，在空气收集器的采集容量饱和前及时更换收集器。采样时，不得在采样点处理样品（如打开滤膜夹或倒出吸收液），防止样品污染。

7．采样时，应当按要求采集空白对照样品，同一检测项目同一批次样品至少采集 3 个空白对照样品。

8．采集样品应有唯一性标识。

9．现场采样记录应当实时填写，并经用人单位陪同人逐页签字确认。记录信息应当至少包括检测任务编号、样品名称、样品编号、采样点或采样对象、采样设备名称及编号、生产状况、职业病防护设施运行情况、个人防护用品使用情况、采样起止时间、采样流量、环境气象条件参数（温度、湿度、气压）、采样人、陪同人等相关信息。

10．除涉及国家秘密、商业秘密、技术秘密及特殊要求的项目外，应当对现场采样情况进行拍照（摄影）留证。因故不能拍照（摄影）留证的，需用人单位书面确认。

（五）样品的运输

样品运输应当保证样品性质稳定，避免污染、损失和丢失。对于不稳定的样品，应采取必要措施妥善保存。空白对照样品应当独立包装，与采集样品一并放置、运输、储存。

（六）样品的管理

应当加强样品接收、流转管理，保证各环节受控。样品接收人员检查并确认样品标签、包装完整后，填写样品交接记录。样品有异常或处于损坏状态，应如实记录，采取相关处理措施，必要时应重新采样。

样品交接记录至少应当包括检测任务编号、样品名称、样品编号、样品状态、样品数量、样品保存条件、交接日期、交接时刻、交接人员等信息。

（七）样品的预处理

应当根据检测方法的要求，对采集样品、空白对照样品进行预处理。样品应在检测方法要求的有效保存期限内完成预处理和测定。

标准物质及化学试剂、试验用水等应当满足检测方法要求，并保证其质量。标准物质及化学试剂使用、配制应当实时记录，记录应当完整、清晰，记录内容应当至少包括标准物质或化学试剂的名称、批号、生产单位、配制时的环境条件、配制浓度、配制方法、配制日期、配制人等信息。标准溶液优先采用国家认可的标准物质进行配制，低浓度的标准溶液宜当日配制和使用。

（八）检测工作的质量管理和控制

应当通过以下措施加强检测工作全过程的质量管理和控制。

1．建立质量管理体系，体系文件应涵盖检测工作的全部程序和内容，满足检测工作的质量要求，具有可操作性。

2．仪器设备应当按要求进行计量检定或校准，定期实施期间核查，并做好维护、保养。

（九）检测档案

检测工作结束后，应将检测过程中产生的资料按要求归档保存，保证检测过程可溯源。检测档案应当至少包括以下内容：①检测所需的技术资料；②检测报告及审核记录；③现场调查、工作日写实等相关原始记录；④现场采样和检测计划及审核记录；⑤现场采样记录、现场测量记录、样品接收流转保存记录、实验室分析记录、原始谱图及计算过程记录等相关原始记录；⑥技术服务过程影像资料；⑦其他与检测相关的记录、资料。

（白玉萍）

第二节　职业卫生调查

生产过程、劳动过程和生产环境中存在的各种职业病危害因素，在一定条件下，可对作业工人的身体健康产生不良影响。

一、职业卫生调查

职业卫生调查可分为职业卫生基本情况调查和事故调查两大类。

（一）职业卫生基本情况调查

1．调查目的　职业卫生基本情况调查的目的是掌握所管辖地区或系统内各企业，尤其是工矿企业的职业卫生状况和需求，建立所管辖单位的职业卫生档案。

2．对象及要求　对所管辖的所有工矿企业，必须按单位逐一进行调查，认真填写统一表格并复核后，按计算机编码要求，进行地区及专业系统列表列编。调查资料逐级汇总上报，每 3 年复核一次。在日常职业卫生工作中，随时将环境检测和健康检查的结果、职业病发病情况以及生产和企业变迁情况录入职业卫生档案，以备查阅、分析。

3．调查内容　职业卫生基本情况调查内容包括以下内容。

（1）调查单位基本情况：如单位名称、地址、单位的历史、隶属关系、性质、机构设置、男女职工人数、产品种类、有害职业的分类、接触有害因素的人数、产值以及利税情况等。

（2）主要产品和工艺流程：记录使用的原料名称、中间产物、产品及年产量、生产设备机械化或自动化程度、并绘制工艺流程图。

（3）主要工作场所的劳动条件：主要车间、工段和工种是否按照卫生要求进行合理布局、采光照明、车间微小气候状况是否符合卫生要求、相邻车间有无相互影响等。

（4）劳动组织及班次：劳动者与用人单位的关系、每周几个工作日、每日的工作时间、加班加点情况及在外有无兼职等。

（5）职业病危害因素及接触人数。

（6）职业环境及接触者的健康状况：职业病危害因素对健康影响的早期表现、职业病、工作有关疾病和工伤的发生频率和分布情况及以往环境监测和健康监护资料等。

（7）防护设备及其使用维修情况：针对职业病危害因素所采用的建筑设计和职业卫生防护设备，如通风、防尘排毒系统、噪声及其他物理因素的防护、高温作业防护及个人防护用品的品种和数量、使用、维修等情况。

（8）生活福利和医疗服务情况：生活卫生设备中有无浴室、更衣室、休息室、女工卫生室、厕所、医疗室等。

（9）劳动者的反应：听取劳动者对职业病危害因素危害身体健康的反应、特别是对具有刺激性或易于引起急性反应的毒物、劳动者可提供许多有价值的情况和线索。

4．调查方法 职业卫生基本情况调查常通过“听、看、问、测、查、算”的方式进行。

（1）听：听取介绍。

（2）看：现场观察和查看有关资料。

（3）问：口头询问。

（4）测：环境监测和生物监测。

（5）查：健康检查。

（6）算：资料分析。

最后，对所取得的调查资料进行综合评价，提出改进建议，并建立健全职业卫生档案。

（二）职业卫生事故调查

一般属于计划外应急性调查。发生急性事故性损害（如职业病危害事故，安全事故）时，职业卫生医师应会同临床医师参加抢救；医疗卫生机构（包括厂矿医院或诊所）应按《生产安全事故报告和调查处理案例》《放射性同位素与射线装置安全和防护条例》《职业病危害事故调查处理办法》等规定，立即向所在地人民政府卫生行政部门和法律、法规规定的其他部门报告；医疗卫生机构应会同有关部门深入现场进行调查，查明事故发生原因，提出抢救和预防的对策，防止类似事故再发生。

在现场，必须详细了解事故发生的全过程和有关的规章制度，包括事故发生时的气象条件、设备运转情况、作业状况、操作规程及防护措施等；通过中毒病人或班组人员，了解事故发生过程及其前后细节以及同类生产的其他作业场所是否发生过类似事故。当现场未经清理时，应迅速检测生产环境中各种可疑有害因素的浓度或强度；如现场已遭破坏，必要时采用模拟现场试验估测接触浓度或强度。经皮肤吸收的毒物，应尽可能进行皮肤污染的测定；如有可能检测的生物检测指标，应及时采样测定。

最后，根据调查资料，做出综合判断，提出处理意见及防止事故再度发生的对策和措施，以书面形式上报上级机关并分发有关部门，以吸取教训。

二、工作场所空气中有害物质监测采样规范

《工作场所空气中有害物质监测的采样规范》（GBZ 159-2004）涵盖了有害物质和粉尘监测的采样方法，适用于时间加权平均容许浓度、短时间接触容许浓度和最高容许浓度的监测。本标准对样品采集的时机、频次、数量等作出了详细的介绍。

1．个体采样（personal sampling） 指将空气收集器佩戴在采样对象的前胸上部，其进气口尽量接近呼吸带所进行的采样。

2．定点采样（area sampling） 指将空气收集器放置在选定的采样点、劳动者的呼吸带进行的采样。

3．短时间采样（short time sampling） 指采样时间一般不超过 15 min 的采样。

4．长时间采样（long time sampling） 指采样时间一般在 1 h 以上的采样。

（一）工作场所空气中有害物质监测的意义

作业场所空气中的化学物质大多来源于工业生产过程中溢出的废气和烟尘。对这些危害因素进行识别、评价需要使用空气监测的方法，监测目的有 5 个方面。

1．了解作业场所空气被污染的程度，即现状调查。

2．估计作业人员的接触剂量。

3．调查职业中毒的原因。

4．建设项目职业病危害因素的评价与预评价。

5．为制定卫生标准提供依据。

（二）采集空气样品的基本要求

1．应满足工作场所有害物质职业接触限值对采样的要求。

2．应满足职业卫生评价对采样的要求。

3．应满足工作场所环境对采样的要求。

空白对照：将空气收集器带至现场，除不连接空气采样器之外，其他操作相同。

在易燃易爆的工作场所采样，应使用防爆型采样器。采样过程中应保持流量稳定。长时间采样应记录采样前后的流量，计算时采用流量的均值。

采样体积应按式（4-1）换算成标准状态下的采样体积。

$$V_0 = V_t \times \frac{293}{273 + t} \times \frac{P}{101.3} \tag{4-1}$$

式中，

V_0：标准采样体积（L）；

V_t：在温度为 t℃，大气压为 P 时的采样体积（L）；

t：采样点的气温（℃）；

P：采样点大气压（kPa）。

采样时应在专用的记录表上记录采样有关信息。

（三）监测的类型及采样要求

1．评价监测 适用于建设项目的职业病危害因素预评价、控制效果评价及现状评价。

（1）时间加权平均浓度：选择有代表性的采样点连续采样3个工作日。

（2）短时间接触容许浓度或最高容许浓度：应选择具有代表性的采样点，在一个工作日内空气中有害物质浓度最高的时段进行采样，连续采样3个工作日。

2．日常监测

（1）时间加权平均浓度：选择有代表性的采样点，空气中有害物质浓度最高的工作日进行采样，连续采样一个工作班。

（2）短时间接触容许浓度或最高容许浓度：应选择具有代表性的采样点，在一个工作日内空气中有害物质浓度最高的时段进行采样。

3．监督监测 适用于职业监督部门对用人单位进行监督时，对工作场所空气中有害物质浓度进行的监测。

（1）时间加权平均浓度：应选择有代表性的工作日和采样点进行采样。

（2）短时间接触容许浓度或最高容许浓度：应选择具有代表性的采样点，在一个工作日内空气中有害物质浓度最高的时段进行采样。

4．事故性监测 根据现场情况确定采样点。监测至空气中有害物质浓度低于短时间接触容许浓度或最高容许浓度时为止。

（四）采样前的准备

1．现场调查 为了正确选择采样点、采样对象、采样方法和采样时机，必须对工作现场进行调查。必要时，进行预采样。调查内容包括：

（1）原料：使用的原料、产品、副产品和中间产物等的种类、数量、纯度、杂质及其理化性质等。

（2）工艺流程：原料的投入方式、生产工艺和方式、加热温度和时间等。

（3）劳动者的工作状况：包括劳动者数量、停留时间、工作方式等。

（4）有害物质的存在状态，扩散规律、估计浓度等，其形态可分三类：①气体或蒸气：有毒物质在常温下是气体或是易挥发的液体和固体，以分子形态扩散到空气中；②气溶胶：有毒物质微小的固体或液体颗粒悬浮在空气中，形成烟、尘或雾。蒸气和气溶胶共存。

（5）工作地点的卫生状况和环境条件、卫生防护措施及使用情况。

2．采样前的准备 选择采样仪器、吸收管、吸收液或滤膜、校准流量、称重等。

（五）样品的采集

1．采样点选择的原则

（1）选择有代表性的工作地点。

（2）尽可能靠近劳动者工作时的呼吸带，但不应影响操作。一般距地面1.5 m左右。

（3）设在工作地点的下风向，应远离排气口和可能产生涡流的地点。

2．设点数目 凡是有待测物质逸散的作业点，按生产工艺过程、不同岗位和工序，分别设点。每个车间有1～3台同类设备，设1个监测点，4～10台设备设2个监测点，10台以上设3个监测点。控制室和休息室各设1个监测点。

3．采样时段、频率、持续时间的选择

（1）采样必须在正常工作状态和环境下进行，避免人为因素的影响。

（2）应在浓度最高的时段进行采样。每个监测点每天采集2次，每次同时采集2个样品（最好使用双采样头）。2次采样应在浓度较高时进行，其中1次应在浓度最高时进行；每次采样持续时间在15 min左右；根据监测目的决定采样的频率（年、月、日）。根据职业接触限值的要求决定采样持续的时间。

（3）时间加权平均容许浓度（TWC）：采集一个工作日即 8 h。

（4）短时间接触最高容许浓度（STEL）：采集 15 min，不足 15 min 的按实际接触时间采集。

（5）最高容许浓度（MAC）：采集实际接触时间，一般不超过 15 min。

4．方法的选择　根据现场化学物质在空气中的存在状态、理化性质、分析方法，确定合适的采样器及吸收剂或吸附剂，以得到合格的采样效率。常用的采样方法有以下三种。

（1）浓缩法

1）液体吸收剂：用来采集气态、蒸气以及某些气溶胶。常用的吸收液有水、水溶液和有机溶剂；吸收管有气泡吸收管和多孔玻砂吸收管。

2）颗粒状吸附剂：硅胶、活性炭、高分子多孔微球。

（2）集气法：将空气收集在一容器内，直接带回实验室分析。采样器有注射器、铝箔袋、球胆和输液袋等。另外还有检气管和试纸。

（3）滤纸和滤膜：对烟和粉尘状固体气溶胶进行采样。

5．常用的空气采样仪器

①防爆型粉尘采样器；②个体粉尘采样器；③普通粉尘采样器；④大流量粉尘采样器；⑤自动分级粉尘采样器；⑥大气采样器；⑦静式个体监测器；⑧直读式检测仪：有一氧化碳、二氧化碳、SO_2、甲醛检测仪、可燃气体测爆仪、粉尘测定仪等。

（六）空气中有害物质浓度的计算

采样后，被阻留在吸收液或吸附剂中被检物的总量 W 与空气中被检物浓度 C、采样流量 R 和采样时间 t 成正比。采样流量 R 和采样时间 t 的乘积就是采样体积 V，以公式（4-2）表示。由吸收液或吸附剂中被检物质的总量 W，计算出空气中被检物的浓度，此浓度是采样时间内的平均浓度。

$$W = C \times R \times t = C \times V \tag{4-2}$$

1．最高容许浓度（MAC）

$$C_{MAC} = \frac{C \times V}{Ft} \tag{4-3}$$

式中，

C：空气中有害物质浓度（mg/m^3）

c：测得样品中溶液中有害物质浓度（μg/ml）；

V：样品溶液体积（L）；

F：采样流量，（L/min）；

t：采样时间（min）。

2．8 小时时间加权平均容许浓度（TWA）：

$$C_{TWA} = \frac{c \times V}{F \times 480} \times 1000 \tag{4-4}$$

式中，

C：空气中有害物质浓度（mg/m^3）；

c：测得样品中溶液中有害物质浓度（μg/ml）；

V：样品溶液的总体积（ml）；

F：采样流量（ml/min）；

480：时间加权平均容许浓度规定的采样时间（min）。

3．短时间接触最高容许浓度（STEL）：

$$C_{STEL} = \frac{c \times V}{F \times 15} \tag{4-5}$$

式中，

C：空气中有害物质浓度（mg/m^3）；

c：测得样品中溶液中有害物质浓度（μg/ml）；

F：采样流量（L/min）；

15：采样时间（min）。

采样时间不足 15 min，进行两次以上采样时，按算术均数计算。

（七）采样效率的检测

将两只采样管串联采样，计算前一个采样管有害物质的含量占总量的百分数（≥ 90%）。

$$即\ k = \frac{c_1}{c_1 + c_2} \times 100\% \tag{4-6}$$

（八）样品的前处理的要求

尽量减少样品前处理的步骤，尽量减少试剂的用量，以避免被分析物损失和污染。

需灰化、萃取、蒸馏、消解等处理时，应防止样品因挥发、吸附、沉淀和分解等造成的损失和污染，全过程的回收率应为 75% ～ 105%。

固体吸附管的解吸效率应在 75% 以上。滤料洗脱或消解的回收率应在 90% 以上。

（九）分析测定方法（见本章第六节）

（十）空气中有害物质浓度的表示方法

空气中有害物质浓度的表示方法常用的有两种：质量浓度（mg/m^3）和体积浓度（ppm）。

国外多数文献对气态物质（气体和蒸气）以体积浓度，即 ppm 表示，它以气温 25℃、标准大气压 101.3 kPa（760 mmHg）为基准，此时，1 mol 物质的气体体积为 24.45 L 。

根据阿佛伽德罗定律和气体摩尔体积，可以将两种浓度表示方法进行换算。

1．由体积浓度（ppm）换算成质量浓度（mg/m^3）的公式：

$$C = \frac{c \times M}{24.45} \tag{4-7}$$

式中，

C：质量浓度（mg/m^3）；

M：被检物质分子量；

c：气体体积浓度（ppm）；

24.45：1 mol 物质的气体体积为 24.45 L。

2．由质量浓度（mg/m^3）换算成体积浓度（ppm）的公式：

$$C = \frac{c \times 24.45}{M} \tag{4-8}$$

式中，

C：体积浓度（ppm）；

M：被检物质分子量；

c：质量浓度（mg/m^3）。

（白玉萍）

第三节 矿山行业常见的职业病危害因素

一、煤炭开采和洗选业

煤炭开采和洗选业主要存在以下职业病危害因素：生产性粉尘（矽尘、煤尘、电焊烟尘）、生产性噪声、振动、不良气象条件（高温、高气湿）、有毒气体（瓦斯、一氧化碳、二氧化碳、氮氧化物、硫化氢）等。

（一）粉尘

粉尘主要存在于井下许多生产过程和工序中：如钻眼、放炮、采煤、运输；电焊烟尘则存在于井上机械检修和维护中，在井上则分布于各选煤厂的准备和主洗车间（破碎、筛分及皮带输料系统巡视、检查、操作等岗位）。

（二）噪声、振动及不良气象条件

噪声和振动多存在于井下机械工具的操作，如风动电钻、皮带运输，在井上则分布于木料电锯加工、送风机、选煤厂的准备和主洗车间。不良气象条件则有井下的高气湿及气温差。

（三）有毒气体

主要有井下煤层崩落及炸药放炮产生的瓦斯、一氧化碳、二氧化碳、氮氧化物、硫化氢等，硫酸酸雾则分布于充电室。煤气化公司存在一氧化碳、二氧化碳、硫化氢和二氧化硫。

二、非煤矿山

按照开采方式可分为露天开采和地下开采矿山。

（一）露天开采存在的职业病危害因素

1．粉尘 露天开采粉尘主要集中在凿岩、爆破、矿岩装运、倒矿过程等作业环节。

2．噪声和振动 噪声和振动来源于空压机、水泵、凿岩过程、运输设备、装卸过程。

（二）地下开采存在的职业病危害因素

1．粉尘 主要产生予凿岩、爆破、装矿等作业过程中，其中凿岩、爆破作业中粉尘浓度最高。

2．噪声和振动 噪声产生于采矿凿岩作业、爆破瞬间、空压机、风机运转中，物体振动可以产生强烈的噪声。振动与噪声往往同时并存。矿山生产性振动多见于采矿风动凿岩机等设备的运转过程中。

3．有毒气体 地下开采过程有毒气体主要产生于凿岩、爆破、装矿等作业过程中；有毒气体的来源主要是爆破时产生的炮烟、柴油机工作时产生的废气、硫化矿物的氧化和井下火灾产生的烟气。有毒气体的主要成分为一氧化碳和氮氧化物。如果炸药中含有硫或硫化物时，爆炸过程中，还会生成硫化氢和二氧化硫等有毒气体。

三、金属矿与化学矿

金属矿采选过程中除产生粉尘、噪声、振动等职业病危害因素外，还产生一些化学性有毒有害物质（金属与非金属及其化合物）。

在金属矿采选过程中产生金属与非金属尘及其化合物，如铅、锌、铁、锰、铬、磷、砷、氟及其化合物等化学性有害气体。

在井下由于多种原因，可存在甲烷、一氧化碳、二氧化碳、氮氧化物、硫化氢、二氧化硫气体。甲烷来源于岩层、岩块内；一氧化碳和氮氧化物主要来源于放炮的炮烟（如果用硝酸甘油炸药，多有一氧化碳），用硝酸铵炸药则以氮氧化合物为主；二氧化碳多来源于岩层和巷道的木材腐烂及放炮炮眼与矿工的呼出气体，由于比重大，多积聚于巷道低处及通风不良的地方。

（白玉萍）

第四节　矿山工作场所空气中粉尘的检测

我国目前粉尘的检测方法执行的标准为《工作场所空气中粉尘的测定》（GBZ/T 192-2007），共分为五部分，包括总粉尘浓度、呼吸性粉尘浓度、粉尘分散度、游离二氧化硅含量、石棉纤维浓度。2008 年国家安全生产监督管理总局颁布了《矿山个体呼吸性粉尘测定方法》（AQ 4205-2008），于 2009 年 1 月 1 日起正式实施。2020 年 3 月，应急管理部、国家卫生健康委将其归口调整为《职业健康领域安全生产行业标准》（WS 763-2008）。该标准规定了矿山个体呼吸性粉尘的测定方法，为评价矿山作业现场粉尘危害程度提供了可靠的技术手段。

用于粉尘测定的空气采样器包括采样夹和采样器两部分。粉尘采样夹：可安装直径 40 mm 和 75 mm 的滤膜，用于定点采样。小型塑料采样夹：可安装直径≤ 37 mm 的滤膜，用于个体采样。用于个体采样时，流量范围为 1 ～ 5 L/min；用于定点采样时，流量范围为 5 ～ 80 L/min。用于长时间采样时，连续运转时间应≥ 8 h。采样器性能和技术指标应满足要求。

采用经过检验合格的、带 1 ～ 10 L/min 转子流量计的空气采样器，使用前，须用皂膜流量计或精度为 ±1% 的转子流量计校正流量。

用于粉尘测定可选用下列滤膜：

（1）微孔滤膜：孔径 0.8 μm，适用于采样流量为 2 ～ 5 L/min，采样体积为 100 L 以下。主要用于金属烟尘的样品采集。

（2）混合纤维滤膜和过氯乙烯滤膜（测尘滤膜）：适用于采样流量为 2 ～ 5 L/min 的样品采集，采样体积为 100 L 以上。也适用于采样流量≥ 5 L/min 的样品采集。

（3）浸渍滤膜：用能和待测金属或其化合物迅速起化学反应的化学试剂（常加少量甘油）浸泡过的滤膜，用于采集金属蒸气和气体。使用前，应检查滤膜的空白。若空白高，影响检测，微孔滤膜可在 2% HNO_3 中浸泡 1 h，或煮沸 10 min，然后用去离子水清洗 3 ～ 4 次，晾干后使用。过氯乙烯滤膜则需更换。

在粉尘浓度测定过程中样品的采集至关重要，是决定测定结果的前提条件。在不同行业、不同工种样品采集方法不尽相同。对于流动性强的岗位首选个体采样，个体采样时间最好为一个工作班（至少是一个工作循环）；工作场所空气中粉尘浓度相对变化不大的工作岗位可采用定点采样的方法，粉尘定点采样点和采样位置的选择按照以下要求进行。

一、粉尘定点采样点和采样位置的确定

（一）工厂粉尘

1．采样点

（1）一个厂房内有多台同类产尘设备生产时，3 台以下者选 1 个采样点，4 台至 10 台者选 2 个采样点，10 台以上者，至少选 3 个采样点。同类设备处理不同物料时，按物料种类分别设采样点。

（2）单台产尘设备设 1 个采样点。

（3）移动式产尘设备按经常移动范围的长度设采样点。20 m 以下者设 1 个采样点，20 m 以上者在装、卸处各设 1 个采样点。

（4）在集中控制室内，至少设 1 个采样点，操作岗位也不得少于 1 个采样点。

（5）皮带长度在 10 m 以下者设 1 个采样点；10 m 以上者在皮带头、尾部各设 1 个采样点。高式皮带运输转运站的机头、机尾各设 1 个采样点；转运站设 1 个采样点。

2．采样位置　采样位置选择在接近操作岗位的呼吸带高度。

（二）地下矿山（金属矿、非金属矿）和隧道工程粉尘

1．采样点

（1）掘进按工作面各设 1 个采样点，洞室型采场按凿岩、运矿等作业类别设采样点。巷道型采场按作业的巷道数设采样点，切割工程量在 50 m^3 以上的采场工作面设 1 个采样点，开凿漏斗时以 1 个矿块为 1 个采样点。

（2）漏斗放矿按采场设采样点，但在同一风流中相邻的几个采场同时放矿时，只设 1 个采样点，巷道型采矿法出矿按巷道数设采样点。使用皮带转载机运输时，每一皮带转载机、装车站、翻车笼等各设 1 个采样点。溜井的倒矿和放矿分别设 1 个采样点。主要运输巷道按中段数设采样点。

（3）破碎洞室设 1 个采样点。

（4）打锚杆、搅拌混凝土、喷浆当月在 5 个班以上时，分别设采样点。

（5）更衣室设 1 个采样点。

2．采样位置

（1）凿岩作业的采样位置，设在距工作面 3 ~ 6 m 回风侧。机械装岩作业、打眼与装岩同时作业和掘进机与装岩机同时作业的采样位置，设在距装岩机 4 ~ 6 m 的回风侧；人工装岩在距装岩工约 1.5 m 的下风侧。普通法掘进天井的采样位置，设在安全棚下的回风侧；吊罐或爬罐法掘进天井的采样位置，设在天井下的回风侧。

（2）洞室型、巷道型采场作业的采样位置，设在距产尘点 3 ~ 6 m 的回风侧；多台凿岩机同时作业的采样位置，设在通风条件较差的一台处。电耙作业的采样位置，设在距工人操作地点约 1.5 m 处。

（3）溜井和漏斗的倒矿和放矿作业的采样位置，设在下风侧约 3 m 处。皮带转载机、装车站、翻罐笼等产尘点的采样位置，均设在产尘点下风侧 1.5 ~ 2 m 处。主要运输巷道的采样位置，设在污染严重的地点。

（4）喷浆、打锚杆作业的采样位置，设在距工人操作地点下风侧 5 ~ 10 m 处。

（三）露天矿山粉尘

1．采样点

（1）每台钻机（潜孔钻、牙轮钻、冲击钻等）的司机室内设 1 个采样点，钻机处设 1 个采样点。台架式风钻（包括轻型、重型凿岩机）凿岩，按工作面设采样点。

（2）每台电铲、柴油铲的司机室内设 1 个采样点，司机室外设 1 个采样点。每台铲运机司机室内设 1 个采样点，司机室外设 1 个采样点。每台装岩机设 1 个采样点。每个人工挖掘工作面设 1 个采样点。

（3）车辆（汽车、电机车、内燃机车、推土机和压路机等）的司机室内设一个采样点。其他运输（索道、皮带、斜坡道、板车、人工等运输）在转运点或落料处设采样点。

（4）1 条工作台阶路面设 1 个采样点。永久路面（采矿场到卸矿仓或废石场之间）设 2 ~ 4 个点。

（5）每个二次爆破凿岩区设 1 个采样点。

（6）每个废石场、卸矿仓、转运站的作业处各设 1 个采样点。

（7）每 1 个独立风源设 1 个采样点。

（8）溜矿井的倒矿和放矿处分别设采样点。计量房、移动式空压机站分别设 1 个采样点。保养场、材料库、卷扬机房、水泵房和休息室等处，均应分别设 1 个采样点。

2．采样位置

（1）电铲、钻机、铲运机、车辆等司机室内的采样位置，设在司机呼吸带内。

（2）钻机外的采样位置，设在距钻机 3 ~ 5 m 的下风侧。铲运机外的采样位置，设在距铲岩处 1.5 ~ 3 m 的下风侧。台架式风钻凿岩的采样位置，设在距工人操作处 1.5 ~ 3 m 的下风侧。

（3）电铲外的采样位置，设在电铲装载和卸载中点的下风侧。装岩机及人工挖掘工作面的采样位置，设在距挖掘处 1.5 ~ 3 m 的下风侧。

（4）机动车辆以外的其他运输作业的采样位置，设在距转运点或落料处 1.5 ~ 3 m 的下风侧。工作台阶路面，永久路面的采样位置，设在扬尘最大地段的下风侧。

（5）二次爆破凿岩区的采样位置，设在距凿岩处 3 ~ 5 m 的下风侧。

（6）废石场、卸矿仓、转运站的采样位置，均设在卸载处的下风侧。

（7）独立风源的采样位置，设在采场的实际上风侧，而且不应受采场内任何含尘气流的影响。溜矿井倒矿、放矿作业的采样位置，设在距井口 5 ~ 10 m 的下风侧。计量房、移动式空压机站、保养场、水泵房等场所的采样位置，设在工人操作呼吸带高度。

（四）煤矿井下作业粉尘

1．采样点

（1）采煤作业面的采样点：①炮采作业面在钻孔工人运煤工作处设 1 个采样点；②机采、综采作业面、采煤机司机、助手工作处各设 1 个采样点，运煤工作处设 1 个采样点；③顶板作业处设 1 个采样点。

（2）掘进作业面的采样点：①岩石掘进、半煤岩掘进、煤掘进工作面的凿岩工、运矿工作处设 1 个采样点；②矿车司机工作处设 1 个采样点。

2．采样位置

（1）凿岩工采样位置设在距工作面 3 ~ 6 m 的回风侧，运矿作业采样位置设在距工人工作处 3 ~ 6 m 下风侧。

（2）采煤机司机及助手作业设在距工人操作处 1.5 m 下风侧。

（3）顶板支护工作业采样位置距工人作业点 1.5 m 下风侧。

二、工作场所空气中总粉尘浓度的测定

粉尘浓度是指单位体积空气中所含粉尘的质量或数量，我国卫生标准中，粉尘最高容许浓度采用质量浓度来表示。

（一）原理

抽取一定体积的含尘空气，将粉尘阻留在已知质量的滤膜上，由采样后滤膜的增量，求出单位体积空气中粉尘的质量。

（二）器材

粉尘采样器（在需要防爆的作业场所，用防爆型采样器）；滤膜（用过氯乙烯纤维滤膜）、滤膜夹、样品盒、镊子；分析天平；秒表；干燥器（内盛变色硅胶）。

（三）操作步骤

1．滤膜准备 用镊子取下滤膜两面的夹衬纸，将滤膜放在分析天平上称量。编号和质量记录在衬纸上。打开滤膜夹，将直径 40 mm 的滤膜毛面向上平铺于锥型杯上，旋紧固定环，务使滤膜无褶皱或裂隙，放入样品盒。直径 75 mm 的滤膜折叠成漏状，装入滤膜夹。

2．采样

（1）采样器架设于接尘作业人员经常活动的范围内、粉尘分布较均匀的呼吸带附近。有分流影响时，一般应选择在作业地点下风侧或回风侧；在移动的扬尘点，应位于作业人员活动中有代表性的地点。

（2）先用一个装有滤膜（未称量滤膜即可）的滤膜夹装入采样头中旋紧，开动采样器调节至所需流量，然后将已称量滤膜换入采样头，使滤膜受尘面迎向含尘气流。当迎向含尘气流无法避免飞溅的泥浆、砂粒对样品污染时，受尘面可侧向。

（3）采样流量，用 40 mm 滤膜时为 15 ～ 40 L/min，用漏斗状滤膜时，可适当加大流量，但不得超过 80 L/min。

（4）根据采样点的粉尘浓度估计值及滤膜上所需粉尘增量（直径 40 mm 平面滤膜，不得少于 1 mg，但不得多于 10 mg。直径 75 mm 的漏斗状滤膜粉尘增量不受此限制）确定采样持续时间，但一般不得小于 10 min（当粉尘浓度高于 10 mg/m^3 时，采气量不得少于 0.2 m^3；低于 2 mg/m^3 时，采气量应为 0.5 ～ 1 m^3）。记录滤膜编号、采样时间、气体流量和采样点生产工作情况。

（5）采样结束后，用镊子将滤膜从滤膜夹上取下，受粉尘面向内折叠几次，用衬纸包好，贮于样品盒中，或装入自备的样品夹中，带回实验室。

（6）已采样滤膜，一般情况下不需干燥处理，即可称量。如果采样时现场空气相对湿度在 90% 以上或有水雾时，应将滤膜放在干燥器 2 h 后称量，然后再放入干燥器中 30 min，再次称量。当相邻两次的称量结果之差小于 0.1 mg 时，取其最小值。

结果计算：

$$C = \frac{m_1 + m_2}{Qt} \times 1000 \tag{4-9}$$

式中，

C：粉尘浓度（mg/m^3）；

m_1：采样前滤膜质量（mg）；

m_2：采样后滤膜质量（mg）；

t：采样时间（min）；

Q：采气流量（L/min）。

（四）注意事项

（1）本方法为我国现行卫生标准采用的基本方法。如果使用其他仪器或方法测定粉尘质量浓度时，必须以本方法为基准。

（2）过氯乙烯纤维滤膜表面呈细绒毛状，不易脆裂，具有明显的静电性和憎水性，能牢固地吸附粉尘，但不耐高温，易溶于有机溶剂。已采样滤膜可测定粉尘分散度或作为碱熔 - 钼蓝比色法测定游离二氧化硅的材料。在 55℃以上现场采样测定粉尘浓度时不宜应用，可改为玻璃纤维滤膜。

（3）采样现场空气中有油物时，可用石油醚或航空汽油浸洗，晾干后再称量。

（4）在易燃易爆工作场所使用防爆型粉尘采样仪器。

（白玉萍）

第五节　工作场所物理因素测量方法

目前我国工作场所物理因素测量方法执行的标准为《工作场所物理因素测量》（GBZ/T 189-2007）。总共包括 11 个项目：超高频辐射、高频电磁场、1 Hz ～ 100 kHz 电场和磁场、激光辐射、微波辐射、紫外辐射、高温、噪声、手动振动、体力劳动强度分级、体力劳动时的心率。

一、工作场所噪声的测量

（一）术语和定义

1．生产性噪声（industrial noise） 指在生产过程中产生的一切声音。

2．稳态噪声（steady noise） 指在观察时间内，采用声级计“慢档”动态特性测量时，声级波动< 3 dB（A）的噪声。

3．非稳态噪声（nonsteady noise） 指在观察时间内，采用声级计“慢档”动态特性测量时，声级波动≥ 3 dB（A）的噪声。

4．脉冲噪声 噪声突然爆发又很快消失，持续时间不超过 0.5 s，间隔时间大于 1 s，声压有效值变化大于 40 dB，称为脉冲噪声。

5．A 计权声压级（A 声级）（A-weighted sound pressure level，LpA，LA） 指用 A 计权网络测得的声压级。

6．C 计权声压峰值（C-weighted peak sound pressure level，LCpeak） 指用 C 计权网络测得的声压峰值，可用于评价脉冲噪声。

7．等效连续 A 计权声压级（等效声级）（equivalent continuous A-weighted sound pressure level，$L_{Aeq,T}$，L_{Aeq}） 指在规定的时间内，某一连续稳态噪声的 A 计权声压，具有与时变的噪声相同的均方 A 计权声压，则这一连续稳态声的声级就是此时变噪声的等效声级，单位用 dB（A）表示。

8．按额定 8 h 工作日规格化的等效连续 A 计权声压级（8 h 等效声级）（normalization of equivalent continuous A-weighted sound pressure level to a nominal 8h working day，$L_{EX,8h}$） 指将一天实际工作时间内接触的噪声强度等效为工作 8h 的等效声级。

9．按额定每周工作 40 小时规格化的等效连续 A 计权声压级（每周 40 h 等效声级）（normalization

of equivalent continuous A-weighted sound pressure level to a nominal 40h working week，$L_{EX,W}$） 指将一周工作天数不是5天的特殊工作所接触的噪声声级等效为每周工作5 d（40 h）的等效声级。

（二）测量仪器种类、构造及原理

测定作业环境噪声常用的仪器为声级计，声级计有多种类型，大致分为普通声级计和精密声级计。

声级计主要由传声器、放大器、衰减器及计权网络等部分组成。传声器是将声能（声压）转变为电能的换能器。通常用的有晶体式、电容式及动圈式换能器。放大器是将传声器输出的信号经一级或多级放大，转换成可以显示的信号的仪器。衰减器是将放大后的信号精确地按照每档10 dB衰减，以便读数的仪器。仪器面板上输出衰减器由旋钮、按钮或移动键控制。

计权网络常用的有A、B、C三种滤波器，是根据不同频率声音的响应曲线而设计的计权网络，用计权网络测出的声级必须注明该计权网络的代号，如dB（A）、dB（B）、dB（C）。

倍频程滤波器是一种频谱分析仪，可用以测量各频带声压级的大小，倍频程滤波器有的与主机组装在一起，有的是与主机分离的，使用时需与主机配套使用。有的声级计还可同时设有1/2倍频程、1/3倍频程滤波器，供频谱分析使用。

指示器用以显示所测噪声强度的大小，指针式指示器需与衰减器配合读数，指示器量程为 −10 dB ～ 10 dB，并附有“快”“慢”二档，一般情况下，如果所测噪声比较稳定，可使用“快”档测量，以便节省测量时间，如果所测噪声稳定性不好，使用“慢”档能够读出比较准确的读数。有的声级计使用液晶数字显示器，使用按键控制衰减器。

（三）测量方法

1．噪声仪器测量要求

（1）声级计：2型或以上，具有A计权，“S（慢）”档。

（2）积分声级计或个人噪声剂量计：2型或以上，具有A计权、C计权，“S（慢）”档和“Peak（峰值）”档。

（3）声校准器：1型，1000 Hz，94 dB（A）。

2．测量前的准备

（1）现场调查：为正确选择测量点、测量方法和测量时机等，必须在测量前对工作场所进行现场调查。调查内容主要包括：

1）工作场所的面积、空间、工艺区划、噪声设备布局等，绘制略图；

2）工作流程的划分、各生产程序的噪声特征、噪声变化规律等；

3）预测量，判定噪声是否稳态分布、是否均匀；

4）工作人员的数量、工作路线、工作方式、停留时间等。

（2）测量仪器的准备

1）测量仪器选择：固定的工作岗位噪声强度使用声级计进行测量，流动的工作岗位噪声强度使用个体噪声剂量计进行测量，或对不同的工作地点使用声级计分别测量，并计算等效声级。

2）测量前应根据仪器校正要求对测量仪器进行校正。

3）积分声级计或个人噪声剂量计设置为A计权、“S（慢）”档，取值为声级LpA或等效声级LAeq；测量脉冲噪声时使用积分声级计，设置为C计权、“Peak（峰值）”档，取值为C计权声压峰值LCpeak。

3．测点选择

（1）固定工作岗位噪声强度的测点选择

工作场所声场分布均匀（测量范围内 A 声级差别 < 3 dB（A），选择 1 ～ 3 个测点。工作场所声场分布不均匀时，应将其划分若干声级区，同一声级区内声级差不超过 3 dB（A）。每个区域内，选择 1 ～ 2 个测点。

（2）流动工作岗位噪声强度的测点选择。

1）选择人员经常停留的工作地点，其中应包括人员接触噪声强度最高、接触时间最长的工作地点。

2）劳动者工作是流动性的，在流动的范围内，每 10 m 设置 1 个采样点。

3）仪表控制室和劳动者休息室，至少设置 1 个测量点。

4）使用个人噪声剂量计的抽样方法参见附录。

4．测量

（1）传声器要求：相当于人员工作时耳部的位置，站姿人员：1.5 m；坐姿人员：1.1 m。传声器的指向是声源的方向。

（2）测量仪器固定在三脚架上，置于测点；若现场不适于放三脚架，可手持声级计，但应保持测试者与传声器的间距 > 0.5 m。

（3）测量时机和时间：稳态噪声的工作场所，每个测点测量 3 次。非稳态噪声的工作场所，根据声级变化（声级波动 ≥ 3 dB）确定时间段，测量各期间的等效声级，并记录各期间的时长，测量结果按公式（4-10）计算当天的等效声级。每次测量持续时间 2 ～ 10 min。脉冲噪声测量时，应测量脉冲噪声的峰值（C 计权声压峰值）和工作日内脉冲次数。

（四）测量声级的计算

稳态噪声声级的计算：稳态噪声的工作场所使用声级计测量各点声级。

1．声级或等效声级的平均值按公式（4-10）计算

$$L_{平均} = 10\lg \frac{1}{10}\sum_{i=1}^{N} 10^{0.1Li}\ dB（A） \quad (4\text{-}10)$$

式中，

N：声级总个数；

Li：测量到的第 i 个 A 声级或等效声级。

2．非稳态噪声的工作场所，按声级相近的原则把一天的工作时间分为 n 个亚时间段，用积分声级计测量等效声级 $L_{Aeq,\ Ti}$，按照公式（4-11）计算全天的等效声级：

$$L_{Aeq,T} = 10\lg\ (\frac{1}{T}\sum_{i=1}^{n} T_i{}^{L_{Aeq,Ti}/10})\ dB（A） \quad (4\text{-}11)$$

式中，

$L_{Aeq,\ Ti}$：亚时间段 Ti 内等效连续 A 计权声压级；

T：这些亚时间段的总时间和 $\sum_{i=1}^{n} T_i$；

n：总的亚时间段的个数。

3．8 h 等效声级（$L_{EX,\ 8h}$）的计算 将一天实际工作时间规格化到工作 8h 的等效声级，按公式（4-12）计算：

$$L_{EX,8h} = L_{Aeq,T_e} + 10\lg \frac{T_e}{T_0}\ dB（A） \quad (4\text{-}12)$$

式中，

T_e：实际工作日的工作时间；

$L_{Aeq,Te}$：实际工作日的等效声级；

T_0：标准工作日时间（8 h）。

4．每周 40 h 的等效声级　通过 $L_{EX,8h}$ 计算规格化每周工作 5 天（40 h）的等效连续 A 计权声级用公式（4-13）计算：

$$L_{Aeq,T} = 10\lg\left(\frac{1}{5}\sum_{i=1}^{n}10^{0.1(L_{EX,8h})_i}\right)\ dB(A) \tag{4-13}$$

式中，

$L_{EX,W}$：每周平均接触值，通过每天接触值 $L_{EX,8h}$ 计算而来；

n：每周实际工作天数。

5．脉冲噪声　使用积分声级计，设置为 C 计权、“Peak（峰值）”档，可直接读 C 计权声级峰值 LCpeak。

（五）注意事项

1．在存在脉冲噪声和稳态噪声的混合噪声工作场所应该用“A”档测量稳态噪声。

2．电池极性或外接电源极性切勿接反，以免损坏仪器，使用完毕或长期不使用时，应将电池取出。

3．装卸电容传声器时，必须将电源关闭，勿随意打开传声器前面的护栅，勿用力触碰内部膜片。

4．转动衰减器时，勿用力过猛，以免造成错位或损坏仪器。

5．测声仪器和活塞发生器应定期送交计量单位校准。

等效连续 A 声级的测量和计算：

首先测量各个时间段的 A 声级并记录接触时间，测量数据按声级大小由小到大分段进行排列，按 5 dB 分段，以中心声级表示，如 85 dB（A）表示由 83 ~ 87 dB（A），90 dB（A）表示由 88 ~ 92 dB（A），计算出各段声级在一个工作日中总的接触时间，填入相应的记录表中。

以每个工作日 8 h 计算，小于 80 dB（A）不记入，一个工作日接触的等效连续 A 声级按式（4-14）计算：

$$L_{Aeq} = 80 + 10\lg\left(\sum_i 10^{(i-1)/2}Ti\right)/480 \tag{4-14}$$

式中，

L_{Aeq}：等效连续 A 声级［dB（A）］；

i：中心声级分段序号；

Ti：第 i 段中心声级（Li）在一个工作日内累积接触时间（min）。

举例：某纺厂送料工，每天工作 8 小时，其中 4 小时接触 100 dB（A）、2 小时接触 90 dB（A）、2 小时接触 80 dB（A）的噪声，按上式计算其接触的等效连续 A 声级为：

$$L_{Aeq} = 80 + 10\lg\frac{10^{(5-1)/2}\times 240 + 10^{(3-1)/2}\times 120 + 10^{(1-1)/2}\times 120}{480}$$

（六）使用个人噪声剂量计的抽样方法

抽样对象的选定：要在现场调查的基础上，根据检测的目的和要求，选择抽样对象。在工作过程中，凡接触噪声危害的劳动者都列为抽样对象范围。抽样对象中应包括不同工作岗位的、接触噪声危害最高和接触时间最长的劳动者，其余的抽样对象随机选择。

抽样对象数量的确定：在测量的全部对象范围内，能够确定接触噪声危害最高和接触时间最长的劳动者时，每种工作岗位按下表选定抽样对象的数量，其中应包括接触噪声强度水平最高和接触时间最长的劳动者。每种工作岗位劳动者数不足 3 名时，全部选为抽样对象，劳动者大于 3 名时，按表 4-1 选择。

表 4-1　劳动者数量对应的采样对象数量

劳动者数	采样对象数
3 ~ 5	2
6 ~ 10	3
> 10	4

（七）工作场所噪声职业接触限值

工作场所噪声职业接触限值见表 4-2。

表 4-2　工作场所噪声职业接触限值

接触时间	接触限值［dB（A）］	备注
5 d/w，= 8 h/d	85	非稳态噪声计算 8 h 等效声级
5 d/w，≠ 8 h/d	85	计算 8 h 等效声级
≠ 5 d/w	85	计算 40 h 等效声级

脉冲噪声工作场所，噪声声压级峰值和脉冲次数不应超过表 4-3 的规定。

表 4-3　工作场所脉冲噪声职业接触限值

工作日接触脉冲次数	声压级峰值［dB（A）］
≤ 100	140
≤ 1000	130
≤ 10000	120

二、湿球黑球温度（WBGT）指数测量

（一）测量仪器

1. WBGT 指数测定仪　WBGT 指数测量范围为 21℃ ~ 49℃，可用于直接测量。

2. 干球温度计　（测量范围为 10℃ ~ 60℃）、自然湿球温度计（测量范围为 5℃ ~ 40℃）、黑球温度计（直径 150 mm 或 50 mm 的黑球，测量范围为 20℃ ~ 120℃）。分别测量三种温度，通过下列公式计算得到 WBGT 指数。

室外：WBGT = 湿球温度（℃）× 0.7 + 黑球温度（℃）× 0.2 + 干球温度（℃）× 0.1

室内：WBGT = 湿球温度（℃）× 0.7 + 黑球温度（℃）× 0.3

3．辅助设备　三脚架、线缆、校正模块。

（二）测量方法

1．现场调查

（1）了解每年或工期内最热月份工作环境变化幅度和规律。

（2）工作场所的面积、空间、作业和休息区域划分以及隔热设施、热源分布、作业方式等一般情况，绘制简图。

（3）工作流程包括生产工艺、加热温度和时间、生产方式等。

（4）工作人员的数量、工作路线、在工作地点停留时间、频度及持续时间等。

2．测量时间

（1）常年从事接触高温作业，在夏季最热季节测量；不定期接触高温作业，在工期内最热月测量；从事室外作业，在最热月晴天有太阳辐射时测量。

（2）作业环境热源稳定时，每天测 3 次，工作开始后及结束前 0.5 h 分别测 1 次，工作中测 1 次，取平均值。如在规定时间内停产，测定时间可提前或推后。

（3）作业环境热源不稳定，生产工艺周期变化较大时，分别测量并计算时间加权平均 WBGT 指数。

（4）测量持续时间取决于测量仪器的反应时间。

3．测量条件

（1）测量应在正常生产情况下进行。

（2）测量期间避免受到人为气流影响。

（3）WBGT 指数测定仪应固定在三脚架上，同时避免物体阻挡辐射热或者人为气流，测量时不要站立在靠近设备的地方。

（4）环境温度超过 60℃，可使用遥测方式，将主机与温度传感器分离。

4．测量

（1）测量前应按照仪器使用说明书进行校正。

（2）确保湿球温度计的储水槽注入蒸馏水，确保棉芯干净并且充分地浸湿，注意不能加自来水。

（3）在开机的过程中，如果显示的电池电压低，则应更换电池或者给电池充电。

（4）测定前或者加水后，需要 10 min 稳定时间。

（5）测点选择：

1）测点数量：工作场所无生产性热源，选择 3 个测点，取平均值；存在生产性热源，选择 3 ~ 5 个测点，取平均值。工作场所被隔离为不同热环境或通风环境，每个区域内设置 2 个测点。取平均值。

2）测点位置：测点应包括温度最高和通风最差的工作地点。劳动者工作是流动的，在流动范围内相对固定工作地点分别进行测量，计算时间加权 WBGT 指数。

3）测量高度：立姿作业为 1.5 m 高；坐姿作业为 1.1 m 高。作业人员实际受热不均匀时，应测踝部、腹和头部。立姿作业为 0.1、1.1 和 1.7 m 处；坐姿作业为 0.1、0.6 和 1.1 m。

5．WBGT 指数的计算

（1）按照下式计算 WBGT 平均值：

$$\mathrm{WBGT}=\frac{\mathrm{WBGT}_{头}+2\times\mathrm{WBGT}_{腹}+\mathrm{WBGT}_{踝}}{4} \tag{4-15}$$

式中，

$\overline{WBGT}$：WBGT 指数平均值；

$WBGT_{头}$：测得头部的 WBGT 指数；

$WBGT_{腹}$：测得腹部的 WBGT 指数；

$WBGT_{踝}$：测得踝部的 WBGT 指数。

（2）时间加权 WBGT 指数计算：

在热强度变化较大的工作场所，应计算时间加权平均 WBGT 指数，公式为：

$$\overline{WBGT} = \frac{WBGT_1 \times t_1 + WBGT_2 \times t_1 + \cdots\cdots + WBGT_n \times t_n}{t_1 + t_2 + \cdots\cdots + t_n} \tag{4-16}$$

式中，

$\overline{WBGT}$：WBGT 指数时间加权均值；

$t_1 + t_2 + \cdots\cdots + t_n$：工作人员在第 1，2……n 个工作地点实际停留的时间；

$WBGT_1$、$WBGT_2$……$WBGT_n$：时间 t_1、t_2…… t_n 时的测量值。

6．测量记录 测量记录应该包括内容：测量日期、测量时间、气象条件（温度、相对湿度）、测量地点（单位、厂矿名称、车间和具体测量位置）、被测仪器设备型号和参数、测量仪器型号、测量数据、测量人员等。

7．注意事项 在进行现场测量时，测量人员应注意个体防护。

8．工作场所不同体力劳动强度 WBGT 限值，见表 4-4。

表 4-4 工作场所不同体力劳动强度 WBGT 限值（℃）

接触时间率	体力劳动强度			
	Ⅰ	Ⅱ	Ⅲ	Ⅳ
100%	30	28	26	25
75%	31	29	28	26
50%	32	30	29	28
25%	33	32	31	30

三、振动的测量

振动的测量是研究和评价振动对人体影响的基础，主要是测量振动的强度，并对振动进行频谱分析，现在多是测量振动物体不同振动频率下的加速度。目前国内普遍使用的是电子测振仪，一般由传感器（加速度计）、放大器、滤波器（频率计权网络）和指示器几部分构成。其测定原理是将振动的机械能经换能器转换成电能，通过测量电信号取得振动的主要参数，再经计算或利用仪器中的计权网络，获得频率计权振动加速度有效值。

（一）术语和定义

1．手传振动 指生产中使用手持振动工具或接触受振工件时，直接作用或传递到人的手臂的机械振动或冲击。

2．日接振时间 指工作日中使用手持振动工具或接触受振工件的累积接振时间，单位为 h。

3．加速度级　振动加速度与基准加速度之比的常用对数再乘以 20，以 L_h 表示。

4．频率计权振动加速度　指按不同频率振动的人体生理效应规律计权后的振动加速度，单位为 m/s^2。

$$a_{hw}=\sqrt{\sum_{i=1}^{n}(K_i a_{hi})^2} \tag{4-17}$$

式中，

a_{hw}：频率计权振动加速度（m/s^2）；

a_{hi}：1/1 或 1/3 倍频程第 i 频段实测的加速度均方根值（m/s^2）；

K_i：1/1 或 1/3 倍频程第 i 频段相应的计权系数（表 4-5）；

n：1/1 或 1/3 倍频程总频段数。

5．频率计权加速度级　用对数形式表示的频率计权加速度，以 $L_{h,w}$ 表示。

$$L_{h,w} = 20\lg\sqrt{\sum_{i=1}^{n}(K_i \cdot 10^{L_{h,i}}/20)^2} \tag{4-18}$$

式中，

$L_{h,w}$：频率计权加速度级；

$L_{h,i}$：1/1 或 1/3 倍频程第 i 频段实测的加速度级均方根值（m/s^2）；

K_i：1/1 或 1/3 倍频程第 i 频段相应的计权系数（表 4-5）；

n：1/1 或 1/3 倍频程总频段数。

6．4 h 等能量频率计权振动加速度　指在日接振时间不足或超过 4 h 时，要将其换算为相当于接振 4 h 的频率计权振动加速度值。

（二）手传振动测量

1．测量仪器

（1）振动测量仪器采用设有计权网络的手传振动专用测量仪直接读取计权加速度或计权加速度级。

（2）测量仪器覆盖的频率范围至少为 5 ~ 1500 Hz，其频率响应特性允许误差在 10 ~ 800 Hz 范围内为 ±1 dB；4 ~ 10 Hz 及 800 ~ 2000 Hz 范围内为 ±2 dB。

（3）振动传感器应选用耐冲击的压电式加速度计（待定），其横向灵敏度应小于 10%。

（4）指示器应能读取振动加速度或加速度级的均方根值。

（5）对振动信号进行 1/1 或 1/3 倍频程频谱分析时，其滤波特性应符合声和振动分析用的 1/1 和 1/3 倍频程滤波器的相关规定。

（6）测量仪器应在规定的有效期内使用，使用前后均应按仪器使用说明书进行检查及校准。

2．测量方法及要求

（1）手传振动测量的方向：手传振动的测量方向根据生物力学坐标系以第三掌骨头作为坐标原点，Z 轴（Z_h）由该骨的纵轴方向确定。当手处于正常解剖位置时（手掌朝前），X 轴垂直于掌面，以离开掌心方向为正向。Y 轴通过原点并垂直于 X 轴手坐标系中各个方向的振动均应以“h”作下标表示（Z 轴方向的加速度记 a_{Zh}，X 轴、Y 轴方向的振动的依此类推）。坐标系如图 4-1 所示。

表 4-5　1/1 与 1/3 倍频程的计权系数 Ki

中心频率	1/3 倍频程 Ki	1/1 倍频程 Ki
6.3	1.0	
8.0	1.0	1.0
10.0	1.0	
12.5	1.0	
16	1.0	1.0
20	0.8	
25	0.63	
31.5	0.5	0.5
40	0.4	
50	0.3	
63	0.25	0.25
80	0.2	
100	0.16	
125	0.125	0.125
160	0.1	
200	0.08	
250	0.063	0.063
315	0.05	
400	0.04	
500	0.03	0.03
630	0.025	
800	0.02	
1000	0.016	0.016
1250	0.0126	

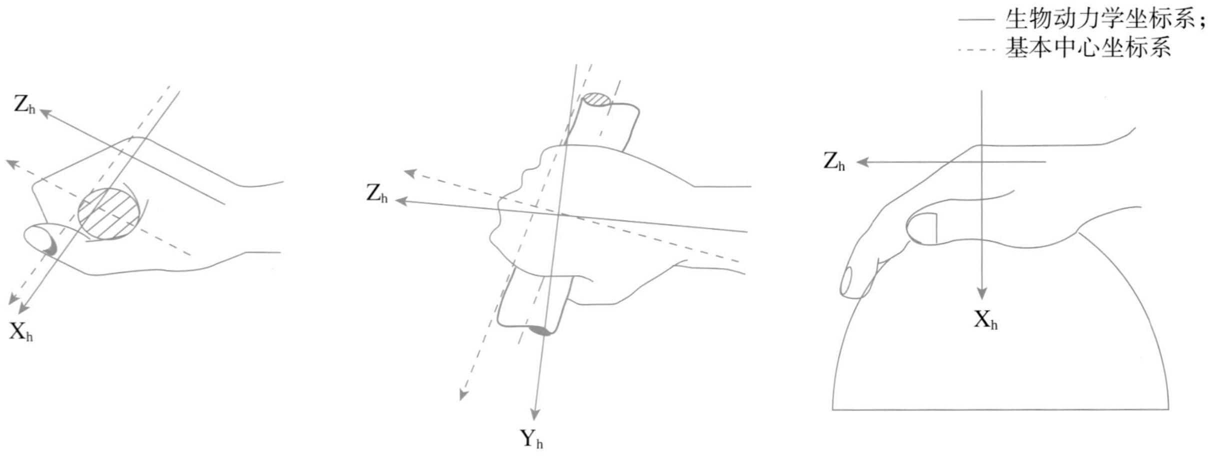

a. 紧握姿势（手以标准握法握住半径为 2 cm 的圆棒）　　b. 伸掌姿势（手压在半径为10 cm 的球面上）

图 4-1　手臂振动轴向定位

（2）分别测量三个轴向振动的频率计权加速度，取三个轴向中的最大值作为被测工具或工件的手传振动值。

3．取值方法

（1）使用手传振动专用测量仪时，可直接读取计权加速度值（m/s^2）；若测量表头以计权加速度级（dB）表示振动幅值，则可通过式（4-17）换算成计权加速度。

（2）如果只获得 1/1 或 1/3 倍频程各中心频带加速度均方根值时，可采用式（4-17）换算成频率计权加速度。当各中心频带为加速度级均方根值时，先用式（4-18）换算为频率计权加速度级，然后再利用式（4-17）换算成频率计权加速度。

四、精密声级计测振系统

利用精密声级计配备加速度计、积分器、倍频程滤波器组成测振系统可进行振动测量。

以国产 ND2 型精密声级计为例，其主要测量步骤如下。

（一）测量准备

装入电池，开关置于“电池检查”位置，30 秒后红色指示灯亮，电表指针指在红线范围内。如未达红线范围，表示电池电压不足，应更换新电池。开关置于“快”或“慢”档，指针回到“∝”处。

（二）仪器连接

连接加速度计、积分器、声级计和倍频程滤波器。

（三）振动加速度测量

取下电容传声器，换上配合器，连接加速度计和配合器，将加速度计固定在被测振动物体上，根据声级计的读数和加速度计的灵敏度，可计算出被测振动的加速度。

（四）频谱分析

将声级计的计权网络旋钮置于“滤波器”档，可测量相应中心频率的加速度值，进行频谱分析。

五、振动的三轴向定位

振动的测量需描述振动的方向。国际标准化组织关于振动方向按互相垂直的三个轴对全身振动和局部振动（指手传振动）做了规定。对于手传振动，以手第三掌骨远端为中心，沿前臂长轴方向的振动为 Z 轴振动，沿掌面平行但与 Z 轴垂直方向的振动为 Y 轴振动，与掌面垂直的振动为 X 轴振动（图 4-1）；对于全身振动，用以描述人体某一位置为中心的正交坐标系，头足方向为 Z 轴振动，胸背方向为 X 轴振动，左右方向为 Y 轴振动（图 4-2）。分别测量三轴向振动的频率计权加速度，取其中的最大值作为评价量。

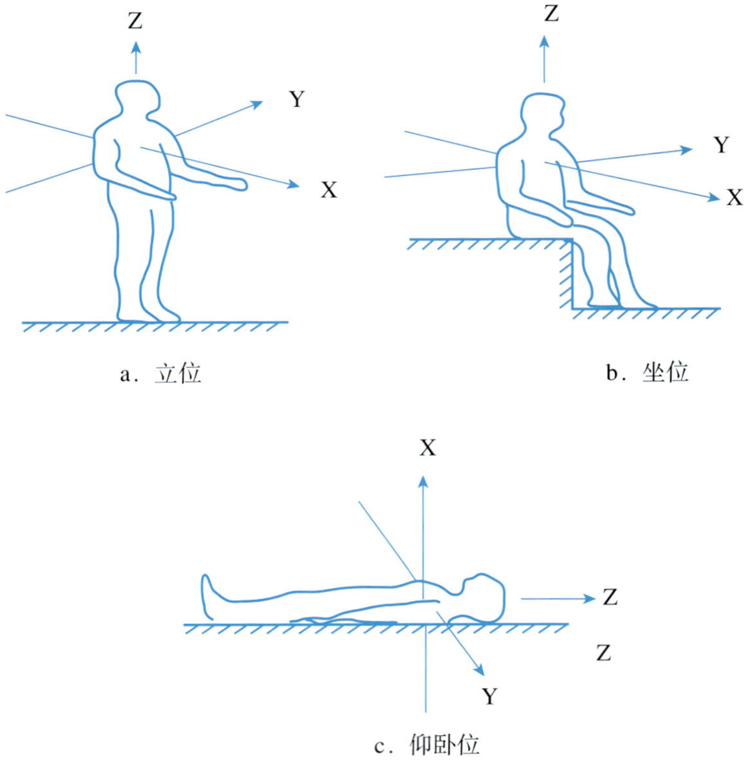

图 4-2 全身振动轴向定位

六、加速度计的固定

将加速度计按三轴向方位固定于所测振动工具的手柄或振动物体上，固定应尽可能牢固，手传振动工具的测量常用夹具安装加速度计。使用压电式加速度计测量高能量连续冲击式振动时，当瞬间加速度消失后，加速度计的输出不能返回零位，出现“零漂”现象，可使低频区测量值偏大。此时可在振动体与加速度计之间加一枚低通机械式滤波器，以防止结果失真，并能保护加速度计。

七、等能量频率计权加速度有效值计算

（一）频率计权加速度有效值

如果振动测试仪器有计权网络部分（如 ZDJ-1 型人体振动计），可直接读取频率计权加速度有效值。没有计权网络部分的仪器，需分别测量各频带的加速度，再按公式计算频率计权加速度有效值，公式如下：

$$ahw = \sqrt{\sum_{i=1}^{m} (Ki \cdot ahi)^2} \tag{4-19}$$

式中，

ahw：手传振动频率计权加速度有效值；

n：频带数；

Ki：第 i 频带的计权系数；

ahi：第 i 频带加速度有效值。

（二）4 小时等能量频率计权加速度有效值

在日接振时间不足或超过 4 h 时，要将测量结果换算为相当于接振 4 h 的频率计权加速度有效值，计算公式如下：

$$ahw(4)=\sqrt{\frac{T}{4}\cdot ahw(T)^{2}} \tag{4-19}$$

式中，

ahw（4）：4 h 等能量频率计权加速度有效值；

T：日接振时间（h）。

八、现场调查与记录

振动作业的性质，如作业名称、振动类型；振动工具或振动体的名称、类型、规格等；被加工物件的名称及性质；人体接触振动的方式；接振时间及其变动情况等。

测量和记录振动工具、工件或振动体的主要振动参数，如工具或二件的振动频谱、频率计权加速度有效值；计算 4 h 等能量频率计权加速度有效值。测量与记录气象条件，如气温、气湿、风速，有无噪声、毒物、电磁辐射、电离辐射等及其强度。

将上述调查和测量结果填入记录表。调查和测量前做好充分准备，在正常生产条件下测量，能代表接触者平时的振动接触情况。

表 4-6　工具振动测量记录表

被调查单位				车间				作业类型	
振动工具				型号					
加工对象									
测量仪器	名称：			型号：				校正：	
环境条件	气温：			气温：		噪声：		其他：	
振动轴向	振动加速度（$m\cdot s^{-2}$）								
	8	16	31.5	63	125	250	500	1000	（Hz）
X									
Y									
Z									
频率计权	ahw：		$m\cdot s^{-2}$		接振时间：		h/d	ahw（4）：$m\cdot s^{-2}$	

测量者：　　　　年　　月　　日　　　　陪同者：　　　　年　　月　　日

（白玉萍）

第六节 生物监测

一、生物监测的基本概念

生物监测在评估外源性化学物对机体影响及预测危险度方面具有独特的优势，近年来越来越受到人们的重视，应用日益广泛，其重要性已得到国内外学者的公认，特别在职业医学领域进展迅速。生物监测已成为职业医学的重要组成部分，全面认识探讨有关生物监测是十分重要的课题。

职业医学的最终目的是预防由职业病危害因素（其中主要是有毒化学物）引起的健康损害，保护和促进职业接触者的健康。监测是确定有毒物质是否影响接触者健康及其动态变化的一种方法和手段，生物监测是监测过程中的重要组成部分。生物监测的主要任务是通过评价劳动者的有毒物质接触水平及其对机体可能的健康危害来评价外环境污染水平。从而为评价和改善劳动条件提供科学依据。由于生物监测能较准确地提供劳动者的接触水平，成为职业流行病学调查和外源性化学物危险度评价中的重要环节，同时生物监测亦应为健全劳动卫生法规和监督措施服务。

生物监测（biological monitoring）是指系统地对劳动者的血液、尿等生物材料中的化学物质或其代谢产物的含量（浓度），或由其所致的无害生物效应水平进行的系统监测，目的是评价劳动者接触职业性有害因素的程度及可能的健康影响。生物监测还强调评价人体接触化学物质的程度及可能的健康影响，其目的是控制和降低其接触水平，只有定期地对接触者进行监测才能达到上述目的，一旦发现超过所规定的接触水平，就应采取相应的控制措施，如降低车间空气中化学物质的浓度，缩短接触时间，减少皮肤污染或及时消除和使用个人防护用品等，以提高对职业人群健康的保护水平。

能够作为生物监测的指标称为生物标志物（biomarker），它是机体与环境因子相互作用所引起的可测定的改变，包括环境因子在体内引起的变化，以及机体在器官、细胞、亚细胞和分子水平上的各种生理和生化改变，这些改变必须有明确的生物学意义。生物标志物是生物体受到严重损害之前，在不同生物学水平（分子、细胞、个体等）上因受环境污染物影响而异常化的信号指标。它可以为严重毒性伤害提供早期警报。这种信号指标可以是细胞分子结构和功能的变化、可以是某一生化代谢过程的变化或生成的异常代谢产物、可以是某一生理活动或某一生理活性物质的异常表现、可以是个体表现出的异常现象、可以是种群或群落的异常变化、可以是生态系统的异常变化。选择生物标志物必须考虑该指标与所研究的生物现象之间的关联性，是否能反映早期和低水平接触所引起的轻微变化及多次重复低水平接触累加所引起的远期效应（灵敏度和特异性），以及受检对象的可接受程度（实用性和准确性）。

生物标志物从功能上可以分为 3 类：①接触（暴露）生物标志物：是指通过生物体体液（尿液、血液、胆汁等）的某种化学物质和其代谢物的含量，反映化学物吸收后的内剂量和暴露水平的标志物；②效应标志物：能够特异 / 灵敏地反映化学物对机体的早期生物学效应，在确定化学物在体内的存在及其所产生损害的性质和程度、研究化学物作用的剂量 - 效应关系、阐明化学物的毒作用机制、评价预防措施的效果等方面都具有重要意义；③易感生物标志物：对毒物暴露高易感性的一些指标[1]（表 4-7）。在职业卫生领域应用最多的是接触生物标志物，可以直接测定细胞、组织或体液中的毒物及其代谢产物的浓度。

表 4-7　生物标志物的分类

标志物类型	生物样本类型	生物标志物	优缺点
接触生物标志物	尿液、血液、胆汁等	毒物及其代谢物	取样方便，含量较高，容易检测
效应生物标志物	白蛋白，DNA、血红蛋白	白蛋白加合物、血红蛋白加合物、DNA 加合物	靶器官不易采样，个体差异较大
易感生物标志物	遗传细胞、代谢酶等	基因多态性，单氧酶 - 细胞色素 P450，谷胱甘肽转移酶	存在种族差异，技术水平要求高

二、生物监测的特点

生物监测的目的是了解毒物进入机体的相对量及其生物效应剂量，是职业性有害因素评价的重要组成部分。生物监测与环境监测相辅相成、互为补充，构成全面性的职业性有害因素的评价。与环境监测不同，生物监测是以评价接触者接触水平为中心，应当强调其检测的系统性、连续性，否则只能是一次检测而非监测，而且并非所有有害物质都可以建立相应的生物监测，如进入体内沉积在肺中的煤尘、石棉、石英、氧化铁等化学物质，与接触面可以发生直接反应的刺激性大、活性强的一类化学物都无法监测。

（一）反映机体总的接触量

生物监测可反映不同途径如呼吸道、消化道和皮肤等不同来源的总接触量和总负荷。由于工作环境中有害物质浓度常常波动较大，作业者接触毒物方式可以是多种途径的、可以是连续抑或间断的，接触时可以使用防护用品等，这使得环境监测结果有时很难正确反映作业者的接触程度。环境监测仅能代表外接触量，特别是经呼吸道接触量。至于对作业者实际吸入量的估计，不仅取决于空气中有害物质的浓度，还与吸入空气的量级及有害物质的吸收系数有关。不同化学物质的理化特性及其吸收系数亦有差异，波动范围为 0 ～ 1。吸入空气量则受劳动强度、气象条件等诸多因素影响，波动范围更大。对一些经皮吸收的化学物，环境监测则根本不能反映接触水平。在反映接触水平上，生物监测较环境监测更具优越性。

（二）可直接检测内剂量和生物效应剂量

内剂量和生物效应剂量与有害生物学效应间往往具有量效关系，因此生物监测与保护作业者健康的关系较环境监测更为密切。

内剂量是表示吸收到体内的毒物的量。由于是在不同的情况下进行监测，其含义有所不同。例如，呼出的气体中毒物的浓度或工作期间血液中的毒物及其代谢产物的含量，仅代表采样前短期的接触剂量；在停止接触后 16 h 采样，则代表前 1 天的接触及负荷；而对一些半衰期长的毒物，如大多数的重金属在血中浓度，则往往被认为是反映过去一段时间的接触。内剂量也可以指某一毒物的积累剂量或在特殊器官的累积剂量，即在体内 1 个、多个器官组织或整个机体的储存量。这些毒物往往是有蓄积毒性的，如血液中的多氯联苯的量就是反应脂肪中的蓄积量。真正对机体发生作用的应是在靶器官、靶组织、靶细胞或靶作用部位的有害物质或其代谢产物的浓度，即生物效应剂量。生物效应剂量在预测毒物对机体危害方面，能提供更为直接的依据。

（三）筛检易感者

机体对毒物的易感性是有个体差异的，常与遗传因素有关，较常见的是机体缺乏某些代谢酶和存在酶的多态现象，致使机体对接触毒物的反应能力有差异。如 N- 乙酰转移酶缺乏者，对芳香胺化合物及多环芳烃较易感。α-1-抗胰蛋白酶缺乏者，对呼吸道刺激剂和粉尘更为易感。通过易感性指标检测，尽早地发现易感个体，及时采取相应的保护措施。

三、常见生物监测的类别

（一）化学物及代谢产物的测定

把生物样品检测数据同外环境污染物检测的结果及其对健康的影响进行综合分析，就有可能做到：①预测污染物水平和污染物对人群的危害。例如，通过尿汞的测定，可间接推测大气汞污染的水平；②有助于及早发现污染物对健康的影响；③确定一些环境污染物的生物学最高容许浓度。如果与环境医学监测的其他指标结合起来进行分析，还可进一步了解机体对某些环境污染物的个体反应特异性以及检出人群中高度易感的个体。

生物材料检测也有局限性。一些化学活性强而对机体黏膜有刺激作用的物质、主要引起机体急性中毒效应的物质、体液不吸收的物质等都不能采用生物材料检测。

（二）生物效应指标的测定

生物效应指标多数是非特异性的，这类指标的建立往往需要对该毒物的毒理学基础知识有所了解，特别是对中毒机制的认识。例如，有机磷接触者血胆碱酯酶被抑制；铅能抑制δ-氨基-r-酮戊二酸脱水酶（δ-ALAD）和血红素合成酶，表现为尿中δ-氨基-γ-酮戊二酸（δ-ALA）含量和血中锌原卟啉（ZPP）水平增加等。近年来，反映DNA损伤的指标，如DNA链断裂、DNA-DNA交联和DNA-蛋白交联等的测定已在生物监测中应用。

四、生物监测的卫生标准

生物监测标准一般是建立在内、外剂量的相互关系上，但更重要的是建立在内剂量（生物效应剂量）和生物学效应的相互作用研究的基础上。因为生物监测的任务是提供接触强度资料，并能对潜在的危险度做出判断。我国已颁布了甲苯、三氯乙烯、铅、一氧化碳、有机磷酸酯类农药、二硫化碳、氟、苯乙烯、三硝基甲苯、正己烷、汞、铬、苯、二甲基甲酰胺和五氯酚等28种职业接触生物限值。国家也已经颁布职业卫生生物监测质量保证规范，规范明确了生物样品的采集、运输、保存、分析的要求与注意事项，建议在实际工作中参照执行。

总之，利用生物学信息来评价环境质量对人类健康的影响已受到广泛关注，但生物监测尚存在若干局限性。目前，监测指标远不能满足需求，特别是在测定靶剂量方面。生物监测的结果评价受多种因素影响，特别是个体差异和联合接触的影响，需要通过加强有关的基础研究逐步加以解决。

第七节　生物材料中有毒有害物质监测

生物监测是测量各种生物介质中有害物质或代谢产物的含量，在职业病防治工作中，是研究生产环境对健康影响必不可少的手段。了解工人接触化学毒物的程度，除了需测定环境空气中毒物的浓度（外接触剂量）外，测定毒物进入机体后，体液中毒物及代谢物的浓度也具有重要意义。近年来被广为应用的生物标志物有着广泛的含义，它们几乎涵盖了能够反映环境因素与生物系统之间相互作用的所有指标。

一、生物监测指标的类型

生物材料中化学物及其代谢产物或呼出气中毒物含量的测定大体分为接触性生物监测和生物学效应指标的测定（效应性生物监测）。

（一）接触性生物监测

1．特异性指标 直接测定化学物原型或其代谢产物。如果测定物为化学物原型，则该物质不需要经生物转化或缺乏毒物代谢动力学资料。在大部分金属中毒中均可检测到血或尿中金属原型，应用较多的有血铅、尿铅、尿汞、尿铬等，能够反映金属在体内的接触、吸收、分布和排泄的全过程，并能间接反映软组织及靶器官中金属的含量。

2．非特异性指标 通过体内代谢产物的检测，可间接推算体内毒物的含量，如甲苯中毒，可通过检测尿中的马尿酸含量进行推算。正常人体尿液中有一定量的马尿酸存在，在正常膳食中，如果摄入水果、蔬菜代谢后也可以产生马尿酸。但是人体在接触甲苯后 2 h，尿中马尿酸的水平会急剧上升，且与环境中甲苯量有明显的剂量 - 反应（效应）关系。

（二）效应生物指标监测

接触一定量的工作场所空气中的毒物，可引起生理、生化变化或其他病理方面的改变。如有机磷农药中毒，血中的乙酰胆碱酯酶活性会下降，与中毒程度成负相关。铅中毒会引起尿中 δ- 氨基酮戊酸含量增加。

二、生物材料的选择、收集和储存

生物材料样本是根据环境污染物在体内的代谢特点以及是否便于采集和分析来选择的。常用的生物材料样本有血、尿、唾液、头发、指甲、牙齿、脂肪和呼出的气体等。血、尿和头发比较容易采集，而且血和尿能反映机体对环境污染物的吸收和排泄情况。检测头发、指甲、牙齿、脂肪等组织中的环境污染物，能反映毒物在机体内的蓄积情况，因而这些组织也是常用的生物材料。必要时还可检测脑、肺、肝、肾和骨等器官，但这类样品须从尸体解剖中获取。

目前生物材料检测项目有：在血液中测定铅、汞、锰、砷、氟等；在尿中测定铅、汞、锰、氟、铬、镉、镍、锑、铀、铍以及有机磷农药的代谢产物等；在头发中测定砷、汞、铅、锰、铬、镍等；在脂肪和乳汁中测定六氯环己烷（六六六）和双对氯苯基三氯乙烷（DDT）等。

1．尿 尿液的采集时间主要依据毒物在体内的半衰期而定，半衰期短的毒物，其接触者尿液中检出的毒物代表近期接触水平。半衰期长的毒物，其接触者尿液中检出的毒物代表相当一段时间接触的平均水平。一般收集晨尿、阶段尿和全日尿，并需用比重或肌酐校正。根据检测目的选择合适的容器（无菌、去金属等），采集后的尿样如不能及时测定，应低温保存，必要时加入稳定剂。

2．血 血中毒物的含量可反应接触者近期接触水平，并且含量较稳定，取样污染的机会少。血样分为全血、血浆、血清和血细胞。一般取静脉血、指血和耳血。有蓄积性的毒物，血中浓度主要反应机体的负荷，并应注意血中浓度与蓄积部位的相关关系。采样时应选择合适的抗凝剂（肝素、EDTA 等）。现场应用冰壶保存，到达实验室后，根据检测目的选择 4℃、−20℃、−70℃保存。切不可随意冰冻保存。

3．呼出气 终末呼出气的分析主要用于接触挥发性有机毒物的分析评价。采集呼出气时要注意区分混合呼出气和终末呼出气，在接触期间，混合呼出气中的毒物浓度大于终末呼出气浓度。接触后，混合呼出气中的毒物浓度小于终末呼出气浓度。采样时应严格掌握采样时间。

三、样品的预处理

生物样品通常具有两个特点，一是样品成分比较复杂，基质中包含有多种化合物；二是待测物质含量较低。因此，样品的前处理是生物检测工作重要的环节。预处理的目的一是从复杂的样品中分离出待测物，二是消除共存物的干扰。

（一）无机物样品的预处理

在职业卫生中，无机成分如铅、镉、锰、汞、砷等是经常检测的有害物质，所检测的生物样品有血、尿、组织及头发等。常用的预处理有稀释法、灰化法、消化法、共沉淀法、离子交换法和溶剂萃取法。

1. 稀释法 直接将血、尿等样品用稀释剂稀释后供测定。其作用一方面是将待测物的浓度稀释到检测线性范围内，另一方面可减少样品中基质的浓度，以降低测定干扰。常用的稀释剂有去离子水、稀硝酸或含有 Trion-100 的稀硝酸。常用的基体改进剂有硝酸铵、硝酸镍、氯化钯、磷酸氢铵和 EDTA 等。

2. 溶剂萃取法 最简单的方法是用稀酸或去离子水将待测元素从样品中分离出来。如用 1 mol/L 盐酸浸泡组织，可萃取出组织中的镉、铜、锰、锌等。另一种方法是用金属离子络合，生成络合物，再用有机溶剂萃取络合物。

3. 溶解法 一些固态样品经适当溶剂溶解后可直接进行测定，如毛发、指甲、骨等组织可用四甲基氢氧化铵（TMAH）乙醇处理 24 小时，可生成一种均匀的混合液，可直接进样测定。

4. 湿式消化法 是最常用的前处理方法。对于那些基质复杂难以用上述方法处理的样品可用湿式消化法。酸消化法：用硝酸、硫酸、高氯酸或过氧化氢等按不同的比例混合，作为消化液，利用氧化性破坏样品中的有机物。碱消化法：用氢氧化钠溶液与样品一起加热，破坏有机物。此法只用于过渡元素、重金属和澜系元素，不能用于碱性金属。

5. 固相萃取法 利用固体吸附剂对样品中的待测物质通过吸附、分配或离子交换等作用，将待测物截留在柱子上，然后再用少量洗脱剂洗下，从而达到消除样品基体和干扰影响及富集待测物的目的。用于固相萃取的试剂通常为离子交换剂或螯合剂。

（二）有机物样品的预处理

常用的有溶剂萃取法、固体萃取法（C_{18} 液相色谱填料、硅胶、硅镁吸附剂、高分子吸附小球）、蒸馏挥发法、通入惰性气体法促使挥发分离、衍生化等。

1. 顶空法 也称气体萃取法，适用于样品中微量的高挥发性待测物的分离。可分为静态和动态顶空法。

（1）静态顶空法：将液体或固体样品放在一个密闭的玻璃样品瓶（顶空瓶）中，保持样品瓶有一半以上的空间，立即盖严，使液相中的易挥发组分挥发至液面上部。抽取一定体积的空气直接进样。

（2）动态顶空法：又叫吹扫 - 捕集法。利用惰性气体将样品中的挥发或半挥发性化合物吹出。待测物浓度较高时，可直接将吹出气进样；待测物浓度较低时，不能直接进样，可将吹出气通过固体吸附 - 解吸过程，测定解吸气。

2. 溶剂萃取法 此法也用于有机物的分离和浓缩。利用其在有机相和无机相间的不同分配比，将待测物与基体分离。

3. 柱前衍生化技术 在样品通过色谱柱之前，采用化学衍生反应将样品中难检测的待测物定量地转移成衍生物，通过检测生成衍生物对待测物进行定性定量分析。常用的衍生化有硅烷化、酯化、酰化和卤化。气相色谱法中的柱前衍生化主要是改善待测物的挥发性；液相色谱法中的柱前衍生化主要是改善待测物的检测力。

4．微波萃取法　一般是将样品置于聚四氟乙烯材料杯中，加入萃取溶剂后，置于微波炉中加热萃取。

四、生物样品的检测方法

生物样品的分析方法不仅要求准确、精密，还要求简单、快速、灵敏并具有良好的选择性即特异性。

1．光谱法　紫外 / 可见分光光度计、荧光分光光度计、原子吸收分光光度计等应用十分普遍。紫外 / 可见光分光光度计、荧光分光光度计既可用于有机物的分析，也可用于无机物的分析。原子吸收分光光度计用于痕量金属的分析。

2．色谱法　气相色谱和高效液相色谱由于其分离效能高、灵敏度高、应用范围广等优点已被广泛应用。

3．其他方法　随着分析技术的发展，质谱技术应用越来越多，如电感耦合等离子发射体质谱、气质联机、液质联机等也用于生物样品的分析。提高了检测方法的灵敏度和准确度，同时实现了多元素多组分的同时分析。

（王　茜）

第八节　生物材料中有毒有害物质检测方法

生物材料检测应用最多的是血中和尿中毒物原形的检测，包括血中重金属元素和有机化合物检测。几乎所有重金属元素的检测都可以通过收集血或尿样本获得，通过原子吸收或电感耦合等离子质谱和电感耦合等离子发射光谱进行分析。血中重金属元素的测定常采用的方法为原子吸收法，目前电感耦合等离子体质谱法（ICP/MS）测定微量元素的用途越来越广，具有谱线简单、干扰少、多元素同时测定、灵敏度高、动态范围宽等优点，而且血样处理过程简单，在微量元素分析领域占有重要地位。

一、全血中 11 种微量元素的 ICP-MS 测定方法

（一）仪器与材料

1．电感耦合等离子体质谱 Perkin Elmer Sciex DRC Ⅱ；

2．微波消解仪 MARs-5；

3．消解罐 HP-500 CEM 公司；

4．Millipore Elix/Rios Milli-Q 纯水系统。

（二）试剂

1．实验用水　实验用纯水电阻率≥ 18.2 MΩ；

2．硝酸　优级纯 $\rho20 = 1.42$ g/ml；

3．硝酸铅 优级纯或金属铅，光谱纯；

4．硝酸溶液 1%（V/V）；

5．硝酸溶液 0.1%（V/V）；

6．肝素溶液 5 g/L；

7．Triton X-100 溶液 0.1%（V/V）；

8．混合标准溶液

（1）混合标准储备液：购买国家级混合标准储备液（1 ml = 1 mg 以铅计）

（2）标准应用液：临用前用硝酸溶液（4.5 ml）逐级稀释成 1 ml = 0.4 μg 铅的中间液，然后用 1% 硝酸溶液稀释成 1 ml = 0.1 μg 铅（应用液 i）和 1 ml = 0.2 μg 铅（应用液 ii）的标准应用液。

9．质控样 用标准血样、接触者混合血样或加标的正常人混合血样做质控样。

（三）采样、运输和保存

早晨空腹采集静脉血，置入事先加好肝素溶液（用量为每毫升血 20 ~ 40 μl）的管冰瓶运输，于 4℃下可保存 3 周。

样品处理：准确量取静脉全血 200 μl，加入 5% 硝酸 800 μl，于 1.5 ml 塑料离心管中，盖紧后于振荡混匀器混匀 3 分钟。1500 r/min 离心 10 min，取上清液 100 μl，加超纯水 900 μl，待测，同时制备空白待测液。

（四）样品分析

1．仪器操作条件 参照下列仪器操作条件，将原子吸收分光光度计调整到最佳测定状态。雾化气（载气）流速 0.94 L/min，仪器其他参数采用 PE 公司标准溶液（元素含量 μg/L），由仪器自动优化程序（Smart Tune）完成。

2．标准曲线 以 10 mg/L 标准溶液（PE Multi-element Std 3）分别配制含 0.10、0.50、1.0、5.0、10.0 μg/L 的 1%HNO_3 系列溶液，在所定条件下使用 ICP-MS 仪测定各溶液的强度。以浓度对各标准溶液的强度值作线性回归分析。

3．计算 按下式计算血中金属元素浓度。

$$X = 10c \quad (4\text{-}20)$$

式中，

X：血中金属元素的浓度（μg/L）；

c：由标准曲线查得的金属元素的浓度（μg/L）；

10：稀释倍数。

二、全血中铅的石墨炉原子吸收分光光度测定方法

（一）原理

血液样品（以下称血样）用硝酸溶液进行脱蛋白，在 283.3 nm 波长下，用石墨炉原子吸收光谱法测定铅含量。

（二）仪器器材

1．10 ml 容量瓶；

2．1.5 ml 具塞聚乙烯离心管；

3．旋涡混合器；

4．离心机：转速大于 10 000 r/min；

5．微量移液器：量程分别为 20 ～ 200 μl、100 ～ 1000 μl；

6．原子吸收光谱仪：具石墨炉、塞曼或氘灯背景校正装置和铅空心阴极灯。

（三）试剂

1．离子水；

2．硝酸：ρ20 = 1.42 g/ml，优级纯；

3．硝酸溶液：1%（体积分数）；

4．硝酸溶液：5%（体积分数）；

5．牛血：肝素抗凝，–20℃保存，使用前放至室温摇匀。也可采用低本底人血、羊血等。本底铅含量应低于 50 μg/L；

6．标准溶液：采用铅单元素有证标准物质。

（四）采样、运输和保存

样品采集应严格按照生物接触限值规定的时间段（班前、班中、班末、工作周末）进行。采集的样品按照标准方法要求进行储存，采集后的样品一般应在低于 8℃条件下冷藏运输。在样品保存期内进行检测。

采集后的样品和样品空白置于清洁容器中冷藏运输。样品在 –20℃下可保存半年。

（五）分析步骤

1．仪器操作条件　干燥：80℃ ～ 150℃，55 s；灰化：300℃ ～ 350℃，20 s；原子化：1600℃，5 s 停气；清除：2400℃，3 s。

2．血铅标准工作曲线系列的配制　将铅单元素标准溶液用 1% 硝酸溶液稀释成 50.0 μg/ml 铅标准应用液，再用 1% 硝酸溶液配成浓度为 0、1.25 μg/ml、2.50 μg/ml、5.00 μg/ml、10.00 μg/ml、12.50 μg/ml 铅标准溶液系列。另取 6 只 10 ml 容量瓶，编号为 1 ～ 6 号。分别加入 0.40 ml 浓度为 0 μg/ml ～ 12.50 μg/ml 的铅标准溶液系列，再用牛血定容至刻度，即配制成浓度为 0、50 μg/L、100 μg/L、200 μg/L、400 μg/L、500 μg/L 的血铅工作曲线标准溶液系列。

3．血铅标准工作曲线溶液系列、样品及样品空白的预处理方法

（1）血铅标准工作曲线溶液系列预处理方法：分别取 0.15 ml 血铅标准溶液工作曲线系列于具塞聚 乙烯离心管内，各管加入 0.60 ml 5% 硝酸溶液，立即盖好盖子，强力振摇，然后在旋涡混合器上振摇 5 min，以 10 000 r/min 离心 5 min，上清液供测定。

（2）样品预处理方法：将冷冻血样取出，恢复到实验室温度。充分振摇混匀，取出 0.15 ml，置于 1.5 ml 具塞聚乙烯离心管内，其余处理步骤同上。

（3）样品空白预处理方法：用采血针抽取 2.0 ml 水置于采血管中，振荡，其余处理步骤同上。

4．血铅标准工作曲线溶液系列、样品及样品空白的测定

（1）血铅标准工作曲线溶液系列的测定：参照仪器操作参考条件，将原子吸收光谱仪调整到最佳测定状态，取 15 μl 上清液进样，测定各标准系列，每个浓度重复测定 3 次。2 ～ 6 号的吸光度值减去 1 号的吸光度值后，对相应的铅浓度（μg/L）绘制工作曲线或计算回归方程。

（2）样品及样品空白的测定：用测定标准系列的操作条件测定样品及样品空白溶液，空白测定结果应小于检出限。当检测结果大于检出限时，表明样品在采集、运输和存储过程中受到污染，批量样品应作废。测得的吸光度值由工作曲线或回归方程计算铅的浓度（μg/L）。

5．计算　按式（4-21）计算血样中铅的浓度：

$$C = C_0 \tag{4-21}$$

式中，

C：血中铅的浓度（μg/L）；

C_0：由工作曲线或回归方程得的血样中铅的浓度（μg/L）。

6．说明

（1）本法的检出限为 7 μg/L，定量下限为 20 μg/L；测定范围为 20 μg/L ~ 500 μg/L。塞曼背景校正的原子吸收光谱仪相对标准偏差范围为 1.6% ~ 2.8%（$n = 6$），氘灯背景校正的原子吸收光谱仪相对标准偏差范围为 1.5% ~ 5.3%（$n = 6$）。

（2）本法的进样量应根据仪器具体情况确定，一般选择 10 ~ 20 μl。

（3）本法中基体对测定有影响，样品应采用与工作曲线系列溶液相同的处理方法。若样品中铅浓度超过测定范围，可将血铅工作曲线范围提高至 800 μg/L 或 1000 μg/L，标准系列及样品均采用 10 倍稀释方法处理后测定，即取血液 0.1 ml，加入 5% 硝酸溶液至 1.0 ml。

（4）采血管不能使用 EDTA 抗凝管。

（5）检测过程质量控制应按照《职业人群生物检测方法》（GBZ/T 295-2017）的要求进行。

参考文献

[1] 段晓丽，汪翠平，王贝贝，等．多环芳烃暴露生物标志物的进展 [J]．环境与健康杂志，2011，28（3）：274-277．

（王　茜）

第五章

建设项目职业病危害评价及有害作业分级

第一节 概 述

《中华人民共和国职业病防治法》明确规定建设项目必须进行职业病危害评价。《建设项目职业病防护设施“三同时”监督管理暂行办法》规定，国家根据建设项目可能产生职业病危害的风险程度，分为职业病危害一般的建设项目、职业病危害较重的建设项目和职业病危害严重的建设项目，对其实行分类监督管理。建设项目职业病危害评价是贯彻国家有关职业卫生方面的法律、法规、标准、规范，提出职业卫生防护要求，采取积极有效措施控制或消除职业病危害因素，实现职业病危害源头控制的重要措施，是保障生产顺利进行的重要条件，对于提高建设项目建设前和投产后职业病危害防护水平，防患于未然，保护劳动者健康及其相关权益具有重要作用。作业场所有害作业分级是职业病危害分类管理的基础，也是确定作业场所职业病危害关键控制点的重要依据。职业病危害评价和有害作业分级对职业卫生管理工作进一步科学化、规范化具有重要意义。

一、建设项目职业病危害评价

（一）建设项目职业病危害评价的意义

职业病危害评价是依据有关法律、法规、规范等，对建设项目的选址、总体布局、生产工艺和设备布局、建筑卫生学、职业病危害因素和危害程度及其对劳动者健康的影响、职业病危害防护设施、辅助用室、应急救援、个人使用的职业病防护用品、职业卫生管理、职业卫生专项经费概算等进行的客观评价，评价项目运行后劳动条件的合规性及对劳动者健康可能产生的健康损害，并提出有针对性预防和控制措施。

《中华人民共和国职业病防治法》明确规定：用人单位应当依照法律、法规要求，严格遵守国家职业卫生标准，落实职业病预防措施，从源头上控制和消除职业病危害。新建、扩建、改建建设项目和技术改造、技术引进项目（以下统称建设项目）可能产生职业病危害的，建设单位在可行性论证阶段应当进行职业病危害预评价。职业病危害预评价报告应当对建设项目可能产生的职业病危害因素及其对工作场所和劳动者健康的影响作出评价，确定危害类别和职业病防护措施。建设项目的职业病防护设施所需费用应当纳入建设项目工程预算，并与主体工程同时设计，同时施工，同时投入生产和使用（以下简称职业病防护设施“三同时”）。建设项目在竣工验收前，建设单位应当进行职业病危害控制效果评价。同时规定，职业病防护设施所需费用应当纳入建设项目工程预算。

建设项目职业病危害评价是从源头上控制和消除职业病危害的重要措施，是对建设项目进行职业病防护设施“三同时”监督管理和日常监督管理工作的依据。

（二）建设项目职业病危害评价机构及服务范围

职业病危害评价工作必须由依法设立的取得国务院卫生健康管理部门或者设区的市级以上地方人民政府卫生健康管理部门资质认可的职业卫生技术服务机构进行，职业卫生技术服务机构必须依照国家法律、行政法规、标准和《职业卫生技术服务机构管理办法》的规定，开展职业卫生技术服务工作。

1．职业卫生服务机构 《职业卫生技术服务机构管理办法》规定：职业卫生技术服务机构的资质分为甲级和乙级二个等级。甲级资质由国家卫生健康委认可及颁发证书；乙级资质由省、自治区、直辖市卫生健康主管部门认可及颁发证书。

2．申请职业卫生技术服务机构资质应具备下列条件

（1）能够独立承担民事责任。

（2）有固定的工作场所，实验室、档案室等场所的面积与所申请的资质、业务范围相适应。

（3）具有符合要求的实验室，具备与所申请资质、业务范围相适应的仪器设备。

（4）有健全的内部管理制度和质量保障体系。

（5）具有满足学历、专业、技术职称等要求的专业技术人员。申请甲级资质的，专业技术人员不少于 30 名；申请乙级资质的，专业技术人员不少于 15 名。

（6）有专业技术负责人和质量控制负责人。申请甲级资质的，专业技术负责人具有高级专业技术职称和 5 年以上的职业卫生相关工作经验；申请乙级资质的，专业技术负责人具有高级专业技术职称和 3 年以上的职业卫生相关工作经验，或者中级专业技术职称和 8 年以上的职业卫生相关工作经验。质量控制负责人，具有高级专业技术职称和 3 年以上的职业卫生相关工作经验，或者中级专业技术职称和 5 年以上的职业卫生相关工作经验。

（7）具有与所申请资质、业务范围相适应的检测能力、评价能力。申请甲级资质的，机构主要负责人和相关岗位负责人应当具有从事职业卫生技术服务工作 5 年以上的工作经历。

（8）截止申请之日 5 年内无严重违法失信记录。

（9）正常运行并可以供公众查询的信息网站。

（10）法律行政法规规定的其他条件。

3．各级职业卫生服务机构服务范围 职业卫生服务机构应当在认可的范围内开展技术服务工作，并接受技术服务所在地卫生健康主管部门的监督管理，按照规定及时报送职业卫生技术服务内容、时间、参与人等相关信息。

（三）职业病危害评价的基本原则

职业病危害评价是以改善作业场所职业卫生条件、保证劳动者健康为目的的，科学性、客观性、政策性、责任性很强的工作，职业卫生技术服务机构必须依照国家法律、行政法规、标准和《职业卫生技术服务机构监督管理暂行办法》的规定开展职业卫生技术服务工作。评价结果必须客观、真实、准确，职业卫生技术服务机构对评价项目做出的评价结论要承担法律责任。在评价工作中要以建设项目为基础，以客观事实为依据，始终遵循以下 3 个原则。

1．贯彻落实预防为主、防治结合的方针。

2．遵循科学、公正、客观、真实的原则。

3．遵循国家法律法规的有关规定。

（四）建设项目职业病危害评价的类型

依据建设项目立项、施工、验收、正式投产运行等不同阶段，建设项目评价分为以下 3 种类型。

1．职业病危害预评价　可能产生职业病危害的建设项目，在其可行性论证阶段，对建设项目可能产生的职业病危害因素及其有害性与接触水平、职业病防护设施及应急救援设施等进行的预测性分析与评价。

2．职业病危害控制效果评价　建设项目完工后、竣工验收前，对工作场所职业病危害因素及其接触水平、职业病防护设施与措施及其效果等做出的综合评价。

3．职业病危害现状评价　对用人单位在生产正常运行情况下，工作场所存在的职业病危害因素及其接触水平、职业病防护设施及其他职业病防护措施的效果、职业病危害因素对劳动者的健康影响情况等进行的综合评价。

（五）职业病危害评价的程序

为确保评价工作质量，规避评价风险，职业病危害评价程序分 3 个阶段。

1．准备阶段

（1）接受建设单位或用人单位委托、签订评价工作合同。

（2）收集职业病危害评价所需的相关资料并查阅相关文献资料。

（3）开展初步现场调查。

（4）根据需要编制职业病危害评价方案并对方案进行技术审核。

（5）确定职业病危害评价的质量控制措施及要点。

2．实施阶段

（1）职业卫生调查与分析（或工程分析、辐射源项分析）。

（2）现场（或类比现场）职业卫生检测与分析以及辐射防护检测与分析，或收集与分析现场（类比现场）职业卫生检测数据。

（3）现场（或类比现场）职业病防护设施、职业健康监护等职业病防护措施调查与分析。

（4）对评价内容进行分析、评价并得出结论，提出对策和建议。

3．报告编制阶段

（1）汇总实施阶段获取的各种资料、数据。

（2）完成职业病危害评价报告书编制。

（3）根据需要进行专家评审或项目企业相关人员进行审核评价。

（4）修改和完善职业病危害评价报告（书）。

（六）职业病危害评价的内容

职业病危害评价的内容主要包括以下 10 个方面：

1．企业的选址、总体布局、生产工艺和设备布局。

2．建筑卫生学（建筑物结构、间距、采光照明、通风、采暖等）及辅助用室设置的合理性。

3．职业病危害因素种类、来源、分布及其危害程度。

4．职业病防护措施和设施的可行性和有效性。

5．辐射防护措施与评价，辐射防护监测计划与实施等。

6．个人使用的职业病防护用品的合理性及有效性。

7．职业健康监护及其处置措施。

8．应急救援措施。

9．职业卫生管理措施。

10．其他应评价的内容。

（七）职业病危害评价方法

根据建设项目或用人单位职业病危害特点以及职业病危害评价目的，可采用职业病危害作业分级、风险评估法、类比法、检查表分析法、职业卫生现场调查法、职业卫生检测法、职业健康检查法、辐射防护屏蔽计算、综合分析法等方法进行综合分析，做出定性和定量评价，必要时可采用其他评价方法。

1．职业病危害作业分级法 根据作业场所职业病危害因素的检测（类比检测）结果，按照国家有关职业病危害作业分级标准对不同职业病危害作业的危害程度进行分级。

2．风险评估法 依据工作场所的职业病危害因素的种类、理化性质、浓度（强度）、暴露方式、接触人数、接触时间、接触频率、防护措施、毒理学资料、流行病学等相关资料，按一定准则，对建设项目发生职业病危害的可能性和危害程度进行评估。

3．类比法 类比法主要用于预评价。通过对与拟评价项目相同或相似工程（项目）的职业卫生调查、工作场所职业病危害因素浓度（强度）检测以及对拟评价项目有关的文件、技术资料的分析，类推拟评价项目存在的职业病危害因素的种类和危害程度，对职业病危害进行风险评估，预测拟采取的职业病危害防护措施的防护效果。

4．检查表分析法 依据国家有关职业卫生的法律、法规和技术规范、标准，以及操作规程、职业病危害事故案例等，通过对拟评价项目的详细分析和研究，列出检查单元、部位、项目、内容、要求等，编制成表，逐项检查符合情况，确定拟评价项目存在的问题、缺陷和潜在危害。

5．职业卫生调查法 是指运用现场观察、文件资料收集与分析、人员访谈等方法，了解调查对象相关卫生信息的过程。职业卫生调查内容主要包括：工程概况、试运行情况、总体布局、生产工艺、生产设备及布局、生产过程中的物料及产品、建筑卫生学、职业病防护设施、个人使用的职业病防护用品、辅助用室、应急救援、职业卫生管理、职业病危害因素以及时空分布、预评价报告与防护设施设计及审查意见的落实情况等。

6．职业卫生检测法

（1）职业病危害因素检测：根据国家检测规范和方法，对化学因素（包括粉尘）、物理因素、生物因素、不良气象条件等进行检测。

（2）职业病防护设施及建筑卫生学检测：根据检测规范和方法，对职业病防护设施的技术参数以及采暖、通风、空气调节、采光照明、微小气候等建筑卫生学内容进行检测。

7．职业健康检查法 按照《职业健康监护技术规范》（GBZ 188-2014）等有关规定，由具有职业健康体检资质的卫生服务机构对从事职业病危害作业的劳动者进行健康检查，根据健康检查结果评价职业病危害作业的危害程度。

8．综合分析法 依据国家职业卫生相关规定、标准对职业卫生调查资料及其合法性和合规性进行综合分析与评价。

9．其他方法 必要时可采用其他方法，如文献法等。

二、有害作业分级评价

（一）有害作业分级评价的意义

《建设项目职业病防护设施“三同时”监督管理暂行办法》规定，国家根据建设项目可能产生职业病危害的风险程度，分为职业病危害一般的建设项目、职业病危害较重的建设项目、职业病危害严重的建设项目，对其实行分类监督管理。职业病危害一般的建设项目，其职业病危害预评价报告应当向职业卫生管理部门备案，职业病防护设施由建设单位自行组织竣工验收，并将验收情况报职业卫生管理部门备案；职业病危害较重的建设项目，其职业病危害预评价报告应当报职业卫生管理部门审核，职业病防护设施竣工后，由职业卫生管理部门组织验收；职业病危害严重的建设项目，其职业病危害预评价报告应当报职业卫生管理部门审核，职业病防护设施设计应当报职业卫生管理部门审查，职业病防护设施竣工后，由职业卫生管理部门组织验收。

有害作业分级评价是实施建设项目分类监督管理的基础和依据。

（二）有害作业分级评价的内容

目前有害作业分级评价主要包括以下内容。

1．有毒作业分级评价。

2．生产性粉尘作业环境分级评价。

3．噪声作业有害分级评价。

4．高温作业分级评价。

5．低温作业分级评价。

6．冷水作业分级评价。

（三）有害作业分级评价方法

依据有害因素的性质及危害程度、接触时间率、劳动强度及作业场所有害因素检测结果，按相关分级标准进行分级，详见本章第五节。

（四）有害作业分级报告

1．分级完成后应编制工作场所职业病危害作业分级报告书，报告书的内容应包括分级依据、方法、结果以及分级管理建议和应告知的对象。

2．分级结果应告知用人单位负责人、管理者和相关劳动者。

3．分级过程全部资料应归档保存。

（五）有害作业分级管理

我国对作业场所有害因素实行分级管理，一般将危害作业分四级，视不同情况采取不同管理措施。

1．0 级（相对无害作业） 劳动者接触的有害因素浓度或强度符合我国职业接触限值的要求，在该作业条件下，对劳动者健康不会产生明显影响，可以继续保持目前的作业方式和防护措施。

2．Ⅰ级（轻度危害作业） 劳动者接触的有害因素浓度或强度不符合我国职业接触限值的要求，但属于轻度危害作业，在该作业条件下，可能对劳动者的健康存在不良影响。应改善工作环境，降低劳动者实际接触水平，并设置相应有害因素的警示标识和防护标识，对劳动者进行职业卫生培训，采取职业健康监护、定期作业场所监测等行动。

3．Ⅱ级（中度危害作业） 劳动者接触的有害因素浓度或强度超过我国职业接触限值的要求，属于中度危害作业，在该作业条件下，很可能引起劳动者的健康危害。应在采取上述措施的同时，及时采取纠正和管理行动，降低劳动者实际有害因素的接触水平。

4．Ⅲ级（重度危害作业） 劳动者接触的有害因素浓度或强度远超过我国职业接触限值的要求，属于重度危害作业，在该作业条件下，极有可能造成劳动者严重健康损害的作业。应立即采取整改措施，作业点设置相应有害因素的警示标识和防护标识，劳动者应使用个人防护用品，使劳动者实际接触水平达到职业卫生标准的要求。对劳动者及时进行健康体检。对不符合项进行整改，整改完成后，应重新对作业场所进行职业卫生评价。

（范雪云　钱庆增）

第二节　建设项目职业病危害预评价

职业病危害预评价是指对可能产生职业病危害的建设项目，在可行性论证阶段，对建设项目可能产生的职业病危害因素、危害程度、对劳动者健康影响、防护措施等进行预测性卫生学分析与评价，确定建设项目在职业病防治方面的可行性，并依据评价结果和相关文件确定建设项目职业病危害的类型。为建设项目职业病防护设施设计专篇及建设项目职业病危害分类管理提供科学依据。

一、目的和基本原则

（一）目的

1．贯彻落实《中华人民共和国职业病防治法》及国家相关的法律、法规、规章、标准和产业政策，从源头控制和消除职业病危害，防治职业病，保护劳动者健康。

2．识别、分析建设项目可能产生的职业病危害因素，评价危害程度，确定职业病危害类别，为建设项目职业病危害分类管理提供科学依据。

3．从职业病防治角度评估建设项目的可行性，为建设项目的设计提供必要的职业病危害防护对策和建议。

（二）基本原则

1．贯彻落实预防为主、防治结合的方针，对建设项目实行分类管理，综合治理。

2．遵循科学、公正、客观、真实的原则，保证评价工作的独立性，排除非技术人为因素的影响。

3．遵循风险评估的原则，综合分析建设项目可能产生的职业病危害。

4．遵循国家法律法规的相关规定。

二、评价依据

（一）法律、法规、规章

依据我国有关职业病防治的法律、法规、规章执行。

（二）规范、标准

按《工业企业设计卫生标准》（GBZ 1-2010）、《工作场所有害因素接触限值 第1部分：化学有害因素》（GBZ 2.1-2019）、《工业场所职业病危害警示标识》（GBZ 158-2003）、《工作场所空气中有害物质监测的采样规范》（GBZ 159-2004）、《工作场所空气中有毒物质测定》（GBZ/T 300-2017）、《工作场所职业病危害作业分级》（GBZ/T 229）等有关职业病防治的规范、标准执行。

（三）条令及文件

依照卫生健康委、社会与劳动保障部等部门发布的相关条令及文件执行。

（四）基础依据

建设项目可行性研究的有关资料、预评价工作委托书等。

（五）其他依据

建设项目有关的支持性文件、国内外文献资料及与评价工作有关的其他资料。

三、评价范围与内容

（一）评价范围

原则上以拟建项目可行性研究报告中提出的工程内容为准，主要对项目投产后运行期存在的职业病危害及防护措施进行评价，包括建设项目建设施工过程职业卫生管理要求的内容。对于改建、扩建建设项目和技术改造、技术引进项目，评价范围还应包括建设单位的职业卫生管理基本情况以及所有设备设施的利旧内容。

（二）评价内容

职业病危害预评价应当对建设项目可能产生的职业病危害因素及其对工作场所和劳动者健康的影响做出评价，确定危害类别和职业病防护措施的合理性及有效性。主要包括项目选址、总体布局、生产工艺和设备布局、建筑卫生学、职业病危害因素和危害程度及对劳动者健康的影响、职业病危害防护设施、辅助用室、应急救援、个人使用的职业病防护用品、职业卫生管理、职业卫生专项经费概算等。

四、评价方法

根据建设项目职业病危害特点，一般采用类比法、检查表分析法、辐射防护屏蔽计算法、职业病危害作业分级法、风险评估法等进行综合分析，定性和定量评价，必要时可采用其他评价方法，如文献法等。职业病危害评价方法及适用范围见本章第一节中“建设项目职业病危害评价”部分。

五、评价程序

（一）准备阶段

主要工作为接受建设单位委托、收集和研读有关资料、进行初步调查分析、编制预评价方案并进行技术审核、确定质量控制原则及要点等。

1．收集资料　建设项目职业病危害预评价应收集的主要资料包括：

（1）建设项目的立项文件。

（2）建设项目建议书、可行性研究报告。

（3）建设项目的技术资料。主要包括：①建设项目概况；②生产工艺及生产设备；③生产过程拟使用的原料、辅料、中间品、产品及其的用量和产量等；④辐射源项资料；⑤劳动组织、工种和岗位设置、各岗位作业内容及作业方法等；⑥各种设备、化学品的有关职业病危害的中文说明书；⑦拟采取的职业病危害防护措施；⑧有关设计图纸（建设项目区域位置图、总平面布置图等）；⑨有关职业卫生现场检测资料（类比工程）；⑩有关劳动者职业健康检查资料（类比工程）；⑪其他有关评价所需的技术资料。

（4）国家、地方、行业有关职业卫生方面的法律、法规、标准、规范、条令、文件等。

2．选择类比企业 依据自然环境状况、生产规模、生产工艺、生产设备、生产过程中的物料与产品、职业病防护措施及管理水平等方面的相似性，选择与拟评价项目具有良好可比性的类比企业（对于改、扩建项目，应该优先选择原工程作为类比工程），并进行初步调查。

3．编制预评价方案 按照《建设项目职业病危害风险分类管理目录》的分类，职业病危害严重和较重的建设项目应当编制预评价方案，其他建设项目可根据预评价的需要决定是否编制评价方案。

评价方案是具体指导建设项目职业病危害预评价的技术文件。应在准备阶段、在充分研读有关资料、进行初步工程分析和现场调查基础上，以科学性、实用性、针对性为原则进行编制并对其进行技术审核。预评价方案要概述本项目的职业病危害种类及特征，明确评价重点、范围、方法及质量控制措施。评价方案应包括以下主要内容。

（1）概述：简述评价任务由来以及建设项目性质、规模、地点等基本情况。

（2）编制依据：列出适用于评价的法律法规、标准和技术规范等。

（3）评价方法、范围及内容：根据建设项目的特点，确定评价范围和评价内容，选定适用的评价方法。

（4）建设项目分析：初步进行工程分析、辐射源项分析、职业病危害因素识别分析，确定评价单元及采用的评价方法，确定职业病危害防护措施分析的内容与要求等。

（5）类比企业调查及检测内容：在对建设项目工程分析基础上，确定类比企业职业卫生调查及职业病危害因素检测资料收集的内容与要求。如果类比企业没有可收集的职业病危害因素检测资料，还应确定类比企业职业病危害因素检测方案，内容包括检测项目、方法、检测点、检测对象和样品数等。

（6）组织计划：主要包括评价程序、质量控制措施、项目评价组及人员分工、工作进度、经费概算等。

（二）实施阶段

依据预评价方案开展评价工作。主要进行工程分析、职业卫生管理分析、类比企业职业卫生调查，并进行职业病危害因素定性、定量检测评价及风险评估。

（三）报告编制与评审阶段

汇总、分析实施阶段获取的各种资料、数据，通过分析，依据相关法规及标准对每项评价内容做出评价结论，提出有针对性对策和建议。依据预评价导则要求和格式完成职业病危害预评价报告书的编制，组织专家对职业病危害预评价报告书进行评审，职业病危害预评价工作程序见图 5-1。

六、预评价实施

（一）工程分析

通过对建设项目的工程特征和卫生特征进行系统、全面的分析，明确拟建项目工程概况、辐射源项概况、生产过程中的物料与产品等的名称和用（产）量、总平面布置及竖向布置、生产工艺流程和设备布局、建筑卫生学、建设施工工艺等内容的基本情况，并初步识别各评价单元可能存在的主要职业病危害因素及其来源、理化性质与分布。对于改建、扩建建设项目和技术引进、技术改造项目还应明确工程的利旧情况。

工程分析的具体内容包括以下内容。

1．工程概况 包括项目名称、性质、规模、拟建地点、自然环境概况、项目组成及主要工程内

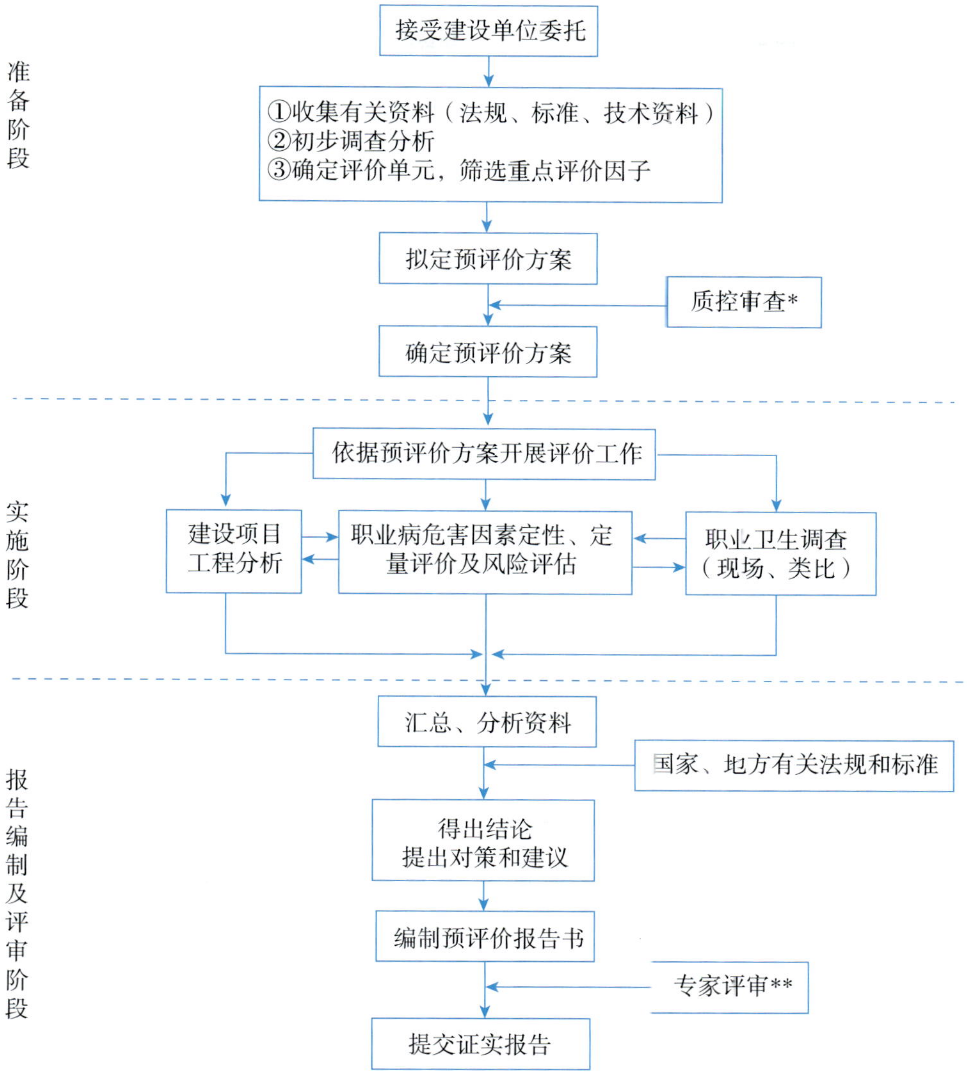

图 5-1　职业病危害预评价工作程序图

*：质控审查由评价单位根据建设项目具体情况确定是否召开专家评审会或内审会

**：专家评审的组织、程序与内容按卫生部规定执行

容、生产制度、岗位设置、主要技术经济指标等。

（1）项目名称：应与委托单位提供的建设项目可行性论证文件所用名称一致。

（2）项目性质：一般分为新建、改建、扩建、技术引进和技术改造等。

（3）生产规模：根据项目性质分别列出产品方案和生产规模。

（4）拟建地点：项目建设地点应按行政区划说明地理位置（经纬度）并附项目所在区域位置图。

（5）自然环境概况：包括拟建项目所在地区的气象条件（风向、风速、气温、相对湿度）以及是否位于自然疫源地、地方病区等与职业病危害相关的区域。

（6）生产制度：轮班制，工作制，全年生产作业时间以 h/a 为单位，同时说明作业天数。

（7）岗位设置：生产作业岗位名称及作业人数，包括辅助岗位及管理岗位等。

（8）项目组成及主要工程内容：包括整个建设项目范围内各子项目名称和主要工艺装置、设备设施等内容。

1）生产装置：包括装置名称、生产规模及主要工程内容。

2）辅助装置：包括为生产配套的各辅助装置名称、生产规模及主要工程内容。

3）公用工程：包括给水、排水、供热、供电、供燃气工程等。

4）总图运输：包括原料及辅料形态、燃料仓库、储罐、堆场以及码头工程、运输工程等。

（9）主要技术经济指标：主要是建设项目总的技术经济指标，包括工程总投资、工程用地面积、建筑面积、职业病防护设施投资概算等。

2．生产过程拟使用原料、辅料的名称及用量，产品、联产品、副产品、中间品的名称和产量，健康危害说明书（中文）。

3．总平面布置及竖向布置 从建筑卫生学和相关的勘察规划设计等方面概述布置原则，并附总平面布置和竖向布置图。

4．生产工艺流程和设备布局

（1）生产工艺流程：包括工艺技术及其来源、生产装置的生产过程概述、辅助装置的工艺过程概述、生产装置的化学原理及主要化学反应，生产工艺及设备的先进性（机械化、密闭化、自动化及智能化程度）等。

（2）生产设备及布局：包括主要生产设备及其产生职业病危害设备的健康危害说明书（中文）以及设备布局情况。

5．建筑卫生学 主要包括建筑物的间距、朝向、采光与照明、采暖与通风及主要建筑物（单元）的内部布局等。

6．辐射源项概况 主要包括辐射源装置的结构、与辐射有关的主要参数、辐射源的位置分布、放射性同位素或放射性物质中核素的名称、状态、活度、能量等指标以及不同运行状态下的主要辐射源、辐射种类、产生方式和辐射水平等，如放出放射性核素时，还应给出核素的名称、状态、活度和能量等指标。

（二）类比调查

采用类比法进行职业病危害预评价工作的建设项目，需对类比企业进行职业卫生调查并收集职业病危害因素检测资料。类比企业没有可收集的检测资料时，应按照确定的检测方案对类比企业存在的主要职业病危害因素进行现场检测。

1．类比企业职业卫生调查 职业卫生调查的主要内容包括以下内容。

（1）类比企业存在的职业病危害因素种类及其分布。

（2）类比企业各种职业病危害作业的工种（岗位）及其相关的工作地点（工序）、作业方法以及作业的频度与时间。

（3）类比企业职业病危害防护设施设置。

（4）类比企业接触有害作业劳动者个人职业病危害防护用品的配备与使用。

（5）类比企业应急救援设施设置。

（6）类比企业劳动者职业健康监护情况。

（7）类比企业职业卫生管理。

2．类比企业职业病危害因素检测资料的收集

（1）尽可能收集类比企业近年主要职业病危害因素的检测资料，明确所存在职业病危害因素的分布及其浓度（强度）等。

（2）没有可收集的检测资料时，应按照确定的检测方案对类比企业存在的主要职业病危害因素进行现场检测。

（三）职业病危害评价

1．评价单元划分　为了便于识别和描述职业病有害因素，可根据建设项目特点和职业病危害评价的要求，依据生产布局、生产工艺及生产设备布局等因素，将评价项目划分为若干评价单元，分单元对有害因素进行识别和描述。

2．职业病危害因素调查与评价

（1）职业病危害因素识别与分析：按照划分的评价单元，在工程分析和类比调查的基础上，识别拟建项目生产工艺过程、劳动过程、生产环境以及建设施工过程中可能存在的主要职业病危害因素，分析其来源、理化性质及分布，分析职业病危害作业的工种（岗位）、工作地点及其作业方式、接触时间与频度，以及可能引起的职业病及其他健康影响等。

（2）职业病危害因素评价：按照划分的评价单元，根据类比检测结果并对照《工作场所有害因素职业接触限值　第1部分：化学有害因素》（GBZ 2.1-2019）或《工作场所有害因素职业接触限值　第2部分：物理因素》（GBZ 2.2-2007）等标准，评价各个职业病危害作业工种（岗位）及其相关工作地点的职业病危害因素的预期接触水平。对于没有类比检测数据的职业病危害因素，可根据各种定性定量分析方法，来推测其工作地点的职业病危害因素的接触水平。

（3）控制措施建议：当类比检测工作场所职业病危害因素的接触水平超过以上标准规定的限值时，应分析超标原因，并提出针对性的控制措施建议。

3．防护设施调查与评价

（1）防护设施调查分析：按照划分的评价单元，分析建设项目的运行与建设施工过程可能存在的职业病危害因素发生（散）源或生产过程，分析可行性研究报告中提出的相应职业病防护设施的设置情况，职业病防护设施分析要全面、具体，包括项目采取的消除或者降低工作场所的职业病危害因素浓度或者强度、保护劳动者健康的所有设备、设施、装置、建筑物等的名称、数量、设置的位置等。

（2）防护设施评价：根据该发生（散）源或生产过程的职业病危害因素的理化性质、类比检测的接触水平，对照我国相关标准的要求，评价拟设置的职业病防护设施的合理性与符合性。

（3）防护设施设置建议：对职业病防护设施设置的不足提出针对性的防护设施设置建议。

4．个体防护措施调查与评价

（1）个体防护措施调查：按照划分的评价单元，分析建设项目的运行与建设施工过程可能存在的职业病危害作业工种（岗位）以及可行性研究报告中提出的相应防护用品的配备情况。

（2）个体防护措施评价：根据该工种（岗位）及其相关工作地点的作业环境状况、职业病危害因素的理化性质、类比检测的接触水平以及《个体防护装备选用规范》（GB/T 11651-2008）或《呼吸防护用品的选择、使用与维护》（GB/T 18664-2008）等相关标准要求，评价拟配备个人使用职业病防护用品的合理性与符合性。

（3）个体防护措施配备的建议：对个体防护措施配置的不足提出针对性的防护用品配备建议。

5．应急救援设施分析与评价

（1）应急救援设施分析：按照划分的评价单元，分析建设项目的运行与建设施工过程中可能存在的发生急性职业损伤的工作场所和可行性研究报告中提出的相应应急救援设施的设置状况，包括救援设施名称、设置位置、数量等。

（2）应急救援设施评价：根据该工作场所存在的导致急性职业损伤职业病危害因素的理化性质和危害特点、可能发生泄漏（逸出）或聚积的状况以及相关职业卫生法规标准要求等，评价拟设置应急救援设施的合理性与符合性。

（3）应急救援设施建议：对应急救援设施配置的不足提出针对性的建议。

6．总体布局分析与评价

（1）总体布局分析：依据工程分析以及职业病危害因素识别与评价的结果，分析可行性研究报告中提出的总体布局情况，应给出平面布局的示意图，平面布局示意图一定要标明生产区、生产辅助区及生活辅助设施的位置。当生产厂房为多层建筑时，要标明每层的设置情况。

（2）总体布局评价：对照《工业企业总平面设计规范》（GB 50187-2012）、《生产过程安全卫生要求总则》（GB/T 12801-2008）及《工业企业设计卫生标准》（GBZ 1-2010）等相关职业卫生法规标准要求，评价总体布局的符合性。

（3）总体布局的建议：对总体布局存在的不足提出原则性建议，供工程设计时参考。

7．生产工艺及设备布局分析与评价

（1）生产工艺及设备布局分析：依据工程分析以及职业病危害因素识别与评价的结果，分析可行性研究报告中提出的生产工艺及设备布局情况。生产工艺分析要从职业卫生角度重点分析可能产生职业病危害因素的工艺；设备布局分析要具体分析设备的位置、密度是否便于维护与操作等。

（2）生产工艺及设备布局评价：对照《生产设备安全卫生设计总则》（GB 5083-1999）及《生产过程安全卫生要求总则》（GB/T 12801-2008）等相关职业卫生法规标准要求，评价生产工艺及设备布局的符合性。

（3）生产工艺及设备布局的建议：对生产工艺及设备布局的不符合项提出改进的建议。

8．建筑卫生学分析与评价

（1）建筑卫生学分析：依据工程分析以及职业病危害因素识别与评价的结果，分析可行性研究报告中提出的建筑卫生学状况。

（2）建筑卫生学评价：对照《生产过程安全卫生要求总则》（GB/T 12801-2008）及《工业企业设计卫生标准》（GBZ 1-2010）等相关职业卫生法规标准要求，评价建筑卫生学的符合性。

9．辅助用室分析与评价

（1）辅助用室分析：根据职业病危害因素的识别与评价确定不同车间的车间卫生特征等级，分析可行性研究报告中提出的辅助用室设置情况。

（2）辅助用室评价：依据建设项目中不同车间的卫生特征等级，对照《工业企业设计卫生标准》（GBZ 1-2010）等相关职业卫生法规标准要求，评价工作场所办公室、卫生用室（浴室、存衣室、盥洗室、洗衣房）、生活用室（休息室、食堂、厕所）、妇女卫生室、应急救援站等辅助用室设置的符合性。

（3）辅助用室设置的建议：对辅助用室设置不符合项提出针对性建议。

10．职业卫生管理分析与评价 分析拟建项目的职业卫生管理机构与人员的配置、职业卫生管理制度和操作规程、职业卫生培训、职业病危害因素检测、健康监护、警示标识设置等，根据相关职业卫生法规标准要求，评价拟采取职业卫生管理措施的符合性。

11．职业卫生专项投资分析与评价 分析拟建项目可行性研究报告提出的职业卫生专项投资概算，评价其满足职业卫生“三同时”、职业病防护设施设计与建设等预算需求的符合性。

（四）控制职业病危害的补充措施建议

在对拟建项目全面分析、评价的基础上，针对可行性研究报告中存在的不足，综合提出控制职业病危害的具体补充措施，应尽可能明确提出各类职业病防护设施的设置地点、设施种类、技术要求等具体措施建议，以便供设计单位在编写职业病防护设施设计专篇时使用。

针对建设项目施工过程的职业卫生管理，应根据职业病危害因素、防护措施等内容的分析与评价结果，从建设工程的发包、施工组织设计、防护设施与主体工程的施工过程以及施工监理等方面，提出原则性的措施建议。

（五）评价结论

评价结论的内容包括：①确定拟建项目的职业病危害类别；②明确拟建项目在采取了可行性研究报告和评价报告所提及的防护措施的前提下，是否能满足国家和地方对职业病防治方面法律、法规、标准的要求。

七、预评价报告的编制

汇总实施阶段获取的各种资料、数据，完成建设项目职业病危害预评价报告书与资料性附件的编制。

（一）预评价报告书编制的要求

1．建设项目职业病危害预评价报告书应全面、概括地反映对拟建项目预评价工作的结论性内容与结果，用语规范、表述简洁、结论明确，并单独成册。

2．资料性附件应包括评价依据、评价方法、工程分析、辐射源项分析、类比调查分析，还应包括职业病危害评价的分析、检测、检查、计算等技术性过程内容以及地理（区域）位置图、总平面布置图等原始资料和其他应该列入的有关资料。

（二）建设项目职业病危害预评价报告书的编制

1．建设项目职业病危害预评价报告书内容组成

（1）建设项目概况：包括建设项目名称、性质、规模、拟建地点、建设单位、项目组成、辐射源项及主要工程内容等。对于改建、扩建建设项目和技术引进、技术改造项目，还应阐述建设单位的职业卫生管理基本情况以及工程利旧情况。

（2）职业病危害因素及其防护措施评价：概括拟建项目可能产生的职业病危害因素及其来源、理化性质，以及可能接触职业病危害因素作业的工种（岗位）及其相关的工作地点、作业方法、接触时间与频度，可能引起的职业病以及其他人体健康影响等。按照划分的评价单元，针对可能接触职业病危害作业的工种（岗位）及其相关工作地点，给出各个主要职业病危害因素的预期接触水平及其评价结论；针对可能存在的职业病危害因素发生（散）源或生产过程，给出拟设置的职业病防护设施及其合理性与符合性评价结论；针对可能接触职业病危害作业的工种（岗位），给出拟配备个人使用职业病防护用品及其合理性与符合性评价结论；针对可能存在的发生急性职业损伤的工作场所，给出拟设置应急救援设施及其合理性与符合性评价结论。

（3）综合性评价：给出建设项目拟采取的总体布局、生产工艺及设备布局、辐射防护措施、建筑卫生学、辅助用室、职业卫生管理、职业卫生专项投资等及其与法规符合性的评价结论，列出其中的不符合项。

（4）职业病防护措施及建议：提出控制职业病危害的具体补充措施；给出建设项目建设施工过程职业卫生管理的措施建议。

（5）评价结论：确定拟建项目的职业病危害类别；明确拟建项目在采取了可行性研究报告和评价报告所提防护措施的前提下，是否能满足国家和地方对职业病防治方面法律、法规、标准的要求。

2．建设项目职业病危害预评价报告书的格式

（1）封一：① XXXX 建设项目职业病危害预评价报告书；②报告书编号；③评价机构名称（加盖公章）；④完成报告时间。

（2）封二：评价机构开展建设项目职业病危害评价资质证书影印件。

（3）封三：包括评价机构对所出具的《XXXX 项目职业病危害预评价报告书》承担法律责任的声明，声明要有评价机构落款并加盖公章以及有法人代表签名；项目负责人的技术职务、资质证书号及本人签名；报告书编写人的技术职务、资质证书号及本人签名；报告书审核人的技术职务、资质证书号及本人签名；报告书签发人的职务及本人签名。

（4）封四：报告书目录。

（5）正文：按照目录内容编写。

职业病危害预评价报告书具体编制格式及要求需符合《建设项目职业病危害预评价技术导则》（AQ/T 8009-2013）有关规定。

（三）资料性附件内容

1．评价依据

（1）列出评价所依据的法律、法规、规章、规范、标准、条令、文件。

（2）建设项目可行性研究的有关资料、预评价工作委托书等。

（3）建设项目有关的支持性文件、国内外文献资料及与评价工作有关的其他资料。

2．评价方法 列出并说明所采用的评价方法。

3．工程分析

（1）工程概况：包括项目名称、性质、规模、拟建地点、自然环境概况、项目组成及主要工程内容、生产制度、岗位设置、主要技术经济指标等。

（2）生产过程拟使用原料、辅料的名称及用量，产品、联产品、副产品、中间品的名称和产量，健康危害说明书（中文）。

（3）总平面布置及竖向布置：从建筑卫生学和相关的勘察规划设计等方面概述布置原则，并附总平面布置和竖向布置图。平面布置图要标明生产车间、生产辅助设施及生活及卫生辅助设施的位置。

（4）生产工艺流程和设备布局：包括工艺技术及其来源、生产装置的生产过程概述、辅助装置的工艺过程概述、生产装置的化学原理及主要化学反应，生产工艺及设备的先进性（机械化、密闭化、自动化及智能化程度）；主要生产设备及其产生职业病危害设备的健康危害说明书（中文）以及设备布局情况。

（5）建筑卫生学：主要包括建筑物的间距、朝向、采光与照明、采暖与通风及主要建筑物（单元）的内部布局等。

（6）辐射源项分析：存在辐射源的项目要分析辐射源装置的结构、与辐射有关的主要参数、辐射源的位置分布、放射性同位素或放射性物质中核素的名称、状态、活度、能量等指标，以及不同运行状态下的主要辐射源、辐射种类、产生方式和辐射水平等，如放出放射性核素时，还应给出核素的名称、状态、活度和能量等指标。

4．类比调查分析 采用类比法进行职业病危害预评价的项目，要附类比调查分析。主要内容包括以下两方面。

（1）类比企业职业卫生调查：类比企业存在的职业病危害因素种类及其分布；类比企业各种职业病危害作业的工种（岗位）及其相关的工作地点（工序）、作业方法以及作业的频度与时间；类比企业职业病危害防护设施设置；类比企业接触有害作业劳动者个人职业病危害防护用品的配备与使用；类比企业应急救援设施设置；类比企业劳动者职业健康监护情况；类比企业职业卫生管理等。

（2）类比企业职业病危害因素检测资料分析：对收集或检测的类比企业主要职业病危害因素分析整理，明确存在职业病危害因素的分布及其浓度（强度）等。

5．职业病危害评价的分析、检测、检查、计算等技术性过程内容　包括职业病危害因素的检测方法及依据；防护工程数据的检测方法及依据；检测数据的计算方法及公式等。

6．拟建项目地理（区域）位置图、总平面布置图

7．其他应该列入的有关资料

（范雪云　钱庆增）

第三节　建设项目职业病危害控制效果评价

职业病危害控制效果评价是对产生职业病危害的新建、扩建、改建建设项目和技术改造、技术引进项目，在建设项目完工后、竣工验收前，对工作场所职业病危害因素及其接触水平、职业病防护设施与措施及其效果等做出的综合评价。

一、评价的意义

《建设项目职业病防护设施"三同时"监督管理暂行办法》明确规定：建设项目完工后，需要进行试运行的，其配套建设的职业病防护设施必须与主体工程同时投入试运行。试运行时间应当不少于 30 日，最长不得超过 180 日（国家有关部门另有规定或者特殊要求的行业除外）。

建设项目试运行期间，建设单位应当对职业病防护设施运行的情况和工作场所的职业病危害因素进行监测，并委托具有相应资质的职业卫生技术服务机构进行职业病危害控制效果评价。

建设项目没有进行试运行的，应当在其完工后委托具有相应资质的职业卫生技术服务机构进行职业病危害控制效果评价。

职业病危害严重的建设项目竣工验收时，建设单位应当提交建设项目职业病防护设施竣工验收申请书；建设项目职业病防护设施设计审查批复文件（复印件）；建设项目职业病危害控制效果评价机构资质证明（影印件）；建设项目职业病危害控制效果评价报告；职业卫生专家对职业病危害控制效果评价报告的审查意见；建设单位对职业病危害控制效果评价报告的评审意见；建设项目职业病防护设施施工单位和监理单位资质证明（影印件）；法律、行政法规、规章规定的其他文件、资料。

职业病危害控制效果评价是对建设项目采取的职业病危害防护措施效果的考核，也是建设项目竣工验收的重要依据。

二、目的和基本原则

（一）目的

1．贯彻落实国家有关职业卫生的法律、法规、规章和标准，从源头控制或消除职业病危害，防治职业病，保护劳动者健康。

2．明确建设项目产生的职业病危害因素，分析其危害程度及对劳动者健康的影响，评价职业病危害防护措施及其效果，对未达到职业病危害防护要求的系统或单元提出职业病控制措施的建议。

3．针对不同建设项目的特征，提出职业病危害的关键控制点和防护的特殊要求。

4．为职业卫生管理部门对建设项目职业病防护设施竣工验收提供科学依据。

5．为建设单位职业病防治的日常管理提供依据。

（二）基本原则

1．贯彻落实预防为主、防治结合的方针，对建设项目实行分类管理，综合治理。

2．遵循科学、公正、客观、真实的原则，保证评价工作的独立性，排除非技术人为因素的影响。

3．控制效果评价工作应在生产满负荷和正常生产情况下进行。

4．控制效果评价工作应遵循国家质量管理的相关规定。

三、评价依据

（一）法律、法规、规章

我国有关职业病防治的法律、法规、规章。

（二）技术规范和标准

我国有关职业病防治的规范、标准。

（三）基础依据

1．职业卫生管理部门审核、审查的文件。

2．建设项目职业病危害预评价报告书。

3．职业病防护设施设计专篇。

4．建设项目设计及试运行情况的有关资料。

5．职业卫生调查、职业卫生检测和健康监护资料。

6．生产工艺及生产设备资料。

7．职业卫生防治计划及管理制度。

8．控制效果评价工作委托书。

9．与评价工作有关的其他资料。

四、评价范围与内容

（一）评价范围

以建设项目实施的工程内容为准，主要针对试运行期间职业病危害防护设施及效果和职业卫生管理措施等进行评价。改、扩建和技术引进、技术改造项目应对利旧内容进行评价。

（二）评价内容

主要包括总体布局及设备布局的合理性，建筑卫生学，职业病危害因素及分布、对劳动者健康的影响程度，职业病危害防护设施及效果，辅助用室，个人使用的职业病防护用品，职业健康监护，职业卫生管理措施及落实情况等。必要时还应对项目选址进行评价。

五、评价方法

根据建设项目的职业病危害的特点，采用职业卫生现场调查、职业卫生检测、辐射防护屏蔽计算、检查表分析法等方法，对试运行期间职业病危害作业人员的职业病危害因素的接触水平、职业病危害防护设施效果以及职业卫生管理措施等进行评价。

六、评价程序

（一）准备阶段

主要工作为接受建设单位委托，签订评价工作合同，收集和研读职业病危害预评价报告书、项目设计及职业病防护设施设计专篇、卫生行政部门对项目在可行性研究阶段及设计阶段的审查意见及有关技术资料，开展初步现场调查，编制控制效果评价方案并对方案进行技术审核，确定质量控制要点等。

1．收集建设项目有关资料　建设项目职业病危害控制效果评价应收集的主要资料主要包括：

（1）职业病危害预评价报告书、政府监管部门对项目在可行性研究阶段及设计阶段的审查意见。

（2）项目的技术资料，主要包括：①建设项目概况；②生产过程的物料、产品及其有关职业病危害的中文说明书；③生产工艺；④生产设备及其有关职业病危害的中文说明书；⑤辐射源相关资料；⑥采取的职业病危害防护措施；⑦有关设计图纸；⑧有关职业卫生现场检测资料；⑨有关劳动者职业性健康检查资料；⑩职业卫生管理的各类资料。

（3）项目试运行情况。

（4）国家、地方、行业有关职业卫生方面的法律、法规、标准、规范。

（5）职业卫生管理的各类资料。

（6）项目建设施工阶段建设施工单位有关作业场所职业卫生检测与职业健康监护等相关资料。

2．编制职业病危害控制效果评价方案　按照《建设项目职业病危害风险分类管理目录》的分类，职业病危害较重和严重的建设项目应当编制控制效果评价方案，其他建设项目可根据控制效果评价的需要决定是否编制评价方案。

评价方案是具体指导职业病危害控制效果评价的技术文件。应以科学性、实用性、针对性为原则，概述建设项目的职业病危害特征，明确评价重点、范围、内容、方法及质量控制措施。评价方案应在充分研读有关资料和初步现场调查后编制。编制控制效果评价方案并对其进行技术审核。评价方案的内容包括以下方面。

（1）概述：简述评价任务由来、评价目的等。

（2）编制依据：列出所评价采用的法律法规、标准和技术规范及其他评价依据。其他评价依据包括职业病危害预评价报告书、职业卫生管理部门对项目在可行性研究阶段及设计阶段的审查意见等。

（3）评价方法、范围及内容：根据建设项目的特点，选定适用的评价方法。确定评价范围、评价内容和评价单元。

（4）建设项目概况及试运行情况：简述建设项目性质、规模、地点等基本情况以及建设情况、试运行情况等。

（5）职业卫生调查内容：在分析预评价报告和建设项目有关资料及初步调查的基础上，确定职业病危害因素及其分布、职业病防护设施与应急救援设施的设置与运行维护、个人使用的职业病防护用品的配备与使用管理、健康监护的实施与结果处置以及职业卫生管理措施的建立与实施等调查内容。

（6）职业卫生检测方案：确定职业病危害因素检测的项目、方法、检测点、检测对象和样品数等；确定所需检测的职业病防护设施及其检测的项目和方法等；确定建筑卫生学检测项目、方法、及检测条件等内容。

（7）组织计划：主要包括质量控制措施、工作进度、人员分工、经费概算等。

（二）实施阶段

依据评价方案开展职业卫生调查、工作日写实、职业卫生检测、职业卫生管理措施核实等工作，并对职业健康检查结果进行分析。

（三）报告书编制阶段

主要工作为分析、整理所得的资料、数据，并对其进行评价，得出结论，提出对策和建议，完成评价报告书的编制。

（四）评审阶段

由职业卫生管理部门组织有关专家对报告书进行评审，并进行现场复核，提出修改意见。评价机构根据专家意见对报告书进行修改后提交正式报告书。由用人单位负责向职业卫生管理部门进行备案。除仅产生物理因素（不包括放射性因素）或仅导致轻微职业病危害的作业场所不需组织专家对其报告书进行评审外，其余作业场所均需进行评审。

职业病危害控制效果评价程序主要如图 5-2 所示。

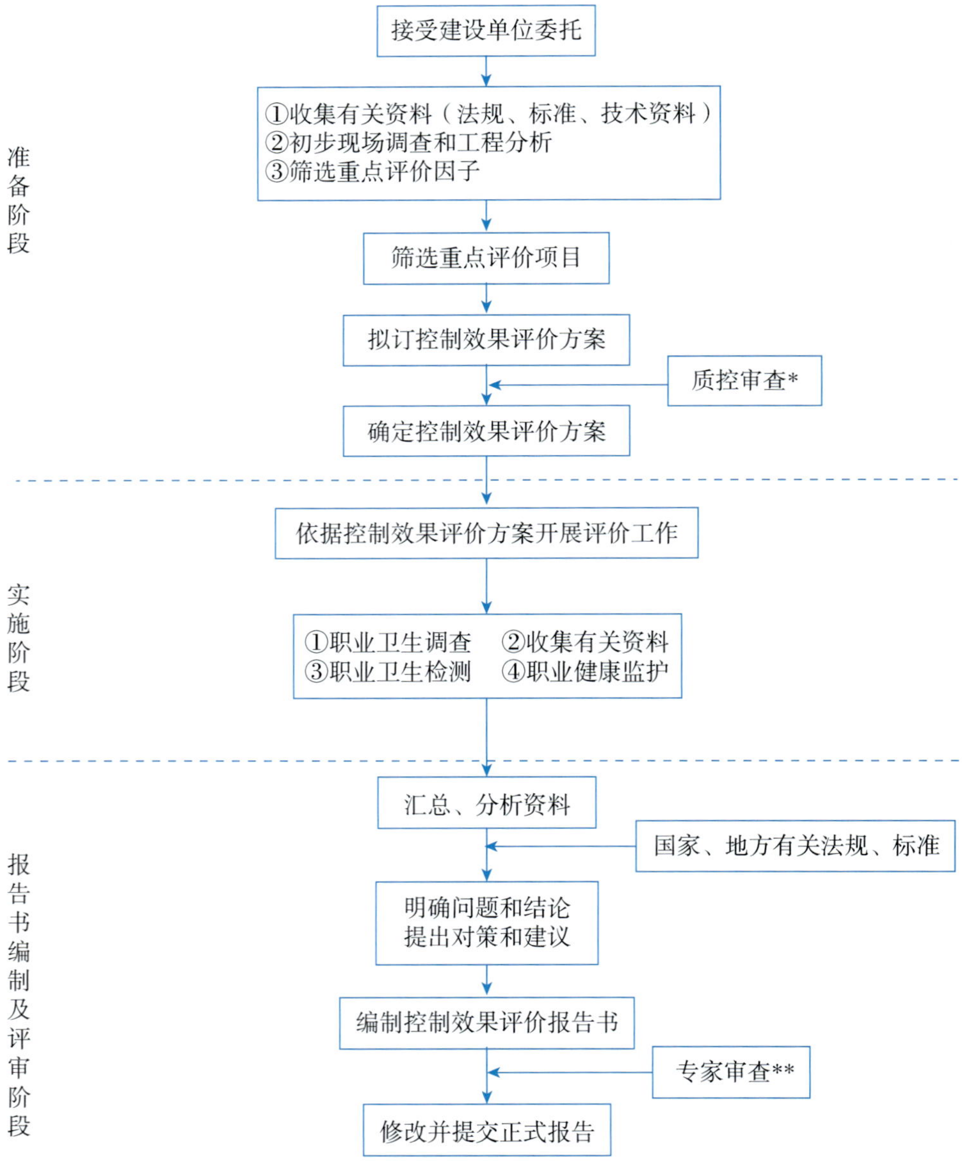

图 5-2　职业病危害控制效果评价的程序

*：质控审查由评价单位根据建设项目具体情况确定是否召开专家评审会或内审会。

**：专家评审的组织、程序与内容按卫生部规定执行。

七、效果评价的实施

（一）职业卫生调查

1．项目概况与试运行情况调查　主要调查工程性质、规模、地点、建设施工阶段工作场所职业病危害因素检测、职业健康监护等职业卫生管理情况、“三同时”执行情况及工程试运行情况等。

2．总体布局和设备布局调查　调查项目的总体布局和设备布局情况。调查生产区、生产辅助区及生活辅助设施布局情况；按评价单元调查主要生产设备及设施的型号、规格、布局位置、分布密度及是否便于操作等情况。

3．职业病危害因素调查　调查生产工艺过程中存在的职业病危害因素及其来源、理化性质与分布以及生产环境和劳动过程中的职业病危害因素，开展工作日写实并调查劳动定员以及职业病危害作业的相关情况。

4．职业病防护设施与应急救援设施调查　调查生产工艺过程、生产环境和劳动过程中存在的职业病危害因素发生（散）源或生产过程及其产生职业病危害因素的理化性质和发生（散）特点等，以及所设置各类职业病防护设施的种类、设置地点、数量及运行维护状况等；调查生产工艺过程、生产环境和劳动过程中存在的可导致急性职业损伤的职业病危害因素及其理化性质和危害特点、可能发生泄漏（逸出）或聚积的工作场所等，以及所设置各类应急救援设施的种类、地点、数量及运行维护状况等。

5．个人使用的职业病防护用品调查　调查各类职业病危害作业工种（岗位）及其相关工作地点的环境状况、所接触职业病危害因素的理化性质、作业人员实际接触职业病危害因素状况等，以及各类职业病危害作业工种（岗位）所配备防护用品的种类、数量、性能参数、适用条件以及防护用品使用管理制度等。

6．建筑卫生学调查　调查建筑物建筑结构、采暖、通风、空气调节、采光照明、微小气候等建筑卫生学情况。

7．辅助用室调查　调查工作场所办公室、生产卫生室（浴室、存衣室、盥洗室、洗衣房）、生活室（休息室、食堂、厕所）、妇女卫生室、医务室等辅助用室设置情况。

8．职业卫生管理情况调查　调查职业卫生管理组织机构及人员设置情况、职业病防治计划与实施方案及其执行情况、职业卫生管理制度与操作规程及执行情况、职业病危害因素定期检测制度、职业病危害的告知情况、职业卫生培训情况、职业健康监护制度、职业病危害事故应急救援预案及其演练情况、职业病危害警示标识及中文警示说明的设置状况、职业病危害申报情况、职业卫生档案管理、职业病危害防治经费等。

9．职业健康监护情况调查　查阅企业职业卫生档案及劳动者职业健康档案。调查健康体检机构、职业健康检查的实施范围与种类、职业健康检查结果、健康监护档案管理以及职业禁忌证和职业病病人的处置情况。

（二）职业卫生检测

对确定的职业病危害因素及检测项目，依据检测规范进行检测。

1．职业病危害因素检测　依据评价方案实施现场职业病危害因素检测；按照划分的评价单元，整理和分析其所存在的职业病危害作业工种（岗位）及其相关工作地点的作业方法、接触时间与频度以及接触水平检测结果等；分析存在的各种职业病危害因素可能引起的职业病以及其他健康影响等。

2．职业病防护设施检测　依据评价方案实施现场职业病防护设施检测；按照划分的评价单元，整理和分析其所设置的职业病防护设施及其位置、数量、性能参数的检测结果以及该工作场所职业病危害因素的检测结果等。

3．建筑卫生学检测 依据评价方案实施现场建筑卫生学检测，并按照检测内容整理和分析检测结果。

（三）职业病危害评价

1．职业病危害因素评价 按照划分的评价单元，针对其存在的各类职业病危害作业工种（岗位）及其相关工作地点，整理职业病危害因素的检测结果，对照《工作场所有害因素职业接触限值 第1部分：化学有害因素》（GBZ 2.1-2019）或《工作场所有害因素职业接触限值 第2部分：物理因素》（GBZ 2.2-2007）等标准，评价职业病危害因素接触水平的符合性。

劳动者接触职业病危害因素的浓度或强度超过标准限值时，应分析超标原因，并提出针对性的控制措施建议。

2．职业病防护设施评价 按照划分的评价单元，针对所设置的各类职业病防护设施，根据其职业病防护设施调查结果、作业现场职业病危害因素检测结果、职业病危害防护设施检测结果以及职业健康监护调查结果等，并对照《排风罩的分类及技术条件》（GB/T 16758-2008）等相关标准要求，逐项评价职业病防护设施设置的合理性与有效性。

工作场所职业病危害因素的浓度或强度超过 GBZ 2.1-2019 或 GBZ 2.2-2007 标准限值时，应分析其所设置职业病防护设施存在的问题，并提出针对性的防护设施改善建议。

3．个人使用的职业病防护用品评价 按照划分的评价单元，针对其存在的各类职业病危害作业工种（岗位），根据其个人使用的职业病防护用品调查结果、职业病危害因素调查与检测结果以及职业健康监护调查结果，并对照《个体防护装备选用规范》（GB/T 11651-2008）或《呼吸防护用品的选择、使用与维护》（GB/T 18664-2002）等相关标准要求，评价所配备个人使用职业病防护用品的符合性与有效性。

对防护用品配备存在问题的，应提出针对性地改善措施建议。

4．总体布局与设备布局评价 根据总体布局和设备布局的调查结果，对照《工业企业总平面设计规范》（GB 50187-2012）、《生产过程安全卫生要求总则》（GB/T 12801-2008）、《工业企业设计卫生标准》（GBZ 1-2010）、《生产设备安全卫生设计总则》（GB 5083-1999）等相关职业卫生法规标准要求，评价总体布局及设备布局的符合性。

5．建筑卫生学评价 根据建筑卫生学的调查与检测结果并对照 GB/T 12801-2008 及 GBZ1-2010 等相关标准要求，评价建设项目的建筑结构、采暖、通风、空气调节、采光照明、微小气候等建筑卫生学的符合性。

6．辅助用室评价 根据职业卫生调查结果，确定不同车间的车间卫生特征等级；结合辅助用室调查结果并对照 GBZ1-2010 等相关职业卫生法规标准要求，评价建设项目的工作场所办公室、生产卫生室（浴室、存衣室、盥洗室、洗衣房）、生活室（休息室、食堂、厕所）、妇女卫生室、医务室等辅助用室的符合性。

7．职业卫生管理评价 根据职业卫生管理情况的调查结果，对照相关职业卫生法规标准要求，评价建设项目及其建设施工阶段各项职业卫生管理内容的符合性。

8．职业健康监护评价 根据职业健康监护调查结果和职业病危害因素调查结果等，对照相关职业卫生法规标准要求，评价职业健康检查的实施、职业健康监护档案的管理以及检查结果的处置等的符合性。

（四）提出措施建议

在对建设项目全面分析、评价的基础上，针对试运行阶段存在的职业病防护措施的不足，从职业卫生管理、职业病防护设施、个体防护措施、职业健康监护、应急救援等方面，综合提出控制职业病危害的具体补充措施与建议，以便建设单位在整改过程中予以实施。

（五）给出评价结论

在全面总结评价工作的基础上，归纳建设项目的职业病危害因素及其接触水平、职业病防护设施、个人使用的职业病防护用品、建筑卫生学及辅助用室、职业卫生管理等的评价结果，指出存在的主要问题，对该建设项目职业病危害控制效果做出总体评价，并阐明是否达到建设项目职业病防护设施竣工验收的条件。

八、效果评价报告书编制

汇总实施阶段获取的各种资料、数据，完成建设项目职业病危害控制效果评价报告书与资料性附件的编制。

（一）报告书编制的要求

1．职业病危害控制效果评价报告书是具有法律效力的文件。其应全面、概括地反映评价的内容与结果，文字表述应简洁、用语应规范、结论应明确，并单独成册。

2．资料性附件应包括评价依据、评价方法、职业卫生调查分析、职业病危害因素有害性分析、职业病危害因素检测方法及职业病危害作业分级、建设项目立项文件以及地理（区域）位置图、总平面布置图等原始资料和其他应该列入的有关资料。

（二）建设项目职业病危害预评价报告书的编制

1．内容组成

建设项目职业病危害控制效果评价报告书由建设项目概况、职业病危害评价、措施与建议和评价结论四部分内容组成。

（1）建设项目概况：包括建设项目名称、性质、规模、拟建地点、建设单位、项目组成、辐射源项、主要工程内容、试运行情况、职业病防护设施设计专篇的建设施工落实情况以及建设项目建设施工过程中职业卫生管理情况的简介等。

（2）职业病危害评价：按照划分的评价单元，针对接触职业病危害作业的工种（岗位）及其相关工作地点，给出各个主要职业病危害因素的接触水平及其评价结论；针对职业病危害因素的发生（散）源或生产过程，给出所设置的职业病防护设施及其合理性与有效性评价结论；针对接触职业病危害作业的工种（岗位），给出所配备的个人使用职业病防护用品及其符合性与有效性评价结论；针对可能发生急性职业损伤的工作场所，给出所设置应急救援设施及其合理性与符合性评价结论。给出建设项目所采取的总体布局、生产工艺及设备布局、建筑卫生学、辅助用室、应急救援措施、职业卫生管理、职业健康监护等及其法规符合性评价的结论，列出其中的不符合项。

（3）措施及建议：针对建设项目试运行阶段存在的不足，提出控制职业病危害的具体补充措施与建议。

（4）评价结论：明确建设项目是否能满足国家和地方对职业病防治方面法律、法规、标准的要求，明确是否具备了职业病防护设施竣工验收条件。

2．格式

（1）封一：包括《XXXX 建设项目职业病危害控制效果评价报告书》；报告书编号；评价机构

名称（加盖公章）；完成报告书时间。

（2）封二：评价机构开展建设项目职业病危害评价资质证书影印件。

（3）封三：包括评价机构对所出具的《XXXX 项目职业病危害控制效果评价报告书》承担法律责任的声明，声明要有评价机构落款并加盖公章及有法人代表签名；项目负责人的技术职务、资质证书号及本人签名；报告书编写人的技术职务、资质证书号及本人签名；报告书审核人的技术职务、资质证书号及本人签名；报告书签发人的职务及本人签名。

（4）封四：报告书目录。

（5）正文：按照目录内容编写。

建设项目职业病危害控制效果评价报告书的编制的具体要求参考 AQ/T 8010-2013《建设项目职业病危害控制效果评价导则》附录 B。

（三）资料性附件内容

1．评价依据

（1）列出评价所依据的法律、法规、规章、规范、标准、条令、文件。

（2）建设项目控制效果评价工作委托书。

（3）建设项目有关的支持性文件及与评价工作有关的其他资料。

2．评价方法　列出并说明所采用的评价方法。

3．职业卫生调查分析　整理分析项目概况及试运行情况调查、总体布局和设备布局调查、职业病危害因素调查、职业病防护设施与应急救援设施调查、个人使用的职业病防护用品调查、建筑卫生学调查、辅助用室调查、职业卫生管理情况调查及职业健康监护情况调查数据，并按相关标准做出符合性评价。

4．职业病危害因素的有害性分析　分析职业病危害因素对健康的影响，并按相关方法对其有害程度进行分级。

5．职业病危害评价的分析、检测、检查、计算等技术性过程内容　包括职业病危害因素与建筑卫生学等检测过程、数据计算过程以及其他评价内容的调查、分析过程等技术性过程内容等。

6．建设项目立项文件。

7．建设项目地理（区域）位置图、总平面布置图等原始资料。

8．其他应该列入的有关资料。

（范雪云　钱庆增）

第四节　职业病危害现状评价

职业病危害现状评价是取得省级以上人民政府主管行政部门资质认证的职业卫生技术服务机构，依照国家职业卫生方面的法律、法规、标准、规范的要求，对存在职业病危害的用人单位，在正常生产运行阶段，或发生职业病危害事故时，存在和（或）产生的主要职业病危害因素及其危害程度、对劳动者健康的影响、职业病危害防护措施及效果等进行综合的阶段性分析和评价，指出存在的主要职业卫生问题，提出改进措施和建议。

一、评价的意义

职业病危害现状评价是用人单位申请职业卫生安全许可证，或者职业卫生安全许可证有效期届满申请换证的基础资料；是职业卫生管理部门对用人单位进行职业卫生监督检查的依据；也是用人单位掌握本企业职业卫生现状、针对存在的职业卫生问题不断改善作业环境的依据。

《工作场所职业卫生管理规定》规定：职业病危害严重的用人单位，应当委托具有相应资质的职业卫生技术服务机构，每年至少进行一次职业病危害因素检测，每三年至少进行一次职业病危害现状评价。

存在职业病危害的用人单位，有下述情形之一的，应当及时委托具有相应资质的职业卫生技术服务机构进行职业病危害现状评价：①初次申请职业卫生安全许可证，或者职业卫生安全许可证有效期届满申请换证的；②发生职业病危害事故的；③国家卫生健康管理部门规定的其他情形。

用人单位应当落实职业病危害现状评价报告中提出的建议和措施，并将职业病危害现状评价结果及整改情况存入本单位职业卫生档案。

二、目的及原则

（一）评价目的

1．贯彻国家有关职业卫生的法律、法规、规章和标准，预防、控制、减少和消除职业病危害，保护劳动者健康。

2．对生产经营单位职业健康条件进行综合分析和评价，对不符合职业健康条件的生产经营单位及其作业场所提出防治对策和建议。

3．为政府部门职业健康监管监察工作提供技术支持。

4．为生产经营单位综合防治职业病危害提供依据。

（二）评价原则

1．贯彻落实“预防为主、防治结合、综合治理”的方针。

2．职业病危害现状评价应遵循科学、客观、公正、真实的原则。

3．保证评价工作的独立性，排除非技术人为因素的干扰。

三、评价方法

（一）职业卫生调查法

采用职业卫生学调查的方法，了解企业生产工艺过程存在的职业病危害因素，检查职业病危害防护设施的使用及职业卫生管理的实施情况。

（二）检测检验法

依据国家相关技术规范和标准的要求，开展现场监测和实验室分析，对评价项目作业场所职业病危害因素的浓度或强度以及职业病危害防护设施的效果进行评定。

（三）职业健康检查法

根据国家职业健康监护相关规定和标准进行，由委托方提供体检资料。

（四）检查表分析法

依据国家有关职业病防治的法律法规和技术规范、标准、操作规程、职业病危害事故案例等，通过对评价项目的详细分析和研究，列出检查部位、检查项目、检查内容和检查要求等，编制成表，逐项检查符合情况，确定评价项目存在的问题、缺陷和潜在危害。并且逐项进行量化分析。

四、评价程序

（一）准备阶段

接受被评价单位委托，签订职业病危害现状评价工作合同，进行作业现场调查并收集评价所需基本资料，确定评价范围，划分作业场所，拟定评价方案等。

职业病危害现状评价收集的资料包括：①国家、地方、行业有关职业卫生的法律、法规、规章；②技术规范和标准；③相关文件；④基础技术资料：包括生产经营单位概况；生产经营单位平面图；生产使用的原辅料及产品；生产工艺与设备布局；作业场所职业病危害情况；防护设施的配备与运行情况；个人防护措施；应急救援措施；职业健康管理措施；作业场所职业病危害检测报告；职业健康设施设计专篇；职业健康管理的各类有关资料。

（二）实施阶段

按照评价方案对用人单位进行职业卫生调查，依据有关法律、法规、规章及相关标准、职业病防护设施设计专篇、职业病危害检测报告和企业现状，对生产经营单位及作业场所布局、职业病危害因素来源及分布、职业病危害防护技术措施、职业健康管理措施和应急救援等分别进行评价。

（三）报告书编制阶段

编制现状评价报告，并做出现状评价结论。职业健康现状评价程序如图 5-3 所示。

五、现状评价实施

（一）作业场所的划分和命名

1．作业场所的划分　根据职业卫生现状评价的需要和被评价单位的实际情况，按照以下原则划分作业场所：

（1）以职业病危害因素的类别划分；

（2）按照工艺装置平面或立体布置的相对独立性划分；

（3）按照生产场所的区域分割的相对独立性划分；

（4）按工艺条件划分。

2．作业场所的命名

（1）作业场所的命名应与作业场所的划分相对应；

（2）用人单位现行命名若符合工作场所划分原则，应使用生产经营单位的命名，若命名不符合工作场所划分原则，按照划分原则根据实际情况命名。

（二）现场调查

通过现场职业卫生调查，收集有关数据和资料，依据国家有关法律、法规、规章、技术规范、标准、技术资料和相关规定，结合用人单位现状，运用职业卫生调查法、检测检验法、职业健康检查法和检查表分析法等定性或定量评价方法，对作业场所和用人单位的职业卫生状况进行综合分析和评价，必要时也可采用其他评价方法。

作业场所职业病危害因素识别、检测与评价要做到：

1．明确作业场所存在和（或）产生的主要职业病危害因素种类；

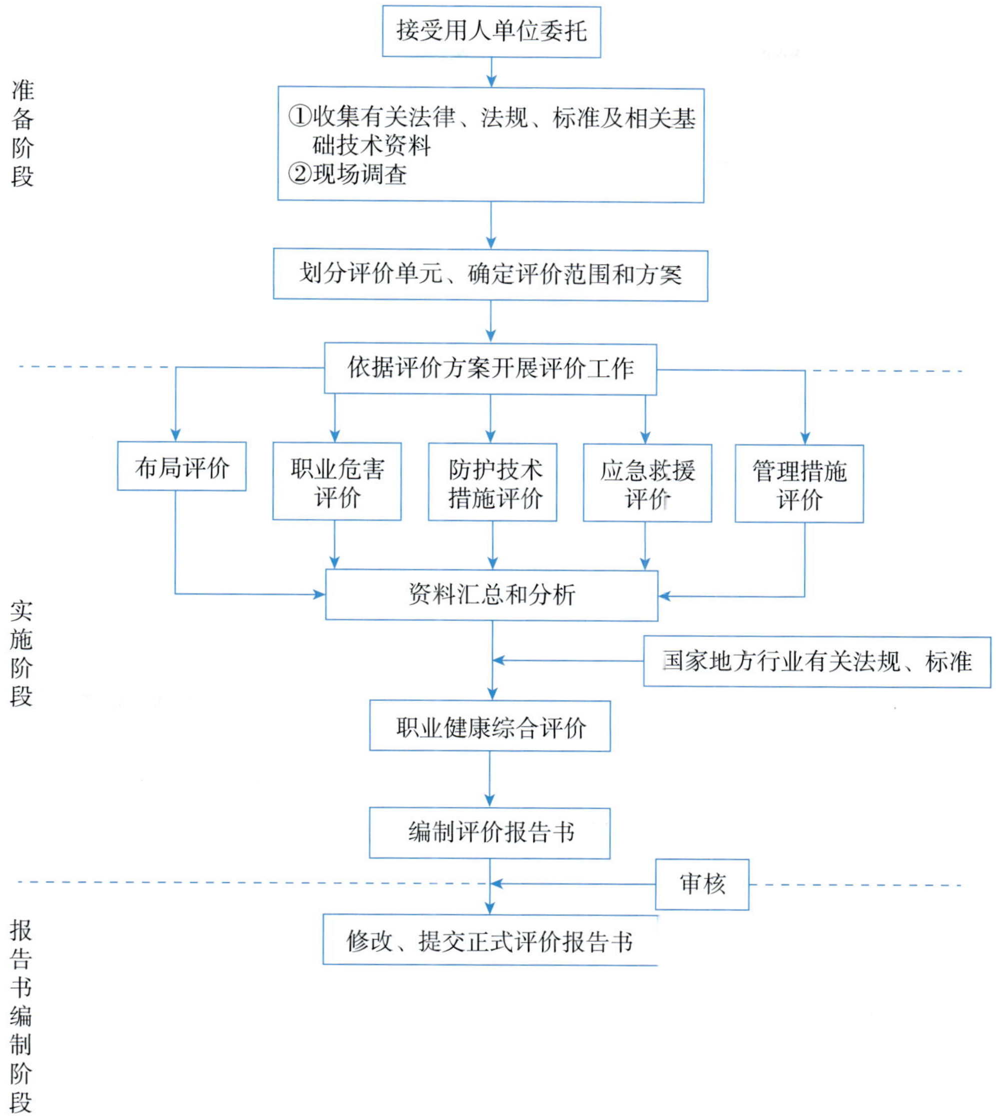

图 5-3 职业病危害现状评价工作程序

2．明确具有职业病危害暴露的岗位分布情况、生产工作制度、职业病危害接触人数及接触水平；辅助生产岗位应纳入评价范围；

3．明确存在职业病危害作业场所的总体布局情况，作业场所总体布局图可作为报告书的附件，并标明作业场所和生活场所的位置、有害作业场所和无害作业场所的位置，以及可产生高毒物质的作业场所位置；

4．明确存在和（或）产生职业病危害因素的生产过程和设备布局情况，相关生产过程和设备布局情况可以框图或简图的形式作为报告书的附件，并标明生产过程中职业病危害的关键控制点，以及存在和（或）产生职业病危害因素的过程和位置。

六、现状评价报告书编制

作业场所职业病危害现状评价报告书应用语规范、内容针对性强、重点突出、条理清楚、结论明确、建议可行。评价报告书应当包括以下主要内容。

（一）概述

概述包括：项目背景、评价目的、评价依据、评价范围、评价内容、评价单元、评价方法、评价程序、质量控制。

1．项目背景

2．评价目的

（1）贯彻落实国家有关职业病防治的法律、法规、规章和标准，预防、控制和消除职业病危害，保护劳动者健康。

（2）对项目职业健康条件进行综合分析和评价，对作业场所、工作环境存在的职业病危害因素进行现状评价，分析其危害程度及对劳动者健康的影响，评价职业病危害防护措施及其效果，对未达到职业病危害防护要求的系统或单元提出职业健康补充措施意见。

（3）针对项目的特征，提出职业病危害的关键控制点和防护的特殊要求。

（4）为政府部门对职业健康监管监察工作提供技术支持和科学依据。

3．评价依据

（1）评价依据的法律、法规、规章和规范性文件；

（2）评价依据的标准；

（3）评价依据的其他有关材料：包括委托单位提供的项目评价委托书；委托单位提供的职业健康管理制度汇编；委托单位提供的劳动定员、作业方式等其他有关资料；委托单位提供的职业健康监护档案；委托单位提供的企业职工安全教育培训档案等。

4．评价内容 主要针对正常生产期间产生的职业病危害因素种类及分布，劳动者的职业病危害暴露情况和接触水平，对劳动者健康的影响程度，用人单位采取的职业病危害防护措施及效果，职业健康监护及管理等情况进行评价。

5．评价范围 根据所评价用人单位的实际情况明确评价活动的范围，应包括用人单位参与生产的全部工程内容。

6．评价方法 描述评价活动中应用的定性、定量方法。

7．评价程序 根据评价活动的实际情况简述评价工作的过程，一般包括：前期准备、评价实施、报告书编制及审核3个阶段。

8．质量控制 简述现况评价全过程涉及的各环节的质量控制措施。

（二）用人单位概况

1．基本情况 包括企业名称、成立时间、地址、企业类型、经营范围、年度产值、资产总额、生产运行时间、劳动定员、工作制度、每班工作时间、每年工作时间等基本情况。在对劳动定员进行表述时，除按岗位、工种、性别进行调查外，还应调查用人单位农民工数量。

2．自然环境 包括地理位置、地形地貌、水文、气象条件、社会环境等。

（三）布局评价

1．作业场所划分与命名 根据作业场所工艺流程要求和功能分区划分评价单元。

2．总体布局调查与评价

（1）评价原则：功能分区明确；作业场所不得住人并与生活场所分开；有害作业与无害作业分开；高毒作业场所与其他作业场所隔离；法律、法规规定的其他要求。

（2）综合分析总体布局的合理性及合规性：描述生产区、生产辅助区、卫生辅助设施等的布局情况，画出平面布局图，结合评价原则及所在地常年主导风向，分析总体布局的合理性及合规性。

3．生产工艺、设备布局调查与评价 在对生产工艺和设备布局进行表述时，可用框图或简图的形式进行描述，应重点说明存在和（或）产生职业病危害因素的生产设备的机械化、自动化和密闭化程度。采用生产工艺及设备布局合理性检查表确定工艺流程及设备布局的合理性。

（1）评价原则：以无毒、低毒的工艺和原辅材料代替有毒、高毒工艺和原辅材料；产生职业病危害的生产过程和设备，应采取机械化、自动化、密闭化、管道化，降低职业病危害的产生；使用不同有毒物品的生产过程布置在同一建筑物内时，毒性大与毒性小的应隔开；使用有毒物品的设备和管道必须采取有效的密封措施，防止物料跑、冒、滴、漏；法律、法规规定的其他要求。

（2）评价生产工艺、设备布局的合理性及合规性：描述评价项目选用的原辅料、设备、工艺自动化程度等，综合分析生产工艺、设备布局的合理性及合规性。

4．建筑卫生学评价 主要评价建筑物的间距、朝向、采光与照明、采暖与通风及主要建筑物（单元）的内部布局等的合规性。建筑物卫生学要求建筑物容积应保证劳动者有足够的新鲜空气量，参照《工业企业设计卫生标准》（GBZ 1-2010）要求设计；建筑物的构造应使产生粉尘、毒物的车间结构表面不易积尘沾毒，并易于清除；热发散车间应利于通风散热；高湿车间应设置防湿排水设施，防止顶棚滴水和地面积水；建筑物采光、照明符合现行《工业企业采光设计标准》和《工业企业照明设计标准》等。

5．评价结论 通过对生产经营单位总体布局、生产工艺与设备布局进行调查，综合分析生产经营单位布局的合理性及合规性。

（四）职业病危害因素调查与评价

1．职业病危害因素辨识

（1）主要原辅材料及设备：列表说明使用的原辅材料名称、来源、用量，中间产品的种类及所含有毒物品的种类、名称；成品的种类、产量及所含有毒物品的种类、名称；可能产生职业病危害因素的生产设备种类、型号、数量；生产过程中可能产生的其他职业病危害因素种类、名称。

（2）职业病危害因素来源、分布及接触情况：列表说明各评价单元职业病危害因素接触情况；各作业场所职业病危害因素强度或浓度、接触环节、接触特征（包括接触人数、接触时间、接触方式）等；职业病危害因素日常监测情况；一年内有资质的检测机构定期检测情况等。

2．职业病危害因素对人体健康的影响 分别阐述项目所涉及的职业病危害因素性质、健康损害、防护措施、卫生标准等。

3．各作业场所职业病危害因素强度（浓度） 分别列出每个评价单元存在的职业病危害因素的种类、接触方式、时空分布、浓度（强度），评价是否符合职业接触限值。

4．职业病危害因素评价结论 综合分析用人单位各作业场所职业病危害因素与相关标准的符合性。

（五）职业病危害防护技术措施评价

1．防护设施设备调查与评价

（1）防护设施设备调查：详细调查防尘、防毒、防噪声、防高温、防电离辐射、防非电离辐射等各种职业病防护设施的型号、数量、位置、运行情况、防护设施设备的防护效果、防护设施设备的维护、检修制度与记录等。

（2）防护设施评价：综合分析防护设施设备的合理性、有效性及其与职业健康设施设计专篇的符合性。

2．个体防护调查与评价

（1）个体防护措施调查：首先要对有毒有害作业环境性质的识别、危害程度的判定；调查用人单位为劳动者提供的个体防护用品的种类、型号、数量以及个体防护用品供应商的资质情况，应选用国家认可的符合标准要求的个体防护用品；有毒有害作业人员个体防护用品的选型、使用及维护情况；有机溶剂作业场所个人防护用品使用情况及个人防护用品使用方法培训和管理等。

（2）个体防护措施评价：综合分析个体防护措施符合国家相关标准及有效性情况。

3．警示标识调查与评价

（1）警示标识调查：调查作业场所防粉尘、防毒物、防噪声、防高温、防电离辐射等警示标识的设置情况；警示线、警示牌、告知牌的设置情况。包括设置的位置、数量、合规性等。警示说明应当载明产生职业健康危害的种类、后果、预防以及应急救治措施等内容。

（2）警示标识评价：综合分析生产经营单位各作业场所警示标识设置的全面性、合规性和准确性。

4．评价结论 通过对生产经营单位防护设施设备、个体防护、警示标识、辅助用室等技术措施的调查，综合分析各作业场所职业病危害防护技术措施的合规性、有效性及与职业健康设施设计专篇的符合性。

（六）辅助用室调查

1．辅助用室调查 生产经营单位设置办公室、生产卫生室（浴室、更衣室、盥洗室、洗衣房）、生活室（休息室、食堂、厕所）、妇女卫生室、医务室的情况；使用高毒物品作业的生产经营单位设置清洗、存放或者处理劳动者的工作服、工作鞋帽等物品专用间的情况。

2．综合分析生产经营单位作业场所辅助用室设置的合理性

（七）应急救援现状评价

1．应急救援措施调查

（1）职业病危害事故应急预案与应急救援演练的情况。

（2）从事使用高毒物品作业的生产经营单位，配备应急救援人员和必要的应急救援器材、设备的情况。

（3）可能突然泄漏大量有毒物品或者易造成急性中毒的作业场所，自动报警装置、现场急救用品、冲洗设备等应急救援设施的配置情况。

（4）高毒作业场所设置应急撤离通道和必要的泄险区的情况。

（5）应急救援设施、通讯报警装置的维护、检修制度与记录。

2．评价结论 通过对生产经营单位的职业病危害事故应急预案与应急救援演练、应急救援设施的配备等应急救援措施进行现状评价，综合分析生产经营单位应急救援措施的合理性及有效性及职业病危害事故的应急处置能力。

（八）职业健康管理措施现状评价

1．职业健康管理措施调查

（1）职业健康管理机构设置及管理人员配备情况。

（2）职业健康责任制、管理制度与操作规程的制定与执行情况。

（3）新建、改建、扩建建设项目职业病危害防护设施与主体工程同时设计，同时施工，同时投入生产和使用情况。

（4）职业病危害防治档案的建立情况。

（5）接触职业病危害作业人员的职业健康监护档案的建立情况，以及既往职业性急慢性中毒事故等情况。

（6）主要负责人、职业健康管理人员、接触职业病危害岗位作业人员的职业健康培训和考核情况。

（7）作业场所近3年的日常监测、定期检测现状评价及公示情况。

（8）劳动用工合同职业病危害告知情况。

（9）职业病危害的申报情况。

（10）法律、法规规定的其他要求。

对于之前做过职业病危害控制效果评价的用人单位，要对其评价建议的落实情况进行调查。

2．结论　通过对生产经营单位的职业健康管理措施进行现状评价，分析职业健康管理措施的合规性和有效性。

（九）职业病危害防治对策及建议

对生产经营单位布局、存在的职业病危害因素、采取的防护技术措施和职业健康管理措施、应急救援等进行综合分析和评价，指出生产经营单位存在的职业病危害隐患和问题，提出对策及建议。

（十）综合现状评价与结论

1．综合评价判定原则

（1）作业场所现状评价判定原则：作业场所的总体布局、生产工艺及设备布局、职业病危害、防护设施、个体防护、警示标识、辅助用室、应急救援、职业健康管理措施等每一项均需符合要求，有一项不符合要求的，该作业场所应判定为不符合职业健康条件。

（2）生产经营单位现状评价判定原则：用人单位所有作业场所均符合要求，该用人单位综合现状评价判定为符合职业健康条件；用人单位有一个作业场所综合现状评价判定不符合要求的，该用人单位综合现状评价判定为不符合职业健康条件。

2．综合现状评价与结论　全面总结归纳用人单位的职业健康工作，遵照科学、客观、公正、真实的原则，对每个作业场所分别做出符合或不符合职业健康条件的现状评价结论，并对用人单位综合做出符合或不符合职业健康条件的现状评价结论。

（十一）现状评价报告附件

职业健康现状评价报告附件包括：①职业健康现状评价委托书；②生产经营单位总平面图（标明各作业场所的位置）；③职业病危害因素检测报告；④职业健康设施设计专篇；⑤营业执照复印件。

（十二）职业健康现状评价报告书格式

参照地方、行业有关规定执行。

（范雪云　钱庆增）

第五节　有害作业分级评价及管理

《中华人民共和国职业病防治法》明确规定，职业病的防治工作坚持以预防为主，防治结合的方针，采取分类管理、综合治理的措施。有害作业分级是职业病危害分类管理的基础和依据。有害作业是指劳动者在劳动过程中可能接触到各种化学性有害因素的作业。有害作业的分级评价是综合了环境接触水平与影响危害产生的主要接触条件而进行的评价。有害因素中对人体健康起决定性作用的主要是接触剂量、接触水平以及接触时间。评价某一具体作业场所的某一有害因素的危害性时，在一定接触水平下，接触时间是最为重要的。但是，有害因素的性质和对机体作用的特点因不同的职业而有所不同，除了接触时间以外，还应当适当考虑其他因素的影响。作业场所一般情况下都安排有多种作业岗位，因此有害作业危害性评价应当以岗位种类的评价为基础。

然而，实际的作业场所中的有害因素由于存在多样性、变动性及劳动者接触的间断性等复杂情况，因此，如何切合实际的科学评价尚须不断研究、改进。

一、职业性接触毒物作业危害分级及管理

毒物是种类繁多且接触广泛的职业性有害因素，多数毒物的职业接触方式是以呼吸道吸入为主，少数可经皮肤、黏膜吸收，虽然消化道可以吸收毒物，但在职业接触中不是主要途径。

（一）分级原则与基本要求

1. 在全面掌握化学物的毒性资料及毒性分级、劳动者接触生产性毒物水平和工作场所职业防护效果等要素的基础上进行分级。

2. 分级前应通过系统调查识别作业场所生产性毒物的产生过程、分布范围和采取的控制防护措施，收集工人既往的健康监护资料和事故资料（如有），全面进行职业接触评估后确定需要进行分级的作业。

3. 应定期对分级结果、预防控制措施的建议及其效果进行评估确认。如发现有关参数变动时应重新进行分级，并提出新的预防控制措施和建议。

（二）职业性接触毒物作业危害的分级依据

1. 依据化学物的危害程度、化学物的职业接触比值和劳动者的体力劳动强度三个要素的权数进行分级。

2. 根据化学物的毒作用类型进行分级。以慢性毒性作用为主同时具有急性毒性作用的物质，应根据时间加权平均浓度、短时间接触容许浓度进行分级，只有急性毒性作用的物质可根据最高容许浓度进行分级。

（三）有毒作业分级及分级方法

有毒作业分为四级，分级方法有分级指数计算法和查表法。

1. 分级指数（G）法 有毒作业的分级基础是分级指数（G），根据分级指数（G）将有毒作业分为 4 级（表 5-1）。

表 5-1 有毒作业分级

分级指数（G）	作业级别	危害程度
$G \leqslant 1$	0 级	相对无害作业
$1 < G \leqslant 6$	Ⅰ级	轻度危害作业
$6 < G \leqslant 24$	Ⅱ级	中度危害作业
$G > 24$	Ⅲ级	重度危害作业

分级指数依据化学物危害程度级别的权重数、工作场所空气中化学物职业接触比值的权重数和劳动者体力劳动的权重数进行计算。

计算公式：

$$G = W_D \times W_B \times W_L \quad (5-1)$$

式中，

G：分级指数；

W_D：化学物危害程度级别的权重数；

W_B：化学物职业接触比值的权重数；

W_L：劳动者体力劳动的权重数。

（1）化学物危害程度级别权重数（W_D）计算及权重数取值：首先依据化学物的急性毒性、扩散性、蓄积性、致癌性、生殖毒性、致敏性、刺激与腐蚀性、实际危害后果与预后等指标（权重数）计算毒物危害指数，按毒物危害指数确定毒物的危害程度分级［分级方法见本节（四）］；然后依据化学物危害程度级别的权重数（W_D）取值（表 5-2）。

表 5-2 化学物危害级别的权重数（W_D）取值

化学物危害程度级别	权重数（W_D）
轻度危害	1
中度危害	2
重度危害	4
极度危害	8

注 1：化学物危害程度级别按 GBZ230-2018《职业性接触毒物危害程度分级》执行。
注 2：《高度物品目录》和《剧毒化学物品目录》列入的化学物，其危害程度级别权重系数按 8 计算。
注 3：以上不同分级指标所得的毒物危害程度分级结果有差异时，以最严重的高等级计算。
注 4：工作场所同时解除多个毒物时，毒物危害程度级别取最严重的一种毒物计算。

（2）化学物职业接触比值（B）计算及权重数（W_B）取值：化学物的职业接触比值（B）的权重数（W_B）取值见表 5-3。

表 5-3 化学物的职业接触比值（B）的权重数（W_B）取值

职业接触比值（B）	权重数（W_B）
$B \leqslant 1$	0
$B > 1$	B

化学物职业接触比值（B）可通过公式（5-2）～公式（5-4）计算：

①职业接触限值以 PC-TWA 表示：

$$B = \frac{C_{TWA}}{PC - TWA} \tag{5-2}$$

式中，

B：化学物职业接触比值；

C_{TWA}：现场测量的工作场所空气中化学物时间加权平均浓度；

PC-TWA：时间加权平均容许浓度。

②职业接触限值以 PC-STEL 表示：

$$B = \frac{C_{STEL}}{PC - STEL} \tag{5-3}$$

式中，

B：化学物职业接触比值；

C_{STEL}：现场测量的工作场所空气中化学物短时间加权平均浓度；

PC-STEL：短时间接触容许浓度。

③职业接触限值以最高容许浓度表示：

$$B = \frac{C_{MAC}}{MAC} \tag{5-4}$$

式中，

B：化学物职业接触比值；

C_{MAC}：现场测量的工作场所空气中化学物瞬（短）时浓度；

MAC：最高容许浓度。

（3）劳动者体力劳动强度的权重数（W_L）取值见表 5-4。

表 5-4 劳动者体力劳动强度的权重数（W_L）取值

体力劳动强度级别	权重数（W_L）
Ⅰ（轻）	1.0
Ⅱ（中）	1.5
Ⅲ（重）	2.0
Ⅳ（极重）	2.5

2．查表法

依据毒物危害程度、体力劳动强度及职业接触比值对有毒作业进行分级，分级结果见表 5-5。

表 5-5 有毒作业分级表

毒物危害程度	体力劳动强度	职业接触比值（B）						
		＜1	～2	～4	～6	～8	～24	＞24
轻度	Ⅰ	0	Ⅰ	Ⅰ	Ⅰ	Ⅱ	Ⅱ	Ⅲ
	Ⅱ	0	Ⅰ	Ⅰ	Ⅱ	Ⅱ	Ⅲ	Ⅲ
	Ⅲ	0	Ⅰ	Ⅱ	Ⅱ	Ⅱ	Ⅲ	Ⅲ
	Ⅳ	0	Ⅰ	Ⅱ	Ⅱ	Ⅱ	Ⅲ	Ⅲ
中度	Ⅰ	0	Ⅰ	Ⅱ	Ⅱ	Ⅱ	Ⅲ	Ⅲ
	Ⅱ	0	Ⅰ	Ⅱ	Ⅱ	Ⅱ	Ⅲ	Ⅲ
	Ⅲ	0	Ⅱ	Ⅱ	Ⅱ	Ⅲ	Ⅲ	Ⅲ
	Ⅳ	0	Ⅱ	Ⅱ	Ⅲ	Ⅲ	Ⅲ	Ⅲ
重度	Ⅰ	0	Ⅱ	Ⅱ	Ⅱ	Ⅲ	Ⅲ	Ⅲ
	Ⅱ	0	Ⅱ	Ⅱ	Ⅲ	Ⅲ	Ⅲ	Ⅲ
	Ⅲ	0	Ⅱ	Ⅲ	Ⅲ	Ⅲ	Ⅲ	Ⅲ
	Ⅳ	0	Ⅱ	Ⅲ	Ⅲ	Ⅲ	Ⅲ	Ⅲ
严重	Ⅰ	0	Ⅱ	Ⅲ	Ⅲ	Ⅲ	Ⅲ	Ⅲ
	Ⅱ	0	Ⅱ	Ⅲ	Ⅲ	Ⅲ	Ⅲ	Ⅲ
	Ⅲ	0	Ⅲ	Ⅲ	Ⅲ	Ⅲ	Ⅲ	Ⅲ
	Ⅳ	0	Ⅲ	Ⅲ	Ⅲ	Ⅲ	Ⅲ	Ⅲ

（四）职业性接触毒物危害程度分级

1．分级依据　依据《职业性接触毒物危害程度分级》（GBZ 230-2010）对职业性接舯毒物危害程度进行分级。该标准以毒物的急性毒性、扩散性、蓄积性、致癌性、生殖毒性、致敏性、刺激与腐蚀性、实际危害后果与预后等 9 项指标进行综合分析，计算毒物危害指数确定。

2．毒物危害程度分级及分级指数计算

（1）毒物危害程度分级：按毒物危害指数将毒物危害程度分为轻度危害、中度危害、高度危害和极度危害四级，分级及危害指数范围见表 5-6。

表 5-6　毒物危害程度分级及范围

危害程度	危害程度分级	毒物危害指数（THI）
轻度危害	Ⅳ级	＜ 35
中度危害	Ⅲ级	≥ 35 ～＜ 50
高度危害	Ⅱ级	≥ 50 ～＜ 65
极度危害	Ⅰ级	≥ 65

（2）毒物危害指数（THI）计算公式：

$$THI = \sum_{i=1}^{n}(ki \times Fi) \tag{5-5}$$

式中，

THI：毒物危害指数；

k：分项指标权重数；

F：分项指标积分值。

职业性接触毒物分项指标危害程度权重数和积分值依据表 5-7 的规定计算。

表 5-7　职业性接触毒物危害程度分级及评分依据

分项指标		极度危害	高度危害	中度危害	轻度危害	轻微危害	权重系数
积分值		4	3	2	1	0	
急性吸入 LC_{50}（cm^3/m^3）	气体	＜ 100	≥ 100 ～＜ 500	≥ 500 ～＜ 2500	≥ 2500 ～＜ 20000	≥ 20000	5
	蒸气	＜ 500	≥ 500 ～＜ 2000	≥ 2000 ～＜ 10000	≥ 10000 ～＜ 20000	≥ 20000	
	粉尘和烟雾	＜ 50	≥ 50 ～＜ 500	≥ 500 ～＜ 1000	≥ 1000 ～＜ 5000	≥ 5000	
急性经口 LD_{50}（mg/kg）		＜ 5	≥ 5 ～＜ 50	≥ 50 ～＜ 300	≥ 300 ～＜ 2000	≥ 2000	
急性经皮 LD_{50}（mg/kg）		＜ 50	≥ 50 ～＜ 200	≥ 200 ～＜ 1000	≥ 1000 ～＜ 2000	≥ 2000	1
刺激与腐蚀性		PH ≤ 2 或 PH ≥ 11.5；腐蚀作用或不可逆损伤作用	强刺激作用	中等刺激作用	轻刺激作用	无刺激作用	2

续表

分项指标	极度危害	高度危害	中度危害	轻度危害	轻微危害	权重系数
致敏性	有证据表明该物质能引起人类特定的呼吸系统致敏或重要脏器的变态反应性损伤	有证据表明该物质能导致人类皮肤过敏	动物实验证据充分，但无人类相关证据	现有动物实验证据不能对该物质的致敏性作出结论	无致敏性	2
生殖毒性	明确的人类生殖毒性：已确定对人的生殖能力、生育或发育造成有害效应的毒物，人类母体接触后可引起子代先天性缺陷	推定的人类生殖毒性：动物实验生殖毒性明确，但对人的生殖毒性尚未确定因果关系，推定对人的生殖能力或发育产生有害影响	可疑的人类生殖毒性：动物实验生殖毒性明确，但无人类生殖毒性资料	人类生殖毒性无定论：现有证据或资料不足以对毒物的生殖毒性作出结论	无人类生殖毒性：动物实验阴性，人群调查结果未发现生殖毒性	3
致癌性	Ⅰ组，人类致癌物	ⅡA组，近似人类致癌物	ⅡB组，可能人类致癌物	Ⅲ组，未归类人类致癌物	Ⅳ组，非人类致癌物	4
实际危害后果与预后	职业中毒病死率≥ 10%	职业中毒病死率 < 10；或致残（不可逆损害）	器质性损害（可能性重要脏器损害）脱离接触后可治愈	仅有接触反应	无危害后果	
扩散性（常温或工业使用时状态）	气态	液态，挥发性高（沸点< 50℃）；固态，扩散性极高（使用时形成烟或烟尘）	液态，挥发性中（沸点≥ 50 ~ < 150℃）；固态，扩散性高（细微而轻的粉末，使用时可见尘雾形成，并在空气中停留数分钟以上）	液态，扩散性低（沸点> 150℃）；固态，晶体，粒状固体、扩散性中，使用时能见到粉尘但很快落下，使用后粉尘留在表面	固态，扩散性低[不会破坏的固体小球（快），使用时几乎不产生粉尘]	3
蓄积性（或生物半减期）	蓄积系数（动物实验，下同）< 1，生物半衰期≥ 4000 h	蓄积系数 1 ~ < 3，生物半衰期 ≥ 400 h ~ < 4000 h	蓄积系数≥ 3 ~ < 5，生物半衰期≥ 40 h ~ < 400 h	蓄积系数> 5，生物半衰期≥ 4 h ~ < 40 h	生物半衰期< 4 h	1

注 1：急性毒性分级指标以急性吸入毒性和急性经皮毒性为分级依据。无急性吸入毒性数据的物质，参照急性经口毒性分级。无急性经皮毒性数据且不经皮吸收的毒物，按轻微危害分级；无急性经皮毒性数据，但可经皮肤吸收的毒物，参照急性吸入毒物分级。

注 2：强、中、轻和无刺激作用的分级依据《化学品急性皮肤刺激性 / 腐蚀性试验方法》（GB/T 21604-2008）和《化学品急性眼刺激性 / 腐蚀性试验方法》（GB/T 21609-2008）。

注 3：缺乏蓄积性、致癌性、致敏性、生殖毒性分级有关数据的物质的分项指标按极度危害赋分。

注 4：工业使用在 5 年内的新化学品、无实际危害后果资料的，该分项指标暂按极度危害赋分；工业使用在 5 年以上物质、无实际危害后果资料的，该分项指标按轻微危害赋分。

注 5：一般液态物质的吸入毒性按蒸汽类划分。

注 6：1 cm^3/m^3 = 1 ppm，ppm 与 mg/m^3 在气温为 20℃，大气压为 103.3 kPa（760 mmHg）的条件下的换算公式为：1 ppm = 24.04/*Mr* mg/m^3，其中 *Mr* 为该气体的分子量。

（五）有毒作业分级管理

对于有毒作业，应根据分级采取相应的控制措施。

1．0 级（相对无害作业） 在目前的作业条件下，对劳动者健康不会产生明显影响，应继续保持目前的作业方式和防护措施。一旦作业方式或防护效果发生变化，应重新分级。

2．Ⅰ级（轻度危害作业） 在目前的作业条件下，可能对劳动者的健康存在不良影响。应改善工作环境，降低劳动者实际接触水平，设置警告及防护标识，强化劳动者的安全操作及职业卫生培训，采取定期作业场所监测、职业健康监护等行动。

3．Ⅱ级（中度危害作业） 在目前的作业条件下，很可能引起劳动者的健康损害。应及时采取纠正和管理行动，限期完成整改措施。劳动者必须使用个人防护用品，使劳动者实际接触水平达到职业卫生标准的要求。

4．Ⅲ级（重度危害作业） 在目前的作业条件下，极有可能引起劳动者严重的健康损害的作业。应立即采取整改措施，在作业点设置明确标识，劳动者必须使用个人防护用品，保证劳动者实际接触水平达到职业卫生标准的要求。对劳动者进行健康体检。整改完成后，应重新对作业场所进行职业卫生评价。

二、生产性粉尘的作业环境分级及管理

（一）分级基础及基本要求

1．分级基础 分级应在综合评估生产性粉尘的健康危害、劳动者接触程度等的基础上进行。劳动者接触粉尘的程度应根据工作场所空气中粉尘的浓度、劳动者接触粉尘的作业时间和劳动者的劳动强度综合判定。

2．分级前的准备 应确定作业是否需要进行分级。可根据现场检查，工作场所生产性粉尘的性质、产生过程和分布范围辨识，采取的控制和防护措施，结合对既往尘肺发病和事故资料的分析后确定。作业分级应与日常监测相结合。

3．分级结果和效果评估 应定期对作业分级结果和预防控制措施的效果进行评估，连续 3 次定期监测发现劳动者接触浓度有变化，提示可能与原分级结果不一致的，或因生产工艺、原材料、设备等发生改变时应重新进行分级，并提出新的预防控制措施和建议。

（二）分级依据

依据粉尘中游离二氧化硅含量、工作场所空气中粉尘的职业接触比值和劳动者的体力劳动强度等要素的权重数进行分级。

1．生产性粉尘中游离二氧化硅含量（M）的分级及权重数（W_M）取值（表 5-8）

表 5-8 游离二氧化硅含量的分级和取值

游离 S_iO_2 含量（M），%	权重数（W_M）
$M < 10$	1
$10 \leqslant M \leqslant 50$	2
$50 < M \leqslant 80$	4
$M > 80$	6

2．工作场所空气中粉尘的职业接触比值（B）分级及权重数（W_B）取值（表 5-9）

表 5-9　生产性粉尘职业接触比值的分级和取值

接触比值（B）	权重数（W_B）
$B < 1$	0
$1 \leq B \leq 2$	1
$B > 2$	B

注：工作场所空气中粉尘的职业接触比值（B）= 劳动者接触粉尘浓度 / 职业接触限值

3．劳动者的体力劳动强度分级及权重数（W_L）取值（表 5-10）

表 5-10　体力劳动强度的分级和取值

体力劳动强度级别	权重数（W_L）
Ⅰ（轻）	1.0
Ⅱ（中）	1.5
Ⅲ（重）	2.0
Ⅳ（极重）	2.5

（三）分级级别

生产性粉尘作业按危害程度分为四级：相对无害作业（0 级）、轻度危害作业（Ⅰ级）、中毒危害作业（Ⅱ级）和高度危害作业（Ⅲ级）。

（四）分级方法

生产性粉尘作业分级方法有计算法和查表法。生产工艺及原料无改变，连续 3 次检测（每次间隔 1 个月以上），测定粉尘浓度未超过职业接触限值且无尘肺病人报告的作业可以直接确定为相对无害作业。

1．计算法　根据分级指数 G，将生产性粉尘作业分为四级，见表 5-11。

表 5-11　生产性粉尘作业分级

分级指数（G）	作业分级
0	0 级（相对无害作业）
$0 < G \leq 6$	Ⅰ级（轻度危害作业）
$6 \leq G \leq 16$	Ⅱ级（中度危害作业）
> 16	Ⅲ级（重度危害作业）

分级指数（G）可以通过粉尘中游离二氧化硅含量的权重数、工作场所空气中粉尘职业接触比值的权重数以及劳动者体力劳动强度的权重数计算。

计算公式：

$$G=W_M \times W_B \times W_L$$

式中，

G：分级指数；

W_M：粉尘中游离二氧化硅含量的权重数；

W_B：工作场所空气中粉尘职业接触比值的权重数；

W_L：劳动者体力劳动强度的权重数。

2．查表法　依据测得生产性粉尘中游离二氧化硅含量、工作场所空气中粉尘的职业接触比值和体力劳动强度分级结果，也可直接查阅表 5-12 进行生产性粉尘作业分级。

表 5-12　生产性粉尘作业分级表

游离 S_iO_2 含量（M）	体力劳动强度分级	粉尘的职业接触比值权重数（W_B）						
		< 1	~ 2	~ 4	~ 6	~ 8	~ 16	> 16
M < 10	Ⅰ	0	Ⅰ	Ⅰ	Ⅰ	Ⅱ	Ⅱ	Ⅲ
	Ⅱ	0	Ⅰ	Ⅰ	Ⅱ	Ⅱ	Ⅱ ~ Ⅲ	Ⅲ
	Ⅲ	0	Ⅰ	Ⅰ ~ Ⅱ	Ⅱ	Ⅱ	Ⅲ	Ⅲ
	Ⅳ	0	Ⅰ	Ⅰ ~ Ⅱ	Ⅱ	Ⅱ ~ Ⅲ	Ⅲ	Ⅲ
10 ≤ M ≤ 50	Ⅰ	0	Ⅰ	Ⅰ ~ Ⅱ	Ⅱ	Ⅱ	Ⅲ	Ⅲ
	Ⅱ	0	Ⅰ	Ⅱ	Ⅱ ~ Ⅲ	Ⅲ	Ⅲ	Ⅲ
	Ⅲ	0	Ⅰ	Ⅱ	Ⅲ	Ⅲ	Ⅲ	Ⅲ
	Ⅳ	0	Ⅰ	Ⅱ ~ Ⅲ	Ⅲ	Ⅲ	Ⅲ	Ⅲ
50 < M ≤ 80	Ⅰ	0	Ⅰ	Ⅱ	Ⅲ	Ⅲ	Ⅲ	Ⅲ
	Ⅱ	0	Ⅰ	Ⅱ ~ Ⅲ	Ⅲ	Ⅲ	Ⅲ	Ⅲ
	Ⅲ	0	Ⅱ	Ⅲ	Ⅲ	Ⅲ	Ⅲ	Ⅲ
	Ⅳ	0	Ⅱ	Ⅲ	Ⅲ	Ⅲ	Ⅲ	Ⅲ
M > 80	Ⅰ	0	Ⅰ	Ⅱ ~ Ⅲ	Ⅲ	Ⅲ	Ⅲ	Ⅲ
	Ⅱ	0	Ⅱ	Ⅲ	Ⅲ	Ⅲ	Ⅲ	Ⅲ
	Ⅲ	0	Ⅱ	Ⅲ	Ⅲ	Ⅲ	Ⅲ	Ⅲ
	Ⅳ	0	Ⅱ	Ⅲ	Ⅲ	Ⅲ	Ⅲ	Ⅲ

（五）分级管理原则

应根据分级结果对生产性粉尘作业采取适当的控制措施。一旦作业方式或防护效果发生变化，应重新分级。

1．0 级（相对无害作业）　在目前的作业条件下，对劳动者健康不会产生明显影响，应继续保持目前的作业方式和防护措施。

2．Ⅰ级（轻度危害作业）　在目前的作业条件下，可能对劳动者的健康存在不良影响。应改善工作环境，降低劳动者实际粉尘接触水平，并设置粉尘危害及防护标识，对劳动者进行职业卫生培训，采取职业健康监护、定期作业场所监测等行动。

3．Ⅱ级（中度危害作业）　在目前的作业条件下，很可能引起劳动者的健康危害。应在采取上述措施的同时，及时采取纠正和管理行动，降低劳动者实际粉尘接触水平。

4．Ⅲ级（重度危害作业）　在目前的作业条件下，极有可能造成劳动者严重健康损害的作业。应立即采取整改措施，作业点设置粉尘危害和防护的明确标识，劳动者应使用个人防护用品，使劳动者实际接触水平达到职业卫生标准的要求。对劳动者及时进行健康体检。整改完成后，应重新对作业场所进行职业卫生评价。

三、高温作业分级及管理

（一）分级基础与基本要求

1．应对高温作业的健康危害、环境热强度、接触高温时间、劳动强度和工作服装阻热性能等全面评价基础上进行分级。

2．分级前，通过现场调查，识别作业场所高温的生产过程、分布范围和采取的控制和防护措施，收集既往热损伤发生和事故资料，确定需要进行分级的作业。作业分级应与日常监测相结合。

3．对作业分级结果和预防控制措施的效果要定期进行评估，评估结果提示可能与原分级结果不一致的，或因生产工艺、原材料、设备等发生改变时应重新进行分级，并提出新的预防控制措施和建议。

（二）分级依据及方法

1．分级依据 高温作业分级依据劳动强度、接触高温作业时间、WBGT 指数和服装的阻热性进行分级。

2．分级指标的计算方法 体力劳动强度分级按《工作场所物理因素测量 第 10 部分：体力劳动强度分级》（GBZ/T 189.10-2007）执行；接触高温作业时间以每个工作日累计接触高温作业时间计，单位为分钟（min）；作业环境热强度（WBGT 指数）按《工作场所物理因素测量 第 7 部分：高温》（GBZ/T 189.7-2007）检测规范执行。劳动者穿着服装的阻热性确定方法：长袖衬衫和长裤工作服及纺织材料连裤工作服的绝热系数为 0.6 Clo。

3．分级方法 根据以上测定评价结果，对照表 5-13 内容进行分级。

（三）分级

高温作业按危害程度分为 4 级，即轻度危害作业（Ⅰ级）、中度危害作业（Ⅱ级）、重度危害作业（Ⅲ级）、极重度危害作业（Ⅳ级）（表 5-13）。

表 5-13 高温作业分级

劳动强度	接触高温作业时间（min）	WBGT 指数（℃）						
		29 ~ 30（28 ~ 29）	31 ~ 32（30 ~ 31）	33 ~ 34（32 ~ 33）	35 ~ 36（34 ~ 3）	37 ~ 38（36 ~ 37）	39 ~ 40（38 ~ 39）	41 ~（40 ~）
Ⅰ（轻劳动）	60 ~ 120	Ⅰ	Ⅰ	Ⅱ	Ⅱ	Ⅲ	Ⅲ	Ⅳ
	121 ~ 240	Ⅰ	Ⅱ	Ⅱ	Ⅲ	Ⅲ	Ⅳ	Ⅳ
	241 ~ 360	Ⅱ	Ⅱ	Ⅲ	Ⅲ	Ⅳ	Ⅳ	Ⅳ
	361 ~	Ⅱ	Ⅲ	Ⅲ	Ⅳ	Ⅳ	Ⅳ	Ⅳ
Ⅱ（中劳动）	60 ~ 120	Ⅰ	Ⅱ	Ⅱ	Ⅲ	Ⅲ	Ⅳ	Ⅳ
	121 ~ 240	Ⅱ	Ⅱ	Ⅲ	Ⅲ	Ⅳ	Ⅳ	Ⅳ
	241 ~ 360	Ⅱ	Ⅲ	Ⅲ	Ⅳ	Ⅳ	Ⅳ	Ⅳ
	361 ~	Ⅲ	Ⅲ	Ⅳ	Ⅳ	Ⅳ	Ⅳ	Ⅳ
Ⅲ（重劳动）	60 ~ 120	Ⅱ	Ⅱ	Ⅲ	Ⅲ	Ⅳ	Ⅳ	Ⅳ
	121 ~ 240	Ⅱ	Ⅲ	Ⅲ	Ⅳ	Ⅳ	Ⅳ	Ⅳ
	241 ~ 360	Ⅲ	Ⅲ	Ⅳ	Ⅳ	Ⅳ	Ⅳ	Ⅳ
	361 ~	Ⅲ	Ⅳ	Ⅳ	Ⅳ	Ⅳ	Ⅳ	Ⅳ

续表

劳动强度	接触高温作业时间（min）	WBGT 指数（℃）						
		29 ~ 30（28 ~ 29）	31 ~ 32（30 ~ 31）	33 ~ 34（32 ~ 33）	35 ~ 36（34 ~ 3）	37 ~ 38（36 ~ 37）	39 ~ 40（38 ~ 39）	41 ~（40 ~）
Ⅳ（极重劳动）	60 ~ 120	Ⅱ	Ⅲ	Ⅲ	Ⅳ	Ⅳ	Ⅳ	Ⅳ
	121 ~ 240	Ⅲ	Ⅲ	Ⅳ	Ⅳ	Ⅳ	Ⅳ	Ⅳ
	241 ~ 360	Ⅲ	Ⅳ	Ⅳ	Ⅳ	Ⅳ	Ⅳ	Ⅳ
	361 ~	Ⅳ	Ⅳ	Ⅳ	Ⅳ	Ⅳ	Ⅳ	Ⅳ

注：括号内 WBGT 指数值适用于未产生热适应和热习服的劳动者。

（四）分级管理原则

分级越高，发生热相关疾病的危险度越高。应根据高温作业不同等级进行不同的职业卫生监督和管理。

1．轻度危害作业（Ⅰ级）　在目前的劳动条件下，可能对劳动者的健康产生不良影响。应改善工作环境，对劳动者进行职业卫生培训，采取职业健康监护和防暑降温防护措施，保持劳动者的热平衡。

2．中度危害作业（Ⅱ级）　在目前的劳动条件下，可能引起劳动者的健康危害。在采取上述措施的同时，强化职业健康监护和防暑降温等防护措施，调整高温作业劳动休息制度，降低劳动者热应激反应及接触热环境的单位时间比率。

3．重度危害作业（Ⅲ级）　在目前的劳动条件下，很可能引起劳动者的健康危害，产生热损伤。在采取上述措施的同时，强调进行热应激监测，通过调整高温作业劳动 - 休息制度，进一步降低劳动者接触热环境的单位时间比率。

4．极重度危害作业（Ⅳ级）　在目前的劳动条件下，极有可能引起劳动者的健康危害，产生严重的热损伤。在采取上述措施的同时，严格进行热应激监测和热损伤防护，通过调整高温作业劳动 - 休息制度，严格限制劳动者接触热环境的时间比率。

四、噪声作业危害分级及管理

（一）分级基础与基本要求

1．分级基础　噪声分级以国家职业卫生标准接触限值及测量方法为基础。

2．分级前的准备　应通过现场调查，识别作业场所生产性噪声的来源、分布范围、劳动者接触噪声情况及采取的控制措施，收集既往的听力损伤资料，确定需要进行分级的作业。

3．分级控制效果评估　按照职业病危害因素评价监测的要求对工作场所噪声定期监测，监测发现接触噪声强度有变化，提示可能与原分级结果不一致的，或因生产工艺、原材料、设备等发生变化时，应重新进行分级，并提出新的预防控制措施和建议。

（二）分级依据

根据劳动者接触噪声水平和接触时间对噪声作业进行分级。

（三）分级方法

1．稳态和非稳态连续噪声　按照《工作场所物理因素测量 第 8 部分：噪声》（GBZ/T 189.8-2007）的要求进行噪声作业测量，依据噪声暴露情况计算 $L_{EX,8h}$ 或 $L_{EX,W}$ 后，根据表 5-14 确定噪声作业级别，共分四级。

表 5-14 噪声作业分级

分级	等效声级 $L_{EX,8h}$，dB	危害程度
Ⅰ	$85 \leqslant L_{EX,8h} < 90$	轻度危害
Ⅱ	$90 \leqslant L_{EX,8h} < 94$	中毒危害
Ⅲ	$95 \leqslant L_{EX,8h} < 100$	重度危害
Ⅳ	$L_{EX,8h} \geqslant 100$	极重危害

注：表中等效声级 $L_{EX,8h}$ 与 $L_{EX,W}$ 等效使用。

2．脉冲噪声 按照《工作场所物理因素测量 第 8 部分：噪声》（GBZ/T 189.8-2007）的要求测量脉冲噪声声压级峰值（dB）和工作日内脉冲次数 n，根据表 5-15 确定脉冲噪声作业级别，共分四级。

表 5-15 脉冲噪声作业分级

分级	声压峰值（dB）			危害程度
	$n \leqslant 100$	$100 < n \leqslant 1000$	$1000 < n \leqslant 10\,000$	
Ⅰ	$140.0 \leqslant n < 142.5$	$130.0 \leqslant n < 132.5$	$120.0 \leqslant n < 122.5$	轻度危害
Ⅱ	$142.4 \leqslant n < 145.0$	$132.4 \leqslant n < 135.0$	$242.4 \leqslant n < 125.0$	中毒危害
Ⅲ	$145.0 \leqslant n < 147.5$	$135.0 \leqslant n < 137.5$	$125.0 \leqslant n < 127.5$	重度危害
Ⅳ	$n \geqslant 147.5$	$n \geqslant 137.5$	$n \geqslant 127.5$	极重危害

注：n 为每日脉冲次数。

（四）分级管理原则

1．对于 8 h/d 或 40 h/w 噪声暴露等效声级 ≥ 80 dB，但 < 85 dB 的作业人员，在目前的作业方式和防护措施不变的情况下，应进行健康监护，一旦作业方式或控制效果发生变化，应重新分级。

2．轻度危害（Ⅰ级） 在目前的作业条件下，很可能对劳动者的听力产生不良影响。应改善工作环境，降低劳动者实际接触水平，设置噪声危害及防护标识，佩戴噪声防护用品，对劳动者进行职业卫生培训，采取职业健康监护、定期作业场所监测等措施。

3．中毒危害（Ⅱ级） 在目前的作业条件下，很可能对劳动者的听力产生不良影响。应针对企业特点，在采取上述措施的同时，采取纠正和管理行动，降低劳动者实际接触水平。

4．重度危害（Ⅲ级） 在目前的作业条件下，会对劳动者的健康产生不良影响。除了上述措施外，应尽可能采取工程技术措施，进行相应的整改，整改完成后，重新对作业场所进行职业卫生评价及噪声分级。

5．极重危害（Ⅳ级） 目前作业条件下，会对劳动者的健康产生不良影响。除了上述措施外，应及时采取相应的工程技术措施进行整改。整改完成后，对控制及防护效果进行卫生评价及噪声分级。

五、低温作业分级

（一）基本概念

1．低温作业 指在生产劳动过程中，其工作地点平均气温等于或低于 5℃的作业。

2．低温作业时间率 一个劳动日在低温环境中净劳动时间占工作日总时间的百分率。

（二）低温作业分级

按工作地点的温度和低温作业时间率，将低温作业分为四级，级别高者冷强度大（表 5-16）。

表 5-16　低温作业分级

低温作业时间率（%）	温度范围（℃）					
	≤ 5 ~ 0	＜ 0 ~ –5	＜ –5 ~ –10	＜ –10 ~ –15	＜ –15 ~ –20	＜ –20
≤ 25	Ⅰ	Ⅰ	Ⅰ	Ⅱ	Ⅱ	Ⅲ
＞ 25 ~ 50	Ⅰ	Ⅰ	Ⅱ	Ⅱ	Ⅲ	Ⅲ
＞ 50 ~ 75	Ⅰ	Ⅱ	Ⅱ	Ⅲ	Ⅲ	Ⅲ
＞ 75	Ⅱ	Ⅱ	Ⅲ	Ⅲ	Ⅳ	Ⅳ

注：凡低温作业地点空气相对湿度平均等于或大于 80% 的工种应在本标准基础上提高一级。

（三）相关指标的测定及计算方法

1．气温测定　采用通风温湿度计进行测定，每测定点一日测定 3 次（9：00 ~ 10：00，13：00 ~ 14：00，18：00 ~ 19：00），连续测定 3 天，取其平均值。

2．相对湿度测定　采用通风温湿度计进行测定，测算方法同气温。

3．低温作业时间率的计算方法　同一工种随机选择受测工人 3 名，并跟班记录一个劳动日实际低温作业时间，连续记录 3 天，取其平均值计算低温作业时间率。

低温作业时间率（%）= [低温作业时间（min）/ 工作日总时间（min）] × 100

六、冷水作业分级

（一）基本概念

1．冷水作业　指在生产劳动过程中，操作人员接触冷水温度等于或小于 12℃的作业。

2．冷水作业时间率　在工作日内操作人员实际接触冷水作业的时间占工作日总时间的百分率。

（二）冷水作业分级

按操作人员实际接触的冷水温度和冷水作业时间率，冷水作业分为 4 级，级别越高表示冷强度越大（表 5-17）。

表 5-17　冷水作业分级

冷水作业时间率（%）	冷水温度范围（℃）					
	＜ 12 ~ 10	＜ 10 ~ 8	＜ 8 ~ 6	＜ 6 ~ 4	＜ 4 ~ 2	＜ 2 ~ 0
≤ 25	Ⅰ	Ⅰ	Ⅰ	Ⅱ	Ⅱ	Ⅲ
＞ 25 ~ 50	Ⅰ	Ⅰ	Ⅱ	Ⅱ	Ⅲ	Ⅲ
＞ 50 ~ 75	Ⅱ	Ⅱ	Ⅱ	Ⅲ	Ⅲ	Ⅲ
＞ 75	Ⅱ	Ⅱ	Ⅲ	Ⅲ	Ⅳ	Ⅳ

注：凡遇作业环境平均气温等于或小于 5℃作业，应在本标准基础上相应提高一级。

（三）冷水温度测量的要求

1．常年从事冷水作业的工种，应以最冷季节测量值为分级依据。

2．季节性接触冷水作业的工种，应以季节内最冷月测量值为分级依据。

3．同一测试量点 1 个工作日应测定 4 次，即开始工作后第 1 h、3 h、5 h、7 h，连测 2 ~ 3 d，取平均值表示该点温度。

4．测量水温时应同时测量生产环境空气温度。

（四）冷水作业时间率测算方法

同工种生产岗位在正常工作状态下，随机选择受测工人 2 ~ 3 名，跟班记录 1 个劳动日内实际接触冷水作业时间，连续记录 2 ~ 3 d，取其平均值计算冷水作业时间率。

冷水作业时间率（%）= [冷水作业时间（min）/ 工作日总时间（min）] × 100

（范雪云　钱庆增）

第六章

矿山职业病危害因素接触评定及危险度评价

第一节　矿山职业病危害因素接触评定

一、矿山职业病危害因素

劳动是人体的一种机能，人类通过劳动创造了空前的物质文明和精神文明。但与此同时，人类在劳动过程中，也给自身带来了危害，这种危害程度取决于劳动条件的优劣程度，所谓劳动条件，包括生产过程，劳动过程和生产环境3个方面，每个方面都是由多种因素组成的，这些与生产有关的因素统称为职业病危害因素。职业病危害因素对于从事职业工作的劳动者来说，有的是有利的，有的是不利的。凡是在生产环境和劳动过程中直接损害人体健康的因素，都称为职业病危害因素。职业病危害因素可分为3个方面：即生产性有害因素、劳动过程中的有害因素和生产环境中的有害因素。

（一）生产性有害因素

1．化学性因素　这类因素是当前矿山生产中最为常见的职业性有害因素，主要包括生产性粉尘和毒物。常见的有下列三种。

（1）金属及非金属化合物，如铅、汞、锰、铜、砷等，主要存在于金属矿山。

（2）生产性粉尘，如硅尘、煤尘、石棉尘、滑石尘、水泥尘等，存在于煤矿及非煤矿山。生产性粉尘是煤矿与金属及非金属矿山中的主要职业病危害因素。矿山的许多生产过程与工序，尤其是矿工中的许多一线工种都会接触到生产性粉尘。如掘进、采煤、运输生产过程与工序中的凿岩工、放炮工、支柱工、运输工等，其中凿岩工接触粉尘量最多，受危害也最为严重。煤矿与金属及非金属矿山的岩石掘进工由于大量接触矽尘，如不重视职业卫生工作，矽肺的发病率会很高。

（3）刺激性及窒息性气体，如硫化氢、一氧化碳、二氧化硫、甲烷等，主要存在于煤矿、金矿等矿山。

2．物理性因素

（1）异常的气象条件，如生产场所的高温，低温，高湿，高气压、低气压和辐射热，露天作业时不良的气象条件等。

（2）生产性噪声和振动等。生产性噪声与振动主要来源于风钻、风镐等风动工具，其噪声一般在 90 ～ 100 dB（A），其振动频率也很大；联合采煤机的噪声一般在 90 ～ 104 dB（A）；还有振动式运输机产生的噪声与振动也十分严重。长期接触噪声可引发噪声性聋；人体的局部肢体（主要是手）长期接触强烈振动可引发振动病。我国已将振动病列为法定职业病，振动病一般是对局部病而言，也称职业性雷诺现象、振动性血管神经病、气锤病和振动性白指病等。因此，矿山开采中要重视生产性噪声及振动的职业卫生与劳动保护工作。

（二）劳动过程中的有害因素

1．劳动组织和劳动制度不合理，如劳动时间过长，劳动休息制度不健全等。

2．劳动强度过大或劳动安排不当，如安排作业与劳动者的身体或生理状况不相适应等。

3．长时间采取一种强迫体位等。

4．使用的机器设备和工具不合理，不符合人机工程学的要求等。

（三）生产环境中的有害因素

1．生产场所设计不符合卫生标准要求，工作室、巷道或采场狭小，机器设备布局不合理等；

2．缺乏安全卫生技术设施，如防尘，防水，防火、通风、照明，治理瓦斯、安全装置等。

职业病危害因素若不治理或治理的不完善，就有可能对人体造成不良影响。但不良影响的产生及其危害大小，还要依其量值大小。与人体接触时间长短，劳动者身体素质，作业环境以及几种有害因素相互作用等诸多条件有关。

二、接触评定的概念

接触或暴露（exposure）是指人与一种或多种生物、化学或物理因素在时间和空间上的接触，亦指职业人群接触某种或某几种职业性有害因素的过程。接触评定（exposure assessment）是对在人群中发生的或预计要发生的接触进行识别和评估。它与效应评定相对应，是通过询问调查、环境监测、生物监测等方法，对接触职业性有害因素进行的定性和定量评价。接触评定是研究职业人群健康效应的基础，其主要目的是估测社会总体人群或不同亚群（如接触某化学物的职业人群）接触该有害因素的程度或可能程度，为职业性有害因素的评价尤其是接触 - 反应（效应）关系评价和危险度评定提供可靠的接触数据和接触情况。接触评定的内容包括以下几个方面。

1．接触人群特征分析，包括接触人群的数量、性别、年龄分布等。

2．接触途径及方式评定，包括鉴定有害因素进入机体的主要途径及接触的时间分布等。

3．接触水平的估测，除了采用作业环境监测和生物监测的资料来估算接触水平外，还应注意所研究人群通过食物、饮水及生活环境等其他方式的接触。通常可分别通过对车间空气中有害物质的浓度（外剂量）定点采样监测和接触人群的个体流动性采样监测初步反映接触水平，但这种测定未考虑皮肤污染及毒物吸收率等因素的影响。测定有害物质实际被机体组织吸收的量（内剂量）能更准确地反映接触水平，因为真正对机体发生作用的是进入靶组织、靶器官、靶细胞或靶作用部位的有害物质和（或）其代谢产物的浓度（生物效应剂量）。所以，接触评定时除环境监测外还需进行生物监测（测定内剂量或生物效应剂量）。在生物效应剂量的作用下，机体出现早期生物学效应，进一步发展可出现功能或结构改变，甚至引起职业性病损。

三、接触评定的内容、目的意义及考虑因素

（一）接触评定的内容

1．接触人群特征分布，包括接触人群的数量、性别、年龄分布等。

2．接触途径及方式评定，包括鉴定有害因素进入机体的主要途径及接触的时间分布等。

3．接触水平的估测，除了采用作业环境监测和生物监测的资料来估算接触水平外，还应注意所研究人群通过食物、饮水及生活环境等其他方式的接触。

（二）职业病危害因素接触评估的目的和意义

1．分析作业环境中职业性有害因素的性质、强度（浓度）及其在时间、空间的分布情况。

2．估计作业者的接触水平，为分析接触水平 - 反应（效应）关系提供依据。

3．了解作业环境的卫生质量，评价劳动条件是否符合劳动卫生标准要求。

4．检查预防措施效果，为进一步控制职业性有害因素及制订、修订卫生标准提供依据。

估测某种职业人群，接触某种职业性有害因素的程度或可能程度，为危险度评定提供可靠的接触数据和接触情况。作业环境评定的核心是接触评估。制定接触评定方案时应考虑的因素见表 6-1。

表 6-1 制定接触评定方案时应考虑的因素

待测因素	化学因素、物理因素、生物因素、单因素、多因素、混合因素
来源	人为的 / 天然的、广泛的 / 局部的、固定的 / 移动的、户内的 / 户外的
接触途径	空气、土壤、水、粉尘、食物、产品 / 原材料
接触方式	吸入、皮肤接触、消化道摄入、多途径
接触浓度	mg/kg（食物）、mg/L（水）、$\mu g/m^3$（空气）、纤维数 /m^3（空气）、$\mu g/cm^2$ 接触面积（皮肤）、百分含量
接触期限	秒、分、小时、天、周、月、年、终身
接触频率	持续、间断、周期、随机、偶尔
接触性质	职业性 / 非职业性、与住宅有关 / 与住宅无关
接触人群	总人群、部分人群、个体
地理范围	村、乡（镇）、县（市）、省（自治区）、全国、国际、全球
时限	过去、现在、将来、时间倾向

接触评定的要素包括一定数量的接触特定化学物的人、接触时间、接触量、污染源、接触途径和行为因素。

四、接触评定的方法

接触评定的方法分为直接和间接接触评定。直接接触评定是测定接触量和接触生物标志物。在人体接触面采样分析（如对空气中的污染物采取呼吸带样品）和待测污染物可定量测定的生物样品分析，测进食者的备份食物和饮水也属于直接测定，直接测定包括个体接触监测和接触生物标志物。间接接触评定包括环境监测，数理推论和询问表调查。

一般常通过询问调查，作业环境监测、生物监测等方法，对接触的职业性有害因素进行定量、定性评价。

（一）询问调查

询问调查不仅可以为分析接触人群的特征提供依据，而且询问调查获得的有关健康效应的信息是接触评定的重要依据，有时甚至是唯一可行的方法。例如在进行某些刺激性气体急性中毒的接触评定时，询问调查，即“定性评定”，既简单易行，又能得到重要信息，是一种必不可少的方法。询问调查的内容包括职业史、接触人群特征、接触方式、接触途径、接触时间等。

调查表是常用的接触评定方式之一，有时在无其他资料来源时是唯一的接触评定方式，有时可以同时与其他方式结合进行，特别适合于大样本量的研究。通过调查表可以了解有无接触、接触持续时间、接触频率以及接触方式。目前，尚无完全标准化的调查表格，其表格的设计需要经验、对问题的理解程度等多方面的知识。调查表格可以通过自填、直接访谈、电话访谈、直接观察或从其他记录中摘抄等方法进行填写，各种方式都有其优缺点。设计调查表进行接触评定，必须考虑能获得针对研究目的接触指数、减少这些接触指数的错分、使调查和被调查者对指标容易理解和应用、研究者易于进行分析处理。

（二）作业环境监测

1．职业病危害因素存在的特点

（1）多样性：工作场所中职业病危害因素的种类繁多且在同一环境中可同时存在多种有害因素。

（2）变动性：职业病危害因素的强度及其在时间、空间上的分布随生产工艺过程、劳动过程及外界环境条件的变化而变动。

（3）间断性：劳动组织和劳动制度的实际状况，如轮班制工作、工间休息等，可导致职业人群呈断续性、多变性接触。可见，工作场所中有害因素具有多样性、变动性、接触的间断性等特点。因此，必须深入现场详细了解、实际观察有害因素的种类，来源，存在的形式、形态和浓度（或强度）等，跟班观察并记录作业者的操作过程、活动范围、接触途径及接触时间等，以便分清主次、确定评定对象。

2．确定监测对象和拟订监测方案 应在初步了解职业环境中存在哪些职业病危害因素的基础上，结合查阅有关文献资料和参照其他单位的经验确定监测的主要对象。重点参考以下四个方面的信息：

（1）用人单位领导、生产工艺（流程）技术人员和从业劳动者的反映。

（2）医务人员的临床观察，应特别注意出现临床表现与接触有害因素的时间顺序。

（3）毒理学资料：通过查阅毒理学资料，了解毒性大小、毒性作用特点等，以确定重点监测对象，对危害性较大的农药和某些重金属、有机化合物等应重点监测。

（4）流行病学调查资料：对以往调查表明存在接触 - 反应（效应）关系的有害因素应特别重视。

确定监测对象后则应着手建立监测体系、拟订监测方案，包括确定监测地点、监测时间、监测周期及监测记录表。由于工作场所还存在大量影响接触的因素，如建筑布局、自动化程度、操作方式、操作条件、工作条件、原材料变化、周围环境条件、工作的天数和季节、通风和隔离情况、个体防护措施、从业劳动者的数量和素质及训练等，所以应在详尽了解、观察的基础上合理确定采样点、采样方式、采样时机和采样时间等监测策略。

3．接触水平的估计 工作场所中职业性有害因素接触水平的估计，是接触评定的重要环节（以化学因素为例）。目前多采用区域定点采样所测得的空气中有害物质浓度的平均值及其波动范围作为评价指标。平均值的计算与表达随测定值的分布特征而异：如果测定值的分布较集中、呈正态或近似正态分布，可用算术均数表示；在工作场所中有害物质浓度的测定值呈倍数关系或对数正态分布时不宜用算术均数，应以几何均数表示；如大多数测定值较集中，只有少数分散于一侧，或一侧测定值只有大于或小于多少 mg/m^3 而无确切数据，则宜用中位数表示；若生产操作过程不连续而是间断的，或作业者在一个工作班内要参加多种操作过程，估算接触水平时要采用时间加权平均浓度（TWA）。由于工作场所有害因素监测资料往往不呈正态分布，采用平均值结合可信限或用相应的最大似然法（maximum likelihood）估计值表示接触水平可能更为合理。

从区域定点采样所获作业环境空气中有害物质浓度，只能反映一段时间内工作场所该有害物质的平均浓度，并不代表作业者的实际接触水平，更不能反映实际进入机体剂量。接触水平的估测还可借助于个体采样器采样分析，估算日平均接触水平，但不能反映某一或某些特定工作点的有害物质对接触人群的危害强度或水平。另外，对实际进入机体剂量的估计，不仅取决于空气中有害物质的浓度和接触时间，还与吸入空气的量及有害物质的吸收系数有关。不同化学物质的理化特性不同，其吸收系数亦有差异，波动范围为 0 ~ 1。吸入空气量则受劳动强度、气象条件等多种因素影响，波动范围更大。在实际工作中，通常将吸收系数假定为 1，而一个工作班 8 h 内吸入的空气量则按 10 m^3 计。借此做出经呼吸道进入机体剂量的粗略估计，但不能反映经其他接触途径接受有害物质的剂量。

4．工作场所环境监测资料的整理与保管 应根据卫生标准和法规并参考有关文献资料，将环境监测所得资料及时整理分析，对所观察的有害因素进行评价，分析作业环境中有害因素的浓度或强度在不同作业场所、车间、工种和不同时间的分布，作为采取控制措施的依据，并供动态观察和前后对比之用。

常用统计指标有：

（1）测定合格率 = 合格点数 / 实测点数 ×100%

（2）尘毒浓度测定点超标倍数 =（测定点实测浓度值 / 国家卫生标准浓度值）－ 1

（3）测定率 =（实测点数 / 应测点数）×100%

有时监测资料分析表明有害因素并未超过卫生标准的规定，但通过健康监护或职业流行病学分析发现作业者中已有健康损害迹象。这可能是由于监测或调查中发生误差所致，应再认真复查或选用其他方法验证；也可能是卫生标准不够合理，则应作进一步系统监测，为修订卫生标准积累资料。

按照《中华人民共和国职业病防治法》的规定，工作场所职业病危害因素监测及评定是一项经常性工作，应建立定期监测和登记制度，并根据监测结果提出改善措施。职业卫生监督机构和用人单位都要建立和健全卫生档案制度，把工作场所职业性有害因素、接触人数、安全防护措施、历次监测及其评价结果等认真登记建档，并按有关规定定期上报。

（三）生物监测

生物监测（biological monitoring）是职业病危害因素评价的重要组成部分，与环境监测相辅相成、互为补充、全面进行对职业病危害因素的评价。

生物监测是指“定期（有计划）地检测人体生物材料中毒物和（或）其代谢产物的含量或由其所致的生物效应水平。并与参比值（标准）进行比较，以评价人体接触毒物的程度及可能的健康影响”。在这里应强调的是生物监测必须定期、系统而连续地进行。其检测内容不仅是生物材料中毒物和（或）其代谢产物的含量，还应包括由其所致的生物效应水平。监测的目的是了解毒物进入机体的相对量及其生物效应剂量，并做出评价，为控制和降低人体接触水平，为预防职业病危害提供依据。

1．生物监测的特点及意义

（1）反映机体总的接触量和负荷：生物监测可反映不同途径（呼吸道、消化道和皮肤）和不同来源（职业和非职业接触）总的接触量和总负荷，而环境监测仅能反映呼吸道吸入的剂量。特别是对那些能经皮肤吸收的毒物，生物监测就比环境监测更显优越和重要。这是因为在生产环境中毒物浓度常常波动较大；工人接触毒物方式又往往是多种多样的；从时间来说，可能是连续的，也可能是间断的；工人接触时是否使用个人防护用品等差别均能影响环境监测的准确性。还有，若该毒物能经皮侵入，使用防护手套可防止侵入，但使用不当时，还可能增加吸收。又如在生产环境中，所接触的毒物往往是混合物，在这种种情况下，环境监测就很难正确反映其接触程度。

（2）可直接检测内剂量和内负荷及生物效应剂量：从接触水平的估测中，生物监测是可以提供内剂量和内负荷以及生物效应剂量的，而内剂量和生物效应剂量与有害生物学效应间往往具有量效关系的，因此生物监测与保护工人健康的关系较环境监测更为密切。

内剂量是表示吸收到体内的毒物的量，由于是在不同的情况下进行监测的，因此其反映的含义是有所不同的。如呼吸气中毒物的浓度或工作期间血中的毒物和（或）其代谢产物的含量，仅代表采样前短期的接触剂量。如在停止接触后 16 h 采样，则代表是前一天的接触及负荷；对一些半衰期长的毒物，如大多数的金属毒物在血中的浓度，往往被认为是反映过去一段时间的接触。内剂量也可以指某一毒物的累积剂量或特殊器官剂量，即在体内一个、几个器官组织或整个机体贮存的量，这些毒物往往是具有蓄积毒性的，但真正对机体发生作用的应当是在靶器官、靶组织、靶细胞或靶作用部位的毒物和（或）代谢产物的浓度，即生物效应剂量。直接测定效应部位的剂量往往十分困难，除少数指标可直接测定外，一般用活性化学物或活性中间代谢产物与靶分子相互作用量来替代，如生物效应剂量超过临界浓度，即有可能达到损害健康的程度。可见其在预测毒物对机体危害方面，能提供更为直接的依据。

（3）综合了个体差异因素和毒物动力学过程的变异性：生物监测是具有生物学基础的，与毒物的吸收、分布、代谢和排泄息息相关，特别是毒物的代谢及代谢动力学的变异性可影响生物监测的全过程（包括监测策略、指标选择是否准确及结果评价等）。由于所有的生物监测指标均需经过机体代谢的过程，个体间的差异和动力学的变异均已得到初步控制。

（4）可用于筛检易感者：机体对毒物的易感性是具有个体差异的，常与遗传因素有关。较常见的是机体缺乏某些代谢酶和存在酶的多态现象，致使机体对接触毒物的反应能力有差异，在劳动卫生与职业病防治实践中可见易感者的存在，如 α-l- 抗胰蛋白酶缺陷者，对呼吸道刺激剂、粉尘更为易感，生物监测可通过易感性指标检测，尽早地发现易感个体，及时采取相应的防护措施。

2．生物监测的类别 按照毒物对机体的作用及其在体内的转归可将生物监测分成 3 类，各类之间具有相关性，但各有其特点。

（1）生物材料中化学物及其代谢产物或呼出气中毒物含量的测定：生物材料通常用的是尿和血，部分用呼出气，也可分析大便、脂肪组织、乳汁、头发、指甲或唾液等各种生物材料。

1）特异（或相对特异）的指标：直接测定化学物原形或其代谢产物，当该化合物不需经生物转化，缺乏毒代动力学资料，接触水平太低，没有足够量的代谢产物产生或几个毒物可产生同一个代谢产物等情况下可测定化合物原型。但直接测定原形常受方法学的限制。迄今，只有用中子活化、X 线荧光分析等新技术，才能测定骨铅、骨镉等组织中的毒物含量，但这些技术均不可能用于常规。因此相对特异的代谢产物测定是生物监测中所采用的主要形式之一。

2）非特异性指标：某些非特异性的指标用于群体监测是十分有意义的，如重氮盐的测定可作为接触芳香胺的监测指标，尿中的硫醚可作为监测亲电子化合物的活性的指标等。随着研究的深入开展，较特异的硫醚（又称硫醚氨酸）不断地开发应用，如丙烯腈代谢物 - 巯基尿酸的测定，接触苯作业工人尿中苯巯基尿酸的测定等。

（2）生物效应指标的测定：生物效应指标的测定，大部分是非特异性，并以生化反应为主。这类指标的建立往往需要对该毒物的医学基础知识有所认识，特别是对中毒机制的认识。例如铅可致接触者血卟啉代谢紊乱，导致血红素合成障碍。这主要是由于铅能抑制δ-氨基-γ-酮戊酸脱水酶（δ-ALAD）和血红素合成酶，表现为尿中δ-氨基-γ-酮戊酸（δ-ALA）含量和血中锌原卟啉（ZPP）水平增加等。近年来，反映DNA受损（包括DNA链断裂、DNA-DNA交联和DNA-蛋白交联）的测定，已在生物监测实践中应用，收到了良好的效果。随着对生物监测认识的深化，生物效应指标的种类亦在扩展。如生理、生物物理，免疫的或细胞遗传等指标亦已被广泛应用。

（3）活性化学物与靶分子相互作用所得产物量的测定：用直接或间接方法测定、评估毒物与作用部位相互作用的量。此类试验在评价职业病危害中均比上述两类都精确。如碳氧血红蛋白已在职业医学中长期使用，我国已制定了职业接触生物限值。目前有一类能预测遗传毒效应的指标，属致癌物或致突变物（活性化学物或活性中间代谢产物）与靶分子（如DNA、血红蛋白、白蛋白等）的结合产物，如DNA加合物、血红蛋白加合物、尿中巯基尿酸、尿中DNA的降解产物8-羟脱氧鸟苷等。其测定方法有免疫学或色谱-质谱联用法等，但作为常规指标使用尚需在方法学上作进一步研究。

3．生物监测的监测程序　生物监测是属于接触评定，有时亦用于接触-效应评定，是劳动卫生管理的主要内容。因此必须遵循管理学的原则。首先要在现场调查的基础上制定严密的监测计划，包括生物监测项目和指标的选择、采样的策略、样品分析、结果评价等，形成一个完整的过程。质量控制在整个监测过程中是至关重要的。

生物监测的项目和指标的选择是首要的，理想的生物监测指标应既有特异性，又有较好的敏感性，并具有良好的剂量-效应关系。若特异性差，但剂量-效应关系好，应考虑联合使用。选择的原则应根据毒物的毒作用特点，特别是中毒机制、毒代动力学规律，以及监测的目的而定。如对氯乙烯作业进行监测时，根据目前对其代谢途径研究得知，其主要是通过醇脱氢酶连续氧化和直接氧化为氧化氯乙烯，与谷胱甘肽或半胱氨酸形成硫代二乙醇酸（TDGA）结合物，并有少量以原型由呼出气或乳汁中排出。由此可选择如下监测项目和指标。

（1）毒物及其代谢产物的测定：尿中硫代二乙醇酸的测定，呼出气、血和乳汁中氯乙烯的测定。

（2）化合物与靶分子相互作用的量：血中烷化血红蛋白测定。

（3）生物学效应指标：目前尚无特异的效应指标，可适当选择血液和肝脏损伤有关的指标。

对监测结果作出评价，是生物监测的重要步骤，一般认为，生物监测大部分适用于群体评价。首先是以职业接触生物限值为标准，然后根据观察结果的分布情况作出相应的评价。假如观察值均低于限值，可认为工作条件是令人满意的；若全部或是大部分结果高于限值，则提示对工作环境需采取预防措施；当结果分布呈现二相或多相，大部分低于限值，而小部分高于限值，后者可有两种解释：①高于限值部分是由于高污染所致，环境应加以改善；②与不良的卫生习惯或非职业接触有关，如评价镉的职业接触时，必须考虑吸烟的影响，应根据具体情况采取不同的措施。

为了对生物监测的结果分析更客观、准确，评价时还应参照环境监测和劳动卫生调查资料以及健康监护的结果，进行综合分析。

4．生物监测的卫生标准　生物监测卫生标准的建立是一项重要任务。根据现有的知识水平，生物监测标准一般是建立在内、外剂量的相关关系上。但更重要的是应建立在内剂量（生物效应剂量）和生物学效应的相互作用研究的基础上。因为生物监测的任务是提供接触强度，并能对潜在的危险度作出判断。美国ACGIH所公布的生物接触指数（biological exposure indices，BEIS）和德国的DFG所公布的工业物质生物学耐受量（biologischer arbeitsstoff-toler-anz-wert，BAT）在品种上居世界前列。我国已颁布6项职业接触生物限值。

利用生物学信息来评价职业病危害因素对人类健康的影响已受到普遍关注。但生物监测尚存在若干局限性。首先是监测指标远不能满足需要，特别是有关测定靶剂量方面的工作；其次，生物监测的结果评价受多种因素，特别是个体差异的影响，需要加强有关的基础研究；最后，生物监测较环境监测复杂得多，如在现场往往是联合接触，一种毒物的代谢影响（相互诱导或抑制）另一毒物代谢等问题，均需逐步加以解决。

第二节 矿山职业病危害因素的危险度评价

职业病危害因素的危险度评价是通过生产环境监测，生物监测，健康监护，职业流行病学调查，工业毒理学测试等研究资料进行综合分析，定性和定量地认定和评价职业病危害因素的潜在不良作用，并对其进行管理。其目的是寻求可接受的危险度水平，最大限度地降低职业病危害因素的不良作用，预测职业病危害因素的远期效应，为制定安全接触限值及相应的预防对策提供依据。

20 世纪初爆发的产业革命，在推动大工业化进程的同时，带来了一系列的职业卫生问题。之后，欧美各国开始重视采取措施保护人群免遭生活和生产环境中有害物质的危害。20 世纪 30 年代，人们认识到污染物的毒性和暴露程度与人群的健康效应有密切的关系，并据此提出可接受浓度的概念，开始制定作业环境有害物质的容许浓度。第二次世界大战结束后，石油、化工工业发展迅猛，环境化学物质污染及其健康危害的问题日益突出。20 世纪 50 年代，危险度评价的安全系数法首次提出，即用动物实验求得未观察到效应的剂量水平（no observed effect level，NOEL）或未观察到有害效应的剂量水平（no observed adverse effect level，NOAEL），将这些值除以安全系数（safety factor）来估计人的可接受摄入量。20 世纪 60 年代以后，关于致癌物有无阈值以及致癌物的危险度评价方法成为研究者们关注的课题。一些学者提出用实际安全剂量（virtually safe doses，VsDs）来估计致癌物的实际危险度。之后，人们逐渐使用一些数学模型在动物实验剂量反应关系曲线的基础上估计人终身患癌症的超额危险度。利用模型预测患癌的超额危险度可能的上限值是危险评价和管理的一个重要转折点。美国 EPA 也于 1976 年公布了采用上述方法的致癌物危险度评价指南。进入 20 世纪 80 年代后，随着毒理学及相关学科研究的深入，对化学物质危害的评价逐渐由定性向定量发展，危险度评价作为联系毒理学、流行病学与卫生政策以及科学家与卫生管理者之间纽带的作用日益受到重视。美国国家科学院和国家研究委员会经过反复研究确定：危险度评价是保护公众免受化学物质的危害以及为危险管理提供重要的科学依据的最合适的方法，并于 1983 年提出了危险度定量评价的危害鉴定、暴露评价、剂量反应关系评定和危险度特征分析四步模式，即危险度评定的内容。这个模式已广泛应用于致癌物的危险度评价，而且非致癌物的危险度评价目前也基本遵循这样的评价步骤。

危险度评价的作用包括以下 5 个方面：①估测职业性有害因素可能引起健康损害的类型和特征；②估计这些健康损害发生的概率；③估算和推断在多大剂量，何种条件下能造成损害；④提出可接受水平（接触限值）；⑤有针对性地提出预防的重点。

一、危害鉴定

危害鉴定（hazard identification）属于定性危险度评价，它要回答是否有证据表明受评化学物质会对暴露人群的健康产生危害。流行病学研究、病例报告、临床研究以及动物实验研究可提供这方面的信息。暴露于不同剂量的化学物质后，机体会出现从死亡到轻微的生化、生理或病理改变等不同程度、类型的毒性反应。在进行定性危险度评价时，应重点评价能给出的最低 NOAEL 的效应，但对受评化学物质的所有毒性数据都应予以考虑。

流行病学研究的资料可直接反映人群暴露后所产生的有害影响特征，不需要进行种属的外推，是危害鉴定中最有说服力的证据。然而，由于流行病学研究本身的一些局限性，使其资料在职业危险度评价中的实际应用受到了一定的限制。首先，流行病学研究很难得到准确的暴露信息，如化学物质的种类、实际浓度等。当混合暴露存在时，它很难从中确定原因物质。另外，由于流行病学研究一般需要在发病率等有 2 倍以上的增加基础上作出判断，因而对于一些发病率很低的疾病，常常需要调查大样本的人群。一个理想的流行病学资料应有明确的研究目的，研究设计周密，对人群的选择条件有必要的描述，对重要的混杂因素如吸烟、年龄、性别等有必要的说明。此外，它还应对研究的背景资料和数据的统计处理方法有明确的说明。

流行病学研究可以提供暴露与疾病之间的相关关系。由于不需要试验结果的外推，流行病资料可以为危害识别和数据特征提供非常有用的信息，是人类危险性评价中最可信的证据。流行病学调查中经常使用的研究类型为横断面调查、病例对照研究和队列研究。可结合进行，如在队列研究内进行病例对照研究。在对化学物危害识别中，论证强度最优的是队列研究，其次为病例对照研究，再次为横断面研究。横断面调查是在某一特定时间内一次性调查暴露于受试化学物的对象的健康状况，并与不暴露组进行比较，以研究暴露与健康损害的关系。横断面调查的优点是花费少，获得结果迅速，常用以提出暴露与疾病的病因假设。其缺点是不能进行时间上的因果联系的分析。病例对照研究，主要为回顾性调查，在病例组和对照组两组研究人群中用同样的方法回顾是否暴露某种化学物（暴露因素）及暴露的频度和强度，观察这些暴露因素在病例组出现的频率是否高于对照组，然后进行统计分析，推断暴露因素作为病因的可能性，从结果探索可能的病因。病例 - 对照调查是一种耗时短、易执行、较经济的方法，对于发病率低的疾病尤为适宜。队列研究，又称前瞻性研究，是选择暴露和非暴露某种化学物的两组人群，追踪其各自的发病结局，比较两组发病结局的差异，从而判断暴露与发病有无因果联系及联系大小的一种观察研究方法。主要用于检验病因假设。通常是在应用病例对照研究对化学物作出初步检验后，再应用队列研究进一步检验，其检验病因假设的能力优于病例对照研究。对人类许多化学致癌物的认识主要源于对职业流行病学资料的研究。由于职业流行病学调查对象是职业人群，与一般流行病学研究相比具有以下特点：①研究人群相对稳定，可以通过就业记录收集职业史资料；②职业暴露比较明确，强度（浓度）较高，有利于发现、确定暴露反应关系；③职业人群健康监护，包括就业前体检、定期体检、退休体检等，可提供连贯的健康状况资料。

但是，流行病学资料是有局限性的。对在临床症状出现前的潜伏状态下所得数据的评价常常是粗糙的和回顾性的。在长期的暴露过程中，常常会有多重暴露。一些生活方式因素如吸烟和饮食常常影响着结果。人类遗传多态性可能造成对化学物的敏感性不同。同时，流行病学的统计结果的表达可能不为其他专业的科学家所熟悉。因此，在危害识别中要结合各方资料作出综合判断。

化学物的危害识别可通过资料判断毒物危害的性质，还可根据其他医学生物学的研究结果，汇集现有资料，综合评价其质量，权衡后作出取舍或有所侧重，特别要注意对人体的作用与影响。在许多情况下，这项评判并不是仅作出是与非或黑与白的结论，还必须分级分类。

与流行病学研究资料相比，动物实验研究可较好地控制暴露情况、暴露对象以及效应的测定等。对于一些缺乏流行病学研究资料的化学物质，动物实验研究的资料就成了唯一的选择。所以，在当前很难获得较理想的流行病学资料的情况下，大部分职业危险度评价是依据动物实验研究的资料。在选择动物实验资料时，应注意其暴露途径要尽可能地与人群实际的暴露一致。此外，还应考虑到所有的化学物质在不同剂量时会显示不同的靶器官毒性以及在同一剂量时可能产生不同类型的毒效应。理想的动物实验资料应具备以下几点：受试动物的种属能较好地代表人的效应；对实验动物的各种情况（品系、年龄、性别、数量等）以及染毒条件应有明确的说明；效应指标明确并有可靠的定量方法；对照组有可比性，有足够的剂量分组等。当然，动物实验研究也存在着一些局限性，如由于种属差异而向人外推和由高剂量向人群实际暴露水平外推时产生的不确定性，实验动物的饲养环境和固有的遗传因素造成动物实验研究结果的差异可能明显小于人群中实际出现的差异等。

体外和短期试验可提供化学物的效应机制信息，试验周期短，花费少。试验包括遗传毒性试验、生殖发育毒性试验、神经毒性试验、免疫毒性试验等。体外试验的数据不能作为预测对人危险性的唯一资料来源。确认化学物的体外短期试验结果的敏感性和特异性，预测毒性终点，这对化学物的危险评价有着重要和实际的意义。关于非致癌危险度评价的试验结果外推可行性的资料目前还很少。

鉴定一个化学物质是否有致癌性，除了考虑上述流行病学和长期动物实验的资料外，该物质的理化特性和构效关系资料，遗传毒性、非遗传毒性和药代动力学的体外试验结果等也有重要的参考价值。一般来说，一种受评化学物质在定性分析中被认为是人类致癌物或很可能的人类致癌物后，接着对其进行剂量反应关系评定以及危险度特征分析等定量危险度评价。对于可能的人类致癌物，要根据实际情况确定是否进行定量危险度评价。

随着分子生物学的发展，在危害识别中，生物标志物的运用越来越受到重视。生物标志物（biomarker）是机体与环境因子（物理、化学或生物学）的相互作用所引起的可测定的改变，包括环境因子在体内的变化，以及机体在整体、器官、细胞、亚细胞和分子水平上各种生理、生化改变。生物标志物具有灵敏性和特异性的特征，能够特异（灵敏）地反映毒物对机体的早期生物学效应，确定毒物在体内的存在及其所产生损害的性质和程度，早期发现化学物引起的病理改变。化学物和机体作用，可在不同的时间过程或不同的疾病发生过程中形成和 DNA 作用的产物，可引起 DNA 复制、表达与修复过程的改变，可引起基因突变、癌基因活化、抑癌基因失活、肿瘤标志物形成等，借助这些分子生物标志物，可以使研究者更有效地发现和掌握疾病发生过程中的分子水平的改变。不同阶段的分子生物标志物的组合可以详细反映疾病的过程和因果关系，监测这些相关的生物标志物的改变，可提供化学致癌机制的重要线索，也为致癌物的鉴定提供有力的参考依据。

二、暴露评价

如果没有暴露的话，化学物质即使有毒也不会对人产生危害。因此，人群的暴露评价（exposure assessment）是职业危险度评价中的关键步骤。通过暴露评价可以测量或估计人群对某一化学物质暴露的强度、频率和持续时间，也可以预测新型化学物质进入环境后可能造成的暴露水平。一般可通过测定环境中有害物质的水平，即外暴露量来初步了解人群的暴露情况。在暴露评价中，应特别注意了解暴露的开始时间和持续时间，它们与毒性效应的诱发时间和潜伏期有很大的关系。暴露评价可估计每种暴露途径在总暴露量中所占的比例。由于往往对于既往环境中化学物质的水平、实际暴露情况的变异不是很了解，使得暴露评价中的不确定因素影响到整个职业危险度评价。为降低评价中一些不确定因素的影响，较准确地对暴露水平作出判断，可通过测量内暴露剂量和生物有效剂量，如分析血、尿、头发或其他生物材料中的化学物质或其代谢产物，掌握有害物质实际进入或作用于人体的量。这些指标的最大优点是它们可减少在估计不同途径暴露时的许多假定因素，消除不同环境介质对生物利用度的影响。另外，在暴露评价中还常常使用一些参考数据估算人体对各种环境介质的摄入量。

估计污染物经呼吸道进入人体的量时，首先要了解它们在空气中的浓度。确定空气中污染物浓度的直接方法是进行实际测定，但有时往往得不到实际的资料而要进行估算。一些非挥发性污染物如重金属主要通过附着在颗粒物上进入大气。一般来说，粒径≤ 10 μm 的颗粒物可以进入深部呼吸道，而不同粒径的颗粒物滞留在呼吸道的部位不同。因此，应了解空气中不同粒径颗粒物的分布以及各种颗粒物上所吸附的污染物的浓度。在吸入暴露估计时，呼吸率是一个重要的参数。据估计，体重为 70 kg 的成人在休息状态下的空气吸入量为 5 m^3/8 h，在中等体力劳动时为 10 m^3/8 h。此外，污染物在肺泡的吸收程度显著影响实际的吸入暴露量。挥发性污染物在大气中的浓度虽然很低，但它们几乎 100% 被肺泡吸收。附着在颗粒物上的污染物的吸收取决于污染物和颗粒物的理化特性以及它们在呼吸道的滞留部位。

为了估计污染物经皮肤的吸收量，需要了解污染物在灰尘中的浓度、暴露皮肤的面积、皮肤的吸收系数以及暴露的时间等。挥发性的溶剂可以从皮肤吸收，但吸收量很少，一般小于经呼吸道吸入的 1%。对于吸附于颗粒的污染物，影响其吸收的重要参数是生物利用度。污染物以及颗粒物的理化特性、污染物与颗粒接触时间的长短以及被污染的颗粒物与皮肤的接触时间等都可影响污染物的生物利用度。

暴露量的计算。暴露量是暴露的持续时间（duration）、浓度（concentration）和频率（frequency）3 个参数的总和。这 3 个参数都可以作为暴露指数使用，抑或结合这 3 个参数形成新的暴露指数。这些指标的应用主要取决于研究对象的作用性质，如急性效应用短时间内浓度作为暴露指数较为合适，长期效应则用累计暴露量表示较为合适。除急性损伤外，环境因素要经过相当长暴露时间后才会产生影响。一个生命周期（1ife time）平均每天暴露量可以统计为［介质中化学物的浓度 × 摄取率 × 暴露频率 × 暴露时间 /（身体体重 × 生命周期）］。式中这些变量可以是一个分布变量，也可以是一个点的估计。通过分布变量统计，可以估算 95% 的上、下限值。通常暴露浓度随时间、空间而变化。一般认为，测量的这些变量数据分布是偏于较低一边，接近于对数正态分布。此时，常用几何均数（GM）和几何标准差（GSD）描述数据的集中水平和离散程度。但有时也并不完全理想，此时可以应用数理统计方式找出合适模型。

暴露评估的复杂性。有些毒效应如发育毒性，单一剂量就可产生不良效应。在有些情况下，暴露并非是整个生命周期中都存在的，如职业暴露，必须了解短期的高水平暴露。在这些情况下，用每天暴露量更合适。累计暴露量是常用指标之一，它兼顾了不同时限的暴露水平和暴露时限的长短。某些效应，统计近期如 1 个月或半年的累计暴露量更有意义。暴露期限是根据暴露时间长短来划分的，不考虑实际暴露水平的变化。在量化过程中必须考虑环境中有害物的浓度波动，求得代表性数据。在统计这些暴露量时，既要利用现况资料，也要收集以往的历史资料。许多情况下，暴露因素因间隔时间长、没有足够的记录等，给研究带来偏性，造成结果判断困难。由于暴露评估多数是回顾进行，较难得到定量的资料，往往是定性或半定量式的表示暴露程度，有时仅仅根据暴露持续时间来表示。在职业暴露调查中，由于职业暴露因素明确，人群集中，暴露水平相对稳定，监测资料相对齐全，因此，职业流行病学调查，在明确化学物毒性，特别是化学物的致癌性方面有着重要的作用。

在流行病学研究中，暴露评估可以以个体为单位一一进行，也可以以一组人群为单位。个体暴露评估的优越性显而易见，但有时很难进行。以组别作为评估的基本单位，常将一类有相同暴露特征的人群归在一起，如工人在同一地点从事同样的工作，抑或生活在同一环境之中，可将此类人群归为同质暴露组（homogenous exposure group）。在暴露评估的实际操作时，有以下几种方法：间接法、直接法、模型法。这些评估方法虽各自独立，但要相互结合才能得到较好的评估结果。另外暴露评估还可分为：①历史性或回顾性暴露评估。暴露重现，即尝试识别、确定发生在过去的暴露事件；②描述现状的暴露评估。有利于环境监测，及时获得相关信息；③对未来可能发生的暴露评估。对未来风险进行评估，一般是以未来计划、暴露计划等为基础进行的。

三、剂量 - 反应关系评定

剂量 - 反应关系评定（dose-response relationship）是通过人群研究或动物实验的资料，确定适合于人的剂量反应曲线，并由此计算出评估危险人群在某种暴露剂量下的危险度的基准值。非致癌和非致突变物的剂量 - 反应关系评定，一般采用 NOAEL 法推导出参考剂量或可接受的日摄入量，而致癌物的剂量 - 反应关系评定的关键是通过一些数学模型外推低剂量范围内的剂量 - 反应关系，并由此推算出终生暴露于一个单位剂量的化学物质导致的超额危险度。

（一）非致癌效应的剂量 – 反应关系评价

非致癌毒性的危险度评价和致癌毒性的危险度评价，所用指标有所不同。非致癌化学物作用于机体产生一般的毒效应，如引起生理生化过程的异常改变、病理组织学的变化，只有达到某一剂量水平时才能发生，因此引起这些毒效应产生的化学物剂量有一个阈值。这种效应属于有阈值效应。许多化学物作用于生殖细胞、胚胎或胎儿，导致细胞死亡、生物活性减少、分化程度改变、形态发育障碍，胚胎死亡、生长迟缓、畸形和功能不全，也显示出有阈值剂量的存在。剂量 - 反应关系评价的一个重要任务是测阈剂量或阈下剂量。在做计量 - 反应关系评价时应充分收集化学物安全评价时所需的所有资料，如现有的外源化学物毒理学资料、流行病学资料及毒代动力学资料，并进行资料的质量评价和取舍，选择可用于剂量 - 反应关系评定的动物及人群研究资料，选择最为敏感的有害效应（关键效应），明确剂量 - 反应关系，确定关键效应的阈剂量或阈下剂量，即 NOAEL（no-observed adverse effect level）或 LOAEL（lowest-observed adverse effect level）及相应的不确定系数，提出安全参考剂量。设定不确定系数的理由是：①在实际化学物定量危险度评价中，可运用的人群资料有限，往往需要从动物实验数据向人群外推；②为了让动物实验达到一定的灵敏度，往往采用较高的试验剂量，而人群实际暴露的化学物水平往往低于动物试验观察的范围，故必须由高剂量向低剂量外推。剂量 - 反应关系的外推将产生许多不确定因素，不确定系数是把实验动物的 NOAEL 或 LOAEL 缩小一定倍数来校正误差，这些不确定系数的内涵主要有以下几个方面。

1．实验动物和人的差异，一般人对于多数化学物的毒性反应要比动物敏感，实验动物和人在药代动力学和药效动力学两方面有很大的差异。

2．人群中个体敏感性的变异。

3．从亚慢性毒性试验资料推导慢性毒性试验，会产生结果的不确定性。

4．在一些实验数据中不能发现 NOAEL：通常在使用 LOAEL 外推参考剂量时，从 LOAEL 到 NOAEL 有不确定性。

5．还要考虑到有限的实验动物数和有限的实验结果不能充分阐述各种可能的不良效应。每个不确定性可取不确定系数最大为 10。

但是，在实际运用中必须综合各个数据资料，由专家来判断总的不确定系数。同时，需要根据专业知识考虑研究的科学性以及上面各项未能包括的不确定因素，如存在作用机制方面的不确定因素、待测物质所致实验动物的损害作用是否与人类相似等。当这种不确定性在上述的外推中未得到解决时，需要乘以修饰系数 MF，MF 一般大于 0 小于 10，当研究中的不确定因素可由不确定系数（UF）予以充分估计时，MF 取值为 1。因此，安全参考剂量 = 关键效应的 NOAEL /（不确定系数 ×

修饰系数）。

安全参考剂量的指标名称，各国并不一致。加拿大卫生部采用的是可耐受的每日摄入量或浓度（tolerable daily intake or concentration，TDI/DC），国际化学品安全司（IPCS/WHO）采用的是耐受摄入量（tolerable intake，TI），美国毒物与疾病登记署（ATSDR）采用的是最小危险水平（minimum risk level，MRL）；美国环境保护署采用的是参考剂量（reference dose，RfD）或参考浓度（reference concentration，RfC）；世界卫生组织采用的是可接受的每日允许摄入量（acceptable daily intake，ADI）。这些指标的概念是人群终生暴露于该水平，预期发生非致癌或非致突变有害效应的危险度可低至忽略不计的程度。

在以上这些安全参考剂量的制定中，可看到关键效应的NOAEL通常被用作安全参考剂量的起始点值。但是，NOAEL有着明显的不足，它是实验过程中一个点的数据，未考虑到剂量-反应关系曲线的斜率，并高度依赖于实验剂量的选择和样本数量的大小，因此不同的实验可能产生不同的NOAEL，有着可比性方面的问题，也不能确定高于参考剂量所发生的风险。毒理学界正发展新的方法改进定量危险度评价，越来越多的组织机构通过数学模拟方法来估计参考剂量的起点值。基准剂量（BMD）法是目前被较广泛应用的。BMD法是由美国Crump 1984年最先提出，他认为传统制定RfD的方法，虽然被使用了许多年，但对于其中NOAEL的界定并没有总的指导方针或者规则，特别是当对照组发生自然损害时NOAEL的制定更加不确定。于是他提出了一种新的制定RfD的方法——BMD被定义为使化学物有害效应的反应率升高到某一特定水平所需要的剂量，这一特定水平通常比人类背景发生率高出1% ~ 10%。BMD的提出引起了美国国家环境保护署（EPA）和食品与药品管理局（FDA）一些科学家的关注，他们将大量历史资料进行了运算验证。1992年及1993年美国毒理学年会对BMD法极为重视，召集专题会议深入讨论。1995年EPA在BMD专题讨论会上正式定义BMD为某种物质引起机体不良效应特定发生率（比人群背景发生率稍有升高的发生率水平，可以人为地确定为1%，5%或10%的剂量），以BMD的95%可信区间下限（lower confidence limit of the benchmark dose，BMDL）代替NOAEL或最小损害作用剂量LOAEL。与会者普遍赞同对于所有非致癌因素的分类资料应使用BMD法，尤其是发育毒性研究。此次会议明确了BMD代替NOAEL的可行性和实用性，使BMD法得以很快推广。BMD提出至今已在发育毒性研究、神经毒性研究和内分泌系统研究上得到了广泛的应用。EPA建议将BMD这一方法应用到生殖毒性研究中，发行了使用指导方针手册，并于2000年开发了BMD计算机软件和BMD应用指南，统一了BMD的使用方法，使之便于推广和应用。由于BMD方法在制定非致癌物的可接受的人类暴露水平时比传统方法更合理，可弥补NOAEL的不足，EPA和美国工业卫生联合会（ACGIH）正在考虑采用BMD法确定参考剂量（RfD）和空气参考浓度（RfC）。

目前还有一些新的分析模型方法正在不断开发完善中，如分类回归法，它可以根据反应的严重性分类为无作用水平（NOEL）、NOAEL、LOAEL、有害作用水平（AEL）和显著作用水平（FEL），因此，分类回归法既包含了随剂量变化反应率变化的信息，也包含了反应严重程度变化的信息。分类回归法可以综合不同毒性终点、不同研究的剂量-反应评定信息，采用分类回归的方法加以模型拟合，提供一个整合的剂量-反应估计。但是，分类回归法进行分类并作模型拟合需时较长。概率参考剂量法是新近提出的另一种定量描述参考剂量概率分布的方法，该方法认为不同化学物有其特有的不确定系数并呈现出概率分布，根据这些不确定系数所估计的参考剂量也应呈现出概率分布。根据所估计的参考剂量概率分布，从而可以确定参考剂量的最佳估计值（中位数）和其可信下限（95%或99%）。由于这种方法考虑了这些不确定系数内在的变异性，故它增加了使用不确定系数的可靠性。目前对概率参考剂量法的研究仍在继续。由于危险度评定中有许多不确定因素及资料空缺，许多时候就不得不以假设来弥补，假设与真实之间的出入就可能造成危险度评定结果有很大的波动幅度。

（二）致癌效应的剂量 - 反应关系评价

对于致癌毒性和致突变毒性，一般认为在0以上的任何剂量均可发生。由于毒理学试验研究不能直接测定NOAEL以下剂量范围内的剂量 - 反应关系，因此在评价化学物的致癌毒性和致突变毒性时，需要从低剂量反应向低于生物学观察范围和低于阈值反应范围外推，目前主要是通过数学外推模型来估算，因此发展拟合度高的数学模型将有利于得出较好的外推结果。常用的数学模型目前主要有：概率分布模型（probability distribution models），此模型主要的假设基础是每一个体均对被试化学物有一定的耐受能力，但是个体间耐受能力是有差异的，导致反应水平根据特定的分布概率函数而不同。拟合这些反应可用累计剂量 - 反应函数。机制模型（mechanistic models），此模型是依据可能的生物学反应机制来设计数学的剂量 - 反应关系，假设反应（毒性效应）来自于一个特定单位的毒物剂量，将形成一个或几个生物学事件，在一定的剂量上形成充分的事件发生，最后产生主要的靶点，因此在低剂量反应曲线中，毒物剂量和生物学事件发生呈线性比。但是，这些模式在很多情况下不适于估算许多致癌化学物的低剂量反应，所以又发展了基于生理学毒代动力学模型（PBTK），该模型不仅考虑暴露剂量，还使用实验动物与人的器官血流量、组织容积等生理学参数、化学物在不同组织脏器中的分配系数以及生物转化和代谢资料，通过计算靶组织中的剂量及代谢活化产物的数量，找出剂量 - 反应关系。但在模型中增加使用的参数，在一定程度上限制了它的推广使用。另外，还发展了基于生物基础的剂量 - 反应模型（biologically based dose-response models，BBDR），该模型结合了毒性反应中特殊的生物学过程参数，如受体结合水平、酶的代谢活性、细胞周期变化等，使一般的机制模型更明确地反映特定的生物学过程，以便更好地确定靶剂量与毒效应之间的定量关系。其他还有时间 - 肿瘤反应模型等。但是，目前尚无一个公认的普遍通用的外推模型。评价致癌物最早也是最安全和保守的方法是完全禁止该物质的生产和向环境中释放，该方法可用于部分人造化学致癌物的危险性管理，但是对于许多天然环境中存在的一些致癌物就不适用。致癌效应化学物的剂量 - 反应评定也可用最大未观察到致癌效应的剂量除以一定的不确定性系数，求得人群暴露危险性的参考剂量，因为该方法简单、明了，而且用该方法提出的安全性或危险性的概念易于被大众所理解及接受。但是，由于针对的是致癌效应，故不确定系数可放大到5000。目前认为只有该化学物无人类致癌依据，与DNA无直接遗传毒作用，有某些可能的机制或理由可说明其剂量 - 反应评定是非线性等的情况下才能使用。

（三）剂量 - 反应关系评价中生物标志物的运用

生物标志物在剂量 - 反应评价中有着很大的作用。如前所述，生物标志物不仅包括临床表现，也包括在疾病出现之前的体内可测量的生理、生化改变，细胞、分子水平的变化。因此，选择生理、生化、细胞、分子和其他方面的合适灵敏指标作为生物标志物，在准确、灵敏地评价早期低水平的损害方面有着很大的优势。特别是随着人类基因组计划的进展，分子生物学 - 计算机信息学的发展，高通量分子基因监测技术的开发，基因芯片的广泛采用，该优势更加明显。由于在不同的时间和过程中，作为生物标志物的每个基因或每一群组基因均有不同的表达相和表达高峰，因此通过高通量分子生物监测，可以研究探讨更低的、甚至是接近人类的实际暴露水平和效应间的关系，短期和长期暴露的关系，以及多种效应之间的关系。随着大量基因芯片分析数据的出现，如何解释这些表达相和毒性病程的关联，是我们目前首先要面临的任务，也是职业病危害因素危险度评价现在和将来的主要挑战。

四、危险度特征分析

危险度特征分析（risk characterization）是定量危险度评价的最后步骤，也是危险管理的第一步。它通过综合暴露评价和剂量反应关系评定的结果，分析判断人群发生某种危害的可能性大小，并对其可信程度或不确定性加以阐述，最终以正规的文件形式提供给危险管理人员，作为他们进行管理决策的依据。危险度特征分析可包括对前三个阶段的结果进行综合分析、危险度分析以及评定结果的书面总结等步骤。

（一）对前三个阶段的结果进行综合分析

对前三个阶段的结果进行综合分析并作出判断是危险度特征分析的第一步。危险度评价者应判断各阶段的实验动物资料与人有无关联，各阶段之间是否协调一致，有无矛盾之处。还应对暴露评价和剂量反应关系评定阶段得出的许多估计值的假设进行总结和讨论。职业危险度评价每一阶段可信度的大小直接关系到最终评价结果的可信程度，因此应对整个危险评价过程中的不确定因素，如主要的假定、方法的可信性以及估计值的保守程度等进行讨论。一项高质量的职业病危害因素危险度评价工作，应以人和动物两方面的资料为基础，并以受评化学物质多种效应终点的剂量反应关系资料为依据。在分析过程中，应注意一些重要资料或数据是否充足，依据是否可靠，如观察到的效应的性质以及发生这些效应的条件、致癌物的剂量反应关系曲线的类型和斜率的资料，确定 RfD 的依据，人暴露的途径、持续时间和类型，有关的药代动力学资料以及暴露人群的数量和特点等。

（二）危险度分析

定量危险度分析可以针对一种或多种化学物质进行，有时还需要对暴露人群总的危险作出评估。在致癌物的危险度评价中，常常要将不同长短的暴露期转换为终生暴露时间后再进行评估。对于非致癌物的短期暴露影响，可采用将短期暴露量与 RfD 进行比较的方法。如果两者的比值小于 1，可以认为该化学物质的危险度较小。对于化学物质某种途径暴露的危险度评价，一般最好采用来源于同一暴露途径的资料。如果受评化学物质是系统毒物且不同途径的吸收是可比的，那么不同途径的外推也是可行的。

致癌危险度一般表示为人一生中患癌的超额危险度。EPA 采用的多阶段模型中假定斜率系数在低剂量段呈线形，这样致癌危险度直接与受评化学物质的摄入量有关。一个人一生中患癌的概率是通过斜率系数和长期日摄入量 [chronic daily intakes，CDI，mg/（kg · d）] 来估计的。由于采用了斜率系数的上限估计值，因此这种估计是相当保守的，实际的危险性可能更小。

对于非致癌物，可将暴露量除以相应的 RfD 得出一个值，即非致癌危险商值（non-cancer hazard quotient，NCHQ）来估计危险度。此方法的假定是低于 RfD 的暴露水平不会产生有害的效应。

人在生活或工作中常常同时暴露于多种化学物质中。目前对于多种化学物质的综合危险度评估，一般采用的是将每种化学物质的危险度相加的简单方法。致癌物与非致癌物的评价方法有所不同。致癌物的作用被认为是相互独立的。因此，多种致癌物综合危险度就是每个致癌物危险度的简单相加，而不考虑种属差、癌症的类型以及致癌的机制等。非致癌物的评估一般采用危害指数（hazard index，HI）法。此方法假定同时暴露于阈下浓度的几种化学物质可导致一种有害效应，其大小和各物质的暴露量（E）与 RfD 之比的和成比例。HI 可按下式进行计算：

$$HI = E1/RfD1 + E2/RfD2 + \cdots\cdots \tag{6-1}$$

当 HI 大于 1 时，可以认为有一定的危险度存在。

上述简单的方法有严重的局限性和不确定性。各个 RfD 的精确度不同且可能不是基于同一毒效应，因而各部分相加得出的HI也许反映的是不同毒理意义的效应和。实际上，剂量相加的方法只适用于通过相同的机制引起同样毒效应的多种化学物质的综合危险度评估。对于有不同机制或产生不同毒效应的化学物质，应根据毒效应和作用器官进行分类，每一类的非致癌危险商值相加得出一个初步的HI值。在有关机制和联合作用的资料具备后再计算出更为科学的HI值。

（三）评定结果的书面总结

危险度评价的结果最终以书面报告的形式交给危险管理者。在书面报告中，特别要对作出估计的依据及有关材料进行详细的分析，并指出评估中的不足之处。在报告中还可采用一些危险度的表示方法以便于危险管理者作出判断。例如，可将通过实测或计算得到的估计暴露量（estimated exposure dose，EED）与RfD进行比较。当EED小于RfD时，说明危险人群发生某种特定有害效应的可能性很小，因此危险管理的必要性也就很小。也可采用暴露界限值（margin of exposure，MOE）进行分析。MOE是NOAEL与EED的比值，即MOE=NOAEL/EED。在报告MOE时，应同时注明导出各有关值所依据的资料的特点，如毒性和暴露资料的完整性、受试物种属、剂量反应关系、暴露途径等。对MOE值的判断，一般以推导RfD时所用的不确定系数乘以修正系数来衡量。MOE ≥ 不确定系数 × 修正系数，则说明危险人群发生某种特定有害效应的可能性很小。对于已知或可疑的致癌物，EPA提出终生得癌的超额危险度为 10^{-4} ~ 10^{-6} 时的浓度或剂量为可接受的暴露水平。超额危险度低于 10^{-6} 时，通常危险管理的必要性不大。而当其大于 10^{-4} 时，就必须采取必要的危险管理措施。总之，有大量文献为依据且经周密分析的总结报告将有助于危险管理者作出更为正确的决策，使最终的管理措施在可行、有效的同时，又有好的公众可接受性。

（刘和亮）

第七章

矿山职业病危害的控制

第一节　概　述

采矿类企业主要职业病危害因素包括粉尘、有毒有害气体、噪声、振动、热辐射、放射性物质、职业性外伤等。为防止上述职业病危害因素对劳动者的安全健康造成危害，预防职业病发生，用人单位应当采取以下预防措施：①有效地控制或尽量消除粉尘、有毒有害物质的产生，即消除或减少职业病危害源；②降低生产过程中粉尘、有毒有害物质的浓度，降低噪声、高温等物理因素的强度；③采用低毒或无毒物质代替有毒物质；④建立健全符合卫生标准的生产卫生设施；⑤做好卫生健康检查和工作环境监测工作；⑥开展经常性安全卫生教育，提高职工职业安全卫生意识和自我保护能力；⑦严格执行安全操作规程和职业卫生制度；⑧加强个体防护。

矿山作业场所职业病危害防治的目的是加强矿山作业场所职业病危害防治工作，保护从业人员的健康。我国制定了多部与矿山职业病危害因素控制相关的法律法规。矿山职业病危害因素防治相关的法律包括《中华人民共和国职业病防治法》《中华人民共和国安全生产法》《中华人民共和国煤炭法》《中华人民共和国矿山安全法》《中华人民共和国矿产资源法》《中华人民共和国劳动法》《中华人民共和国劳动合同法》《中华人民共和国突发事件应对法》《中华人民共和国工会法》等。矿山职业病危害因素防治相关的国务院令包括《中华人民共和国尘肺病防治条例》《使用有毒物品作业场所劳动保护条例》《煤矿安全监察条例》《国务院关于预防煤矿生产安全事故的特别规定》《女职工劳动保护特别规定》《工伤保险条例》《放射性同位素与射线装置安全和防护条例》《突发公共卫生事件应急条例》《劳动保障监察条例》《生产安全事故报告和调查处理条例》等。矿山职业病危害因素防治相关的部门规章包括《工作场所职业卫生管理规程》《煤矿作业场所职业病危害防治规定》《石棉生产企业防尘防毒技术规程》《建设项目职业病防护设施“三同时”监督管理暂行办法》《煤矿矿长保护矿工生命安全七条规定》《职业病危害项目申报办法》《职业健康检查管理办法》《用人单位职业健康监护监督管理办法》《煤矿安全培训规定》《煤层气地面开采安全规程（试行）》《煤矿领导带班下井及安全监督检查规定》等。以上这些法律法规的实施为矿山行业有害因素的控制提供了有效的法律保障。

我国制定了一系列关于矿山职业病危害因素防治的标准，主要包括《工业企业设计卫生标准》

(GBZ 1-2010)、《工业企业总平面设计规范》(GB 50187-2012)、《工作场所职业病危害警示标识》(GBZ 158-2003)、《工业企业噪声控制设计规范》(GB/T 50087-2013)、《工业企业卫生防护距离汇总表（2017 年 3 月)》《建筑照明设计标准》(GB 50034-2013)、《建筑采光设计标准》(GB 50033-2013)、《防暑降温措施管理办法》《生产过程安全卫生要求总则》(GB/T 12801-2008)、《职业性接触毒物危害程度分级》(GBZ 230-2010)、《工作场所有毒气体检测报警装置设置规范》(GBZ/T 223-2009)、《金属非金属矿山安全规程》(GB 16423-2020)、《矿井通风安全装备装置标准》(GB/T 50518-2020)、《爆破安全规程》(GB 6722-2014)、《工作场所有害因素职业接触限值 第 1 部分：化学因素》(GBZ 2.1-2019)、《工作场所有害因素职业接触限值 第 2 部分：物理因素》(GBZ 2.2-2007)、《铁矿采选业职业健康管理技术规范》(AQ/T 4240-2014)、《黄金开采企业职业病危害防护规范》(AQ/T 4252-2015)、《石棉生产企业防尘防毒技术规程》(AQ 4243-2015）等。这些标准的制定与实施，为矿山行业的职业病危害因素的控制提供了技术支持，同时使矿山行业的职业病危害因素的控制有了可以遵循的准绳。

第二节 粉尘危害控制

我国政府一贯重视矿山粉尘危害的控制工作，1956 年国务院颁布了《国务院关于防止厂、矿企业中的矽尘危害的决定》，之后又陆续出台了一系列政策、法令、条例，特别是 1987 年颁布的《中华人民共和国尘肺病防治条例》，加之 2001 年颁布，2011 年、2016 年、2017 年、2018 年四次修订的《中华人民共和国职业病防治法》，使粉尘危害控制工作逐步进入法制轨道。

粉尘防控原则：控制尘源；局部控制粉尘传播，减少粉尘逸散；整体加强通风，加强空气交换；加强接尘人员个体防护。主要在减尘、降尘、捕尘、排尘、隔尘等环节上下工夫。

一、控制粉尘源头，减少粉尘产生

控制尘源，是防尘工作治本性措施。为了从根本上防止和减少粉尘，需要改革生产工艺，采用现代降尘技术来降尘，例如：在采矿工作面用湿式作业代替干式作业可以大大地减少粉尘的产生。随着科技的进步与发展，生产工艺和操作方法也越来越科学，具体措施有：密闭尘源、湿式作业（抑尘剂抑尘、水炮泥、煤层注水等）等。

（一）局部密闭尘源

在产生粉尘的环节增加局部隔尘罩是非常有效的防尘措施，如在凿岩机、割煤机机头、矿筛车间、矿石转载车间设置局部隔尘罩等。在凿岩机、割煤机机头局部添设捕尘、吸尘装置，后续连接除尘装置，在源头解决粉尘的逸散；牙轮钻机的凿岩平台设置孔口集尘罩，使产尘部位全部密封，就地控制粉尘；局部密闭选矿、矿石转载设备，减少人员接触粉尘。

（二）加湿抑尘

1．湿式凿岩 凿岩作业时产生粉尘的原因主要有两个：一是钻头直接冲击矿岩时，从钻孔排出的粉尘（只占 10% 以下）；二是凿岩机废气排放引起的二次扬尘（90% 以上的粉尘是凿岩机废气排放导致岩浆雾化引起的二次扬尘）。因此防止二次扬尘是凿岩防尘的主要工作。使用喷雾装置对工作面四壁洒水洗帮；使用导管把废气引导到适当的地方（要选择阻力小的导管），避免废气与泥浆的相互作用，是防止泥浆雾化的有效方法，同时也可以降低凿岩机的噪声。

对穿孔设备进行更新换代，采用风水混合式钻机，水由水箱抽出，经过水泵进入供水管路，通过调压阀及控制阀到风水混合器，进入供风管路随压风一起经胶管顺钻杆中心进入冲击器，进行湿式凿岩。凿岩泡沫除尘方法是一种有效的除尘方法，采用的凿岩泡沫除尘剂包括：烷基苯磺酸盐、烷基磷酸酯盐或醇醚盐、萘磺酸盐或琥珀酸酯磺酸盐、纤维素醚或椰子油酰胺、焦磷酸钾或焦磷酸钠、六偏磷酸钠、EDTA，对磺酸盐或乙醇混合而成的。泡沫除尘剂发泡率高，对水质无特殊选择，用量小，无毒，对人体和环境无害。配合泡沫除尘器用于打眼时封闭尘源及放空后除尘。该技术省水，对粉尘、特别是对呼吸性粉尘的除尘效果好，除尘率可达 99.8%。

2．煤层注水 煤层注水是利用水的压力通过钻孔把水注入即将回采的煤层中，使煤体得到预先湿润，以减少采煤时浮游煤尘的产生量。这种措施降尘效果较好，一般可降低粉尘浓度的 60% ~ 90%。长钻孔注水方式具有煤体湿润均匀、湿润范围大等优点，国内外都将其作为主要的注水方式优先选用。国外采用注水降尘的工作面数量占总工作面数量的百分比很高，而我国采用煤层注水的工作面比例则较低。这一差距不是由注水技术或设备所致，而是由对治理粉尘的管理不完善、对有效的注水技术措施推广不足造成的。有些国家通过在煤层注水中加湿润剂或氯化钙，提高了湿润程度和降尘的效果。

3．水封爆破 水炮泥是利用特制的塑料袋充水后代替部分黏土炮泥实现的水封炮泥，水封爆破是借助炸药爆炸时产生的高温高压水进入岩（煤）体裂隙或使之汽化形成细微雾滴抑制粉尘的产生或降低粉尘飞扬的方法。若在水炮泥内的水中加入 1% ~ 3% 的化学抑尘剂（湿润剂、黏结剂、凝聚剂），对降低呼吸性粉尘效果会更好。水封爆破在安全防尘方面的主要优点有：降低爆破时的粉尘浓度；减少炮烟中的有害气体；防止盲炮事故，如果发生盲炮，处理起来比较简单安全。

操作方法：水袋充水应充满，水袋内必须保持一定的压力，要求使用高于作业地点的大气压力向水袋充水。耗水量与炸药使用量之比为 1∶2；待炮孔装完炸药后，将水袋放入炮孔，然后充填；水袋的位置放在接近孔口处；水袋的规格依炮孔深度和直径而定，并有一定抗拉抗压强度。

4．矿石转载前洒水降尘 在矿石或煤炭面洒水，充分润湿以后再装载，可以有效减少扬尘；在水资源缺乏地区，可以在水里添加粉尘润湿剂、粉尘凝聚剂、粉尘黏结剂来增加抑尘效果。在装岩机上安装自动喷雾洒水装置，在装车点安装自动喷雾装置，利用湿润管湿润溜煤眼中的煤炭，或使用密闭罩、半密闭罩将尘源密封起来，从下部将含尘空气抽至除尘器中净化。在我国，虽然人们对化学抑尘剂的开发和研究起步较晚，但国内已经有人进行了这方面的研究。波洛西特洛斯（Polo Citrus）公司生产的一种用途广泛的表面抑尘添加剂，既可以用于露天矿山，又可以用于地下矿山。它可以在水资源缺乏地区防尘。有些地方过多用水会导致其他的问题，而这种添加剂可产生微小的泡沫，可用在堆积和卸料场地。

5．运输路面洒水降尘 在路面洒水，可以有效减少扬尘；在水资源缺乏地区，可以在水里添加粉尘润湿剂、粉尘凝聚剂、粉尘黏结剂来增加抑尘效果。聚丙烯酸钠溶胶具有优良的重复吸水、保水性能，当用于路面抑尘时，随着喷洒次数的增加，可在其有效期内，多次重复洒水，使尘土保持较高的含水率，且其洒水时间间隔比纯粹洒水的时间间隔长，从而使综合抑尘成本降低，这是它作为抑尘剂的优势。

二、控制粉尘传播，减少粉尘逸散

（一）水帘隔尘

在凿岩、割煤、井下采矿石、装载、转载面增设水帘，隔离作业一线与辅助区的粉尘流通以达到降尘的目的。

（二）喷雾降尘

将消除粉尘装置放置在施工隧道内，爆破时将其启动，所形成的水雾可以完全封闭隧道断面，并在短时间内消除爆破所产生的粉尘，有效地改善了施工人员的作业环境。高压水雾喷头包括：喷头体、内管、转子、水雾环、固定环。消除粉尘装置包括：一个带有行走装置的平台，在平台上装有数个高压水雾喷头，高压水雾喷头通过水带连接至高压水源。

1．机采作业 液压支架移架自动喷雾降尘技术自移式液压支架在降柱和前移过程中的产尘量约占整个工作面产尘量的30%左右，目前国内已经研制出了液压支架自动喷雾控制阀，实现了液压支架在降柱、移架、推溜过程中的自动喷雾除尘，效果良好，获得较广的应用。在采煤机上设置合理的喷雾系统。滚筒采煤机一般均安置内、外喷雾，即利用安装在滚筒上的喷嘴喷出水雾和安装在截割部的固定箱、摇臂或挡板上的喷嘴喷出水雾进行降尘。喷嘴的布置方式及数量，喷嘴的选型，合理的喷嘴参数，这些与降尘效果的关系都极为密切。国外对采煤机的喷嘴系统和降尘效果非常重视，严格按照喷雾参数的要求供水，因而降尘效果普遍较好。

目前有些煤矿采用在控顶区内安设喷嘴的方法，降低移架时的粉尘浓度。在国外，有些国家已实现降架时进行喷雾自动控制系统进行降尘。

2．炮采工作面 在爆破后直接喷雾降尘，降低整体的粉尘量。

三、整体科学通风，加强空气交换

以加强通风为手段，利用新鲜风流冲淡、排除采用上述防尘措施尚未沉降的部分浮游粉尘。通过工艺设备和工艺操作的改革和其他措施仍有粉尘进入空气中，且多为微细粉尘，能长时间悬浮于空气中，浓度逐渐积累，将严重危害人身健康。必须采取通风排尘技术。常见矿井通风方式有局部通风或全面通风方式，应争取以最小的成本获得最好的效果。矿井通风方法与风流获得的动力来源不同，可分为自然通风和机械通风两种。

（一）自然通风

利用自然气压产生的通风动力，使空气在井下巷道流动的通风方法叫做自然通风。自然风压一般都比较小，且不稳定，所以《煤矿安全规程》规定：每一矿井都必须采用机械通风。

（二）机械通风

利用扇风机运转产生通风动力，使空气在井下巷道流动的通风方法叫做机械通风。采用机械通风的矿井，自然风压也是始终存在的，并在各个时期内影响着矿井的通风工作，在通风管理工作中应给予充分重视，特别是高沼气矿井尤应注意。

矿井通风系统是矿井通风方法、通风方式、通风网路与通风设施的总称。矿井通风方法是指主要通风机对矿井供风的工作方法。根据主要通风机的安装位置不同，分为抽出式、压入式及混合式三种。矿井通风方式是指矿井进风井与回风井的布置方式。根据进、回风井的位置不同，分为中央式、对角式、区域式和混合式四种。矿井通风设施，按其作用不同可分为两类，一类是引导风流的设施，如主要通风机的风硐、风桥、调节风窗、导风板等，另一类是隔断风流的设施，如风门、挡风墙、风幛等。

在选矿工艺中，矿物粉尘是破碎筛分过程中的必然产物。矿物粉尘对操作者的身体有着严重的危害，且粉尘的散失对选矿工艺的回收率也存在一定的影响。分散集中除尘方式，改变了“一对一”吸风除尘模式，配合使用旋涡泡沫器，能够使碎矿工艺除尘有明显的提高。在美国，为降低选矿厂呼吸性粉尘浓度，设计从厂房底层百叶窗进新风，污风从厂房顶部经风机排出，利用这种通风系统排尘，作业点粉尘浓度可降低 50% ~ 70%，呼吸性粉尘浓度可降低 40% [5]。

四、加强接尘人员防护

由于技术和工艺上的原因，某些作业地点达不到粉尘的控制标准时，应对操作人员采取个人防护措施，也就是配备防尘面具或口罩。戴防尘口罩是阻止粉尘进入人体的最后一道关卡。但是佩戴个人防护用品不是首选措施，只是必要的补充措施，是在应急救援、应急检修巡检过程中使用的有效方法，不能作为岗位工人长时间工作的防尘措施。我国矿山常用的防尘口罩有过滤式防尘口罩和过滤式送风口罩。根据资料表明，武安Ⅰ型口罩阻尘率高达 98%。是否佩戴了防尘口罩，会使人体吸入的粉尘量相差近 50 倍。近年来开发的新型除尘材料——离子交换纤维气体净化过滤材料是一类发展迅猛的功能高分子材料。目前，俄罗斯及日本等国已利用这类材料开发出各种新型呼吸防护用品。在国内，利用我国自行研制的 FFA-2 型离子交换纤维滤料开发出的一种有效滤除氟化物尘毒的新型个体呼吸性防护面具，可有效地用于上述尘毒污染环境中的工人劳动安全与健康保护。但我国对过滤材料的研究较少，大力开展过滤材料的研究，不但对工人个人防护有着至关重要的作用，还可以进一步引导新型除尘器的研制开发。

第三节　矿山噪声危害控制

长期在强烈的噪声刺激下，不仅能引起多种疾病，而且会使井下工人的生产效率降低，警觉迟钝，不容易发现事故前的征兆和隐患，从而增加了事故发生的可能性。因此，在努力提高采掘机械化水平、实行强化开采的同时，重视井下的噪声危害，大力加强减噪的科研和管理工作，已经引起全社会的普遍重视。

噪声控制的原则：控制噪声源、控制噪声的传播、个体防护。降噪主要在控制噪声源、控制传播上下工夫。一般情况下，声源降噪是最有效也是最经济的噪声控制措施。

一、降噪措施

（一）控制噪声源头，减少噪声产生

消除、控制噪声源是噪声危害控制最积极、最彻底、最有效的根本措施。减少机器设备本身的振动是控制噪声源的根本措施，如选择低噪声的设备，在设计上，要通过减少激发力、隔离或阻尼机械振动或改变零件的固有频率以避免共振，通过优化传动方式，减少机械间的摩擦以控制噪声；在机械制造上，要不断提高设备的加工精度和安装工艺水平，以控制噪声；加强维修保养，加强零部件保养，及时更换受损零件，不让零部件松动以减少噪声。

1. 凿岩　风动凿岩机的噪声高达 110 dB 以上。对标准凿岩机的测试可知，其 87.5% 属废气排放的空气动力性噪声。12.5% 则是凿岩机活塞对钎杆冲击机壳和零部件振动，以及钎杆和岩石碰撞的机械性噪声。凿岩机是强噪声源，即使采用有效的排气消音器，作业者仍需要佩带听觉保护装置。因此，要注重凿岩机的技术革新，加大凿岩机的岩石穿透速度，以电动或液动代替风动。露天矿开采过程中要对牙轮钻增加稳杆器等。

2．采矿

（1）采矿机：对采矿机选择合理的截齿、降低滚筒转速和截齿数，提高牵引速度。截齿数减少10% ~ 30%，滚筒转速则由104 r/min降为84 r/min，牵引速度由1 m/min增加到2 m/min，噪声声压级下降4 ~ 8 dB，同时减少了煤尘污染。

（2）刮板机：刮板机的噪声主要来源于传动齿轮箱，噪声起源于溜槽接头与刮板的碰撞处。当刮板输送机运煤时，碰撞明显缓解，空载时噪声随运行部件重量和速度的增加以及溜槽结合的不当增加而增加。减弱噪声的措施有：刮板输送机尽量避免空载运行；在保持一定的运输能力情况下，选用最轻的链条和刮板，尤其是选用双边链条；链速与给煤量保持最高程度的稳定性。

3．运输转载环节 选择有降低噪声设计的运载机、挖掘机，尤其是经过科学设计的发动机壳体、机械传动、隔声操作室，降低噪声效果明显。刮板输送机驱动机头的噪声主要源于传动齿轮箱，由于噪声源固定，可以采用隔声罩降低噪声。

4．选矿环节

（1）振动筛：将振动筛的冲孔钢筛板换成聚氨酯筛板或橡胶筛板，这两种筛板的弹性模量小，冲击噪声低；在筛箱侧板、给料口、排料口、接料底盘内贴橡胶板；用柔性辐板齿轮代替钢齿轮，通过齿轮辐板上的橡胶弹性体传递扭矩，吸收齿轮啮入、啮出造成的振动噪声；用橡胶弹簧代替钢制弹簧。

（2）磨矿机：为了有效降低磨矿机齿轮啮合的噪声，必须注意保证圆筒旋转质量，有较好的动平衡性，齿轮和齿圈磨损较均匀，并在电动机和齿轮之间采用弹性离合器，利用弹性衬垫对齿轮轴外套隔振。采取以上综合措施后，可使齿轮啮合噪声降低10 ~ 15 dB。

（3）风阀：用数控风阀代替跳汰机的普通风阀；将排气端盖改为隔音端盖。

（4）溜槽：用硬质塑料溜槽代替钢制溜槽；在溜槽内壁贴上橡胶衬板；在溜槽外壁表面敷上阻尼涂料以减少钢板的振动；在溜槽垂直段下部设置成煤堆缓冲结构。

5．辅助设备 利用隔声罩原理对鼓风机机壳、电机进行隔声设计，能够起到很好的降噪作用。局扇噪声控制主要采取安装对旋风机，在噪声传播、反射的壁面上饰以吸声材料等降噪措施。

（二）控制噪声的传播

1．添加消声器

（1）凿岩机：气动凿岩机产生的噪声为气体动力性噪声和机械噪声的复合噪声，具有非稳态噪声脉冲的特性，因此应将阻性消声器改为干涉性消声器。

（2）装载、运输车辆：改进其进气滤清器，使其既具有过滤空气作用，又具有消音作用；在排气口添加消音装置。

（3）风道：一般使用防火、抗潮湿性能好的微孔型和共振型两种结构形式的陶粒吸声砖砌筑阻抗复合式消声片，也可以使用片厚不等的憎水超细玻璃棉（穿孔板护面）制作的消声片。

（4）真空泵：在排气口与汽水分离器之间加消声器用于衰减排气噪声。

2．局部添加隔声罩

（1）选矿筛：激振器体外加软式隔声罩；在筛机上方设悬吊吸声体，有效吸收振动筛的直达噪声，降低混响效果。

（2）电机：①安装全封闭固定式隔声罩，隔声罩采用钢板与吸声材料复合结构，罩壁设置进、出风消声器及观察窗，用低噪声风机强制通风散热。该方案隔声效果好，不影响电机正常运行，但占用固定场地，不便于电机检修，投资过高；②安装局部固定式罩，电机轴向靠墙一端敞开，敞开一侧对应墙面上作局部吸声处理，吸收部分混响声。该方案不影响电机运行，利于电机通风散热，便于检修，但降噪效果稍差，投资较高；③安装固定式隔声屏，在距离电机较近的一侧墙面上铺设足够大面积的吸声材料，其余三侧建一适当高度的U形隔声屏，隔声屏做成“遮檐式”。该方案不影响风机运行，利于电机通风散热，便于检修，工程投资低，但占用固定场地，隔声效果较差。

（3）风机：风机及扩散筒安装软质可折叠式隔声罩，将吸声材料制成被状，朝向声源侧采用粗麻布，背向声源侧采用防雨帆布或人造皮革，中间填充吸声材料，覆盖于机壳和扩散筒表面。该方案省工省料，能满足降噪要求，但不便于检修，使用寿命短。

（4）真空泵：在真空泵两端轴承处、真空泵电机和汽水分离处加隔声罩，隔声罩内装吸声材料。

3．整体添加隔音墙

（1）电机：①安装组合式隔声屏，在电机上方设吸声吊顶，与风机相连一侧安装固定隔声屏，其余三侧设置活动式隔声屏，隔声屏下面安装万向轮。该方案使用灵活，不占用固定场地，屏单元组装方便，不影响电机运行，投资一般，但降噪效果稍差；②将电机房进行隔声处理，对室内混响不强的机房，安装空间吸声体，对门窗作简单隔声处理；对室内混响较强的机房，安装空间吸声体，加装隔声门、隔声窗。该方案隔声效果明显，能彻底消除机房噪声对环境的影响，但施工难度大，工程投资过高。

（2）风机：①风机房与扩散筒分别设置隔声间，机房安装隔声门窗，扩散筒周围砌筑砖墙，顶部采用活动式钢筋砼预制板覆盖，并作密封处理，构成封闭式隔声间。该方案降噪效果显著，检修方便，施工简单，但土建工程量大，投资过高；②风机房做隔声间处理，安装隔声门窗，扩散筒安装钢板与吸声材料复合结构的隔声罩。该方案降噪效果好，检修方便，但投资过高；③风机房设置空间吸声体，扩散筒两侧设置砖混结构隔声屏。该方案施工简单，投资小，但降噪效果差。

4．添加减振材料以降噪 在设计上，要通过减少激发力、隔离或阻尼机械振动或改变零件的固有频率以避免共振；通过优化传动方式，在机器下面垫减振的弹性材料以减振；利用某些胶状材料刷到机器的表面上，增加材料的内摩擦，消耗机器板面振动的能量以减振。

5．整体密闭 采矿时，对割煤机、装载车、转载点，密闭操作平台；选矿、磨矿时，密闭操作平台。

（三）个体防护

生产现场的噪声如果因为各种原因，强度不能得到有效控制，而工人又须在高噪声的条件下工作时，佩戴个人防护用品是保护听觉器官的有效措施，其隔声效果可高达 30 dB ～ 40 dB。不同材料防护用品对不同频率噪声的衰减作用不同，因此应根据噪声的不同频率特性，选择适宜的防护用具。

在佩戴防噪声耳具的同时，实行轮流工作制，尽可能减少工人在噪声环境中的暴露时间也是防治噪声危害的重要措施之一。

二、综合治理

首先，即从设备生产厂到矿山生产厂齐抓共管，特别是设备生产阶段，改进设备设计性能，进行技术革新是减轻振动、缓解摩擦、有效的降低声源噪声的重要措施。

其次是采用控制噪声的技术措施。对于允许封闭运转的点声源，最好的办法是利用隔音罩，将噪声设备罩起来，使噪声控制在声源之内。对于有管路相连的如抽风机，必须对管路进行可靠的隔声包扎。经过精心设计的隔音罩可以有效地降低噪声。对于声源的高噪声隔音罩应按噪声特性曲线采用吸声、隔音、阻尼、防钢壳振动等综合措施制成复合结构的隔音罩。对于声源方向比较明确和固定的噪声，可在噪声传播的通路上（适宜的岗位）设置隔音屏。由于主要噪声的峰值都在中高频，屏障可大量反射高频噪声波，余下通过部分的声波可以形成衍射影区。利用声影区避噪也是一个简单易行的办法。应加强个体防护，轮岗作业，减少接触时间。

第四节 矿山毒物危害控制

一、氮氧化物

氮氧化物是氮和氧化合物的总称，俗称硝烟，是煤矿生产中最常见的刺激性气体之一，在生产中接触并引起中毒的常是氮氧化物混合物，其中主要是氧化亚氮和二氧化氮，以二氧化氮为主。硝烟的毒性作用取决于环境中二氧化氮和氧化亚氮的存在。煤矿生产中接触到的氮氧化物主要是二氧化氮。

露天矿坑下爆破、井下爆破等作业时产生的烟气中含有大量的氮氧化物。地下矿井的火灾等意外事故可产生氮氧化物。采煤、掘进、运输等柴油机械设备工作时的尾气排放，也可产生氮氧化物。

（一）安全防护措施

1．爆破作业必须编制爆破作业说明书，爆破工必须依照说明书进行作业。井上、井下接触爆破材料人员，必须穿棉布或抗静电衣服，严禁穿化纤衣服。

2．煤矿井下爆破作业，必须使用取得煤矿矿用产品安全标志的用于溜煤（矸）眼的煤矿许用炸药。

3．采掘工作面风量不足时严禁装药放炮。

4．井下爆破后必须进行充分有效的通风，排除炮烟，浇水清除矿石中残存的氮氧化物。

（二）管理控制措施

1．运用法律、经济等手段控制氮氧化物的危害。制定严格的法律法规，关井并产，克服煤炭产业小而散的现状。

2．对企业业主进行《中华人民共和国职业病防治法》的培训，完善职业卫生管理制度，加强其落实力度，贯彻职业病防治法。

3．加强新入职工人的岗前职业卫生和安全防护措施学习，定期进行安全知识、职业卫生知识培训教育。

4．加强个人防护，如根据需要戴好送风式防毒面具等。

5．加强安全知识培训教育，所有爆破人员和井下作业人员必须熟悉爆破材料特性和《煤矿安全规程》等相应的规定。严格遵守安全操作规程，定期检修设备。

6．改善劳动条件，加强井下通风排毒，使井下空气中氮氧化物的浓度控制在国家规定的职业接触限值以下。

7．建立较完善的应急救援措施和体系，事故发生后，应迅速脱离中毒现场，使伤员及时得到现场救治，争取抢救时间。

二、碳氧化物

二氧化碳主要存在于长期不开放的各种矿井处，当发生二氧化碳突出时，大量二氧化碳会喷涌出来。当矿井发生爆炸事故时，燃烧会产生大量一氧化碳。

（一）控制措施

1．加强通风 通过通风措施，将碳氧化物浓度稀释到《煤矿安全规程》规定的浓度以下。如果一氧化碳、二氧化碳的产生量比较大，可采取抽放措施。

2．加强检查 应用各种仪器或煤矿安全集中监测系统监测井下各种有害气体（包括一氧化碳、二氧化碳）的动态。

3．警示危险 井下通风不良的地区或不通风的旧巷内，往往积聚大量的有害气体，尤其是二氧化碳。因此，在不通风的旧巷口要设栅栏，并挂上“禁止入内”的牌子。

4．喷雾洒水 当工作面有二氧化碳放出时，可使用喷雾洒水的办法使其溶于水中。

5．急救措施 如果有人由于缺氧而窒息或中毒时，应立即将中毒者移到新鲜空气的巷道或地面，并进行人工呼吸施行急救。

6．个人防护 进入高浓度一氧化碳的环境工作时，在通风的同时，要佩戴好一氧化碳防毒面具，两人同时工作，以便监护和互助。

（二）二氧化碳突出的防控

二氧化碳突出是煤炭生产中的一种严重灾害，可以采取以下防控措施。

1．加强地质工作和二氧化碳的探测 在煤田勘探和地质勘探工作中，必须在探测地质构造的同时，探测沼气、二氧化碳等气体。在矿井瓦斯鉴定和平时井下瓦斯检查时，必须同时进行二氧化碳鉴定和检查。对有二氧化碳喷出或岩石与二氧化碳突出危险的矿井，必须坚持“有疑必探、先探后掘”的原则。探清断层褶曲的确切位置，探清二氧化碳压力和高压瓦斯区域。

2．严密对二氧化碳突出预兆的检测和观察 岩石和二氧化碳突出预兆是：二氧化碳涌出时有嘶嘶声，地板积水冒泡，钻眼与炮眼喷雾；放炮后在巷道底板有一层雾状气体分布；二氧化碳浓度骤然增加。凡有岩石和二氧化碳突出危险的采掘工作面，必须设置专人定期检查二氧化碳，采掘工作面回风流中瓦斯浓度超过 1% 或二氧化碳浓度超过 1.5% 时，必须停止工作，撤出人员。进行安全思想和预防突出技术教育，使工作人员懂得防治突出的基本知识，避灾路线；知道突出预兆，严格按照防治措施作业。

3．打前探钻孔或排放钻孔 凡是有喷出或突出危险的岩石层（或煤层），必须在掘进前打前探钻孔。在接近高压二氧化碳区或断层、褶曲带前 30 m，必须打钻探测并排放二氧化碳。在岩石、煤、二氧化碳、沼气喷出和突出危险区域内打钻时，必须制订打钻安全措施。

4．实行二氧化碳抽放和减少地应力措施 对于二氧化碳高压区，可进行井下真空泵抽放，把抽出的二氧化碳直接排到总回风道内。在有二氧化碳喷出或突出危险的岩层（或煤层）内掘进巷道时，要严禁两个掘进工作面同时相向对掘或与开采工作面重叠相向前进。

5．合理布置巷道和加强巷道支护 巷道应尽量避免布置在含有高压二氧化碳的岩层和地质构造复杂的破坏地带以及地应力集中带。在地质破坏带和松软岩层中掘进时，要特别加强巷道支护，采取短掘短砌，密集支护、前探支架等，严防冒顶引起突出。

6．建立独立分区通风系统，严格风流控制 建立分区独立通风系统，严禁串联通风。必须在掘进回风与其他采掘区和巷道有关联的地点设一对反向风门，以防二氧化碳喷出（或突出）蔓延。加大有喷出或突出危险采掘工作面风量。同时风门和风机必须有专人看管，风机要有单独的供电系统。工作面停风时，人员必须立即退至新鲜风流内。

7．防止放炮掘进诱导突出造成危害 为防止正常放炮掘进诱导突出，可事先采取震动性放炮的办法，有准备地诱导突出。

8．编制灾害预防和处理计划，落实自救措施 凡有喷出和突出危险的矿井都要编制灾害预防和处理计划，组织学习和实际演习，二氧化碳突出时不要卧倒爬行。在喷出和突出危险区域的所有工作人员，必须携带隔离式自救器，并学会使用方法和注意事项。

9．对有二氧化碳突出危险的矿井加强组织管理。

三、硫化氢

煤炭中的硫化氢形成可分为生物化学成因、热化学成因、岩浆成因 3 种类型。生物化学成因指在微生物的作用下有机质被分解而产生硫化氢，这种方式出现在煤化作用早期。热化学成因指当煤系中的硫酸盐和气态烃接触时，发生氧化还原反应，硫酸盐被还原和气态烃被氧化，产生硫化氢气体。岩浆成因是由于地球内部硫元素的丰度远高于地壳，岩浆活动使地壳深部的岩石熔融并产生含硫化氢的挥发成分。

（一）降低硫化氢浓度的措施

1．加强通风 良好的通风措施是降低井下有害气体浓度的主要措施之一。

2．改变采煤方法 改走向长壁采煤法为倾向短壁采煤法，从而形成全负压通风系统，使乏风直接进入采空区。有条件的矿井改炮采为水力采煤，炮采或机采时增加喷水量，使硫化氢气体溶于水，降低其浓度。

（二）加强生产环境硫化氢浓度的监测

煤矿企业必须对硫化氢气体进行定期监测。作业工人应配备便携式硫化氢监测仪，进行毒物浓度检测，在硫化氢易积聚的区域，应安装硫化氢检测报警器。进入可疑作业场所前，应用硫化氢检气管监测硫化氢浓度。当钻孔接近老孔时，预计可能有有害气体涌出时，必须监测硫化氢气体的浓度，如超过最高允许浓度时，必须立即停止钻进，切断电源，撤出人员。排除井下积水以及恢复被淹井巷前，必须监测硫化氢浓度。

（三）紧急脱险措施

如遇到臭鸡蛋气味的硫化氢应立即组织人员撤离，撤离时可用湿毛巾等捂嘴鼻避毒。因为地势低处危险性比高处大，下风向的硫化氢浓度比上风向高。因此，应采取沿高处行走、向上风向撤离等措施。

（四）加强个人防护和安全卫生信息沟通

作业人员应佩带防毒口罩、安全护目镜、防毒面具和空气呼吸器，佩带硫化氢报警设施。

（五）防止爆炸的措施

在作业区应严禁明火、火花和吸烟。应有防爆设备和无火花工具。

四、甲烷

甲烷，俗称沼气、煤层气、瓦斯、坑气，是煤矿井下有害气体的最主要成分，是煤矿中吸附在煤层中的可燃性气体。煤矿井下甲烷危害的控制措施通常有以下几个方面。

（一）杜绝火源

禁止明火、火花进入井下，禁止携带烟草和点火工具下井，禁止吸烟，不准随意打开矿灯，不准在无安全措施情况下进行电气焊作业，严禁穿着化纤衣物等，防止甲烷被引燃。井下使用防爆的照明灯，使用无火花手动工具。井下禁止使用电炉。井下和井口房内禁止进行电焊、气焊和使用喷灯焊接。

（二）遵守操作规程

生产过程中应严格遵守操作规程，严防意外事故发生。劳动者工作时应佩戴甲烷、氧气检测报警仪。

（三）通风

严格执行安全通风和甲烷定期检查制度，使井下甲烷浓度控制在安全限值以下。当作业环境中甲烷浓度达到 2% 及以上时，作业人员应立即撤离现场。进入下水道等有可能积存甲烷、硫化氢工作场所时，应经过充分通风后方可进入。工作场所应供给足够的新鲜空气，创造适宜的气候条件。

（四）温度控制

生产矿井采掘面温度不得超过 28℃，机电设备硐室的温度不得超过 30℃。采掘工作面的温度超过 30℃，机电硐室的气温超过 34℃时，必须停止作业。

（五）甲烷浓度控制

采掘工作面及其他作业点风流中甲烷浓度达到 1.0% 时，必须停止用电钻打眼；爆破地点附近 20 m 以内风流中甲烷达到 1.0% 时，严禁爆破。采掘工作面及其他地点风流中、电动机或其开关安设地点附近 20 m 以内风流中的甲烷浓度达到 1.5% 时，必须停止工作，切断电源，撤出人员，进行处理。采掘工作面及其他巷道内，体积大于 0.5 m^3 的空间内积聚的甲烷浓度达到 2.0% 时，附近 20 m 内必须停止工作，撤出人员，切断电源。

（六）地质工作

采取“探、排、引、堵”技术措施；打前探钻孔，预先探放高压甲烷气源；掌握喷出预兆，及时撤离工作人员；掌握矿压规律，避免矿压集中。

（七）个人防护措施

按照规定佩戴甲烷检测仪、报警仪等仪器；避免在不通风废弃巷道停留；井下如果甲烷浓度较高，可使用呼吸防护器；配备隔冷手套；配备安全护目镜。

第五节　矿山高温高湿危害控制

长期的高温作业，可导致职业病的发生，因此必须采取有效措施，预防并控制与高温作业相关疾病的发生。

一、技术措施

（一）合理设计工艺流程

合理设计工艺流程，改进生产设备和操作方法，尽量实现机械化，减轻劳动强度，热源的布置应符合下列要求：①尽量布置在车间外面；②采用热压为主的自然通风时，尽量布置在天窗下面；③采用穿堂风为主的自然通风时，尽量布置在夏季主导风向的下风侧；④对热源采取隔热措施；⑤使工作地点易于采用降温措施，热源之间可设置隔墙（板），使热空气沿着隔墙上升，经过天窗排出，以免扩散到整个车间。

（二）隔热

隔热是防止热辐射的重要措施。可以利用水或热导率小的材料进行隔热，尤以水的隔热效果最好，水的比热容大，能最大限度地吸收辐射热。

（三）通风降温

1．自然通风 自然通风应有足够的面积，高温车间仅仅靠这种方式是不够的，热量大、热源分散的高温车间，每小时需换气 30 ～ 50 次以上，才能使余热及时排出，此时必须把进风口和排风口布置得十分合理，充分利用热压和风压的综合作用，使自然通风发挥最大的效能。

2．机械通风 在自然通风不能满足降温的需要或生产上要求车间内保持的一定温湿度时，可采用机械通风，如选择风扇、喷雾风扇、集中式全面或局部冷却送风系统等。

二、保健措施

（一）营养保健

1．合理供应饮料 高温作业工人排汗量明显增加，其增加量与劳动强度成正比。排出的汗中含有大量盐分，大量排汗使体内盐分丢失，因此，高温作业工人在排汗量较大情况下，及时补充适量的水分和盐分对维持身体健康是十分必要的。

及时补充与出汗量相等的水分和盐分，最好的办法是供给含盐饮料。一般每人每天应补水 3 ～ 5 L，盐 20 g 左右。在 8 h 工作日内汗量少于 4 L 时，每天从食物中摄取 15 ～ 18 g 即可，不一定从饮料中补充。若出汗量超过此数，除从食物摄取盐外，尚需从饮料中适量补充盐分。饮料的含盐量以 0.15% ～ 0.2% 为宜。饮水方式以少量多次为宜。含盐饮料可选用盐开水、盐汽水及盐茶等，不含盐饮料可选用白开水、茶水、柠檬酸水，或由酸梅糖浆、陈皮糖浆、山楂糖浆等配成的饮料。饮料的配置、冷却、运输及供应均必须保证安全卫生，防止污染，饮料温度以 10℃左右为宜。

随汗液排出的还有钾、钙和镁等，其中钾最值得注意。在高温环境下观察到中暑病人血钾浓度下降，所以长期缺钾的人员，在高温条件下最易中暑；故对高温作业者要注意补钾，以提高机体耐热能力。补充钾盐可用氯化钾片，每片含钾 205 mmol，每天 2 片，可补充 4 L 汗液损失的钾。

2．加强营养 在高温环境下劳动时，能量和蛋白质消耗增加，维生素 B_1、维生素 B_2、维生素 C 和维生素 A 的需要量增加，所以应进食高热量、高蛋白、高维生素膳食。热能的供给应参考中国营养学会 2000 年修订的膳食营养素参考摄入量 RNIs，环境温度每增加 1℃，增加热量 0.5% 的标准供给。蛋白质增加到总热量的 14% ～ 15% 为宜。多吃新鲜蔬菜和瓜果，注意补充维生素 B_1、维生素 B_2 等水溶性维生素和钾、钙和镁等矿物质。

（二）加强个人防护

高温工人的工作服应宽大、轻便、不妨碍操作，宜采用质地结实、耐热、导热系数小、透气性能好并能反射热辐射的织物。要根据不同作业的需要，配备工作帽、防护眼睛、面罩、手套、鞋帽、护腿等个人防护用品。

（三）加强医疗防护工作

对高温作业工人应进行就业前和入暑前体格检查，凡有心血管系统疾病、持久性高血压、溃疡病、活动性肺结核、肺气肿、肝病、肾疾病、明显的内分泌疾病（如甲状腺功能亢进）、过敏性疾病、皮肤疤痕患者均不宜从事高温作业。

三、组织措施

我国防暑降温已有较成熟的经验，关键在于加强领导，改善管理，严格遵照国家有关高温作业卫生标准，搞好厂矿防暑降温工作。根据地区气候特点，适当调整夏季高温作业劳动和休息制度。休息室应尽可能设置在远离热源处，必须有足够的降温设施和饮料。大型厂矿可专门设立有空气调节系统的工人休息公寓，保证高温作业工人在夏季有充分的睡眠与休息，这对预防中暑有重要意义。

第六节 矿山其他有害因素控制

一、矿山振动危害控制

（一）控制振动源

改革工艺过程，采取技术革新，通过减振、隔振等措施，减轻或消除振动源的振动，是预防振动职业病危害的根本措施。例如，采用液压、焊接、粘接等新工艺代替风动工具铆接工艺；设计自动或半自动的操纵装置，减少手部和肢体直接接触振动的机会；工具的金属部件改用塑料或橡胶，减少因撞击而产生的振动；采用减振材料降低交通工具、作业平台等大型设备的振动。

（二）限制作业时间和振动强度

通过研制和实施振动作业的卫生标准，限制接触振动的强度和时间，可以有效地保护作业者的健康，是预防振动危害的重要措施。我国实施的《工作场所有害因素职业接触限值 第 2 部分：物理因素》（GBZ2.2-2007）规定，使用振动工具或工件的作业，工具手柄或工件的振动强度，以 4 h 等能量频率计权加速度有效值计算，不得超过 5 m/s^2。这一标准限值可保护 90% 作业工人工作 20 年（年接振 250 d，日接振 2.5 h）不致发生振动性白指。

（三）改善作业环境、加强个人防护

加强作业过程或作业环境中的防寒、保温措施，特别是在北方寒冷季节的室外作业，需必要的防寒和保暖设施。振动工具的手柄温度如能保持在 40℃左右，对预防振动性白指的发生和发作具有较好的效果。控制作业环境中的噪声、毒物和气湿等，对防止振动职业病危害也有一定作用。合理配备和使用个人防护用品，如防振手套、减振座椅等，能够减轻振动危害。

二、生物因素危害控制

在矿工中开展相关生物因素的监测对提高矿工的健康水平具有重要作用。粉尘导致矿工尘肺病的高发，其合并结核感染的概率也明显高于一般人群，因此，对尘肺患者应严格按照《中华人民共和国职业病防治法》的要求，定期进行体检。在影像学检查诊断尘肺的同时，也能提供肺结核形态学的内在病理改变。尤其在病原学检查阴性时，它仍然是诊断肺结核的重要手段。痰液厚涂片进行的结核菌检查是肺结核确诊的直接且可靠的依据，是应用最普遍的结核菌监测手段。

预防尘肺合并结核必须采取综合的控制策略和措施，大型采矿企业应建立和健全结防机构，配备专业人员，在矿工中开展经常性的结核病防治宣传教育工作，以期早期发现和彻底治疗结核病人。定期进行结核病防治信息的交流，充分利用系统和行业内的结核病防治网络传播结核病防治信息，提高全系统内的结核病防治水平。

采矿企业应积极改善和提高矿区特别是工作场所的环境卫生水平，有效减少环境中有害细菌和致病性真菌的分布。同时企业应发放劳保防护用品，如矿工使用硫钾皂降低感染性皮肤病的发生，

做好卫生宣传教育，提高矿工的自我防护意识，积极利用物理和化学方法，如将药物和干燥的锯木屑放入雨靴中，穿着工作，可使足癣发病明显减少，能有效预防脚气的发生。同时教育矿工注意皮肤清洁，防止外伤，忌食辛辣刺激的食物，避免过热水烫洗，特别是杜绝矿工嗜酒的不良习惯以减少不良刺激，减少皮肤病的发生。

总之，根本性预防措施首先在于对可能引起职业性损害的生物因素加以识别，然后采取相应的综合防治措施如定期进行健康检查、改善环境卫生、提高卫生意识、注重个人防护和职业防护、积极有效地治疗相应疾病等，才能降低有害生物因素对煤矿工人身心健康的损害。

三、矿山不良作业姿势危害控制

可以运用流行病学方法，找出可能促使这类疾病发生的不良劳动作业条件和操作方法，以便结合新技术，从根本上改善劳动条件，使各项工作，尤其是需要繁重体力劳动的作业，强制体位的作业或个别器官系统长期处于紧张状态的作业，尽可能做到机械化、自动化。同时，还应努力改善劳动环境，并注意下列各点。

（一）改变不良的工作体位

应尽力设法把屈曲、倾斜的体位改为端正的体位；把卧位改为立位，立位改为坐位，并使不舒适歪斜的坐位改为舒适端正、高矮适宜于该劳动者工作的坐位，以避免个别器官、部位受压引起骨骼的持久变化。在坐位作业中，应根据作业台及人的高度和手足的长度来调整椅子的高度及与作业台的距离，必要时应设置扶手等，使其坐姿端正而舒适，肘部加设靠托以减少静态紧张。

（二）防止压迫和摩擦所致的疾患

应使用形状合宜、软硬适度和导热性不强的把手，工具经常接触机体的部分应包软垫，采用适当的个人防护用品等。

（三）对劳动者进行良好的职业培训

训练工人提举重物时身体应尽量靠近物体，缓慢平稳地举起重物，不要突然猛举，举物时不要扭转躯干等，避免扭伤或其他创伤所致的下背痛、疝气等。

（四）合理组织劳动

针对工人体质和健康状况，分配适当工作。例如，腹壁肌肉发育不良者不应分配做搬运等工作；应尽量使劳动安排更有节律性，工作时间不可过长，避免长时间从事一种姿势的活动，从而防止肌肉长期处于高张力状态，需让肌肉筋骨得到充分休息，以免积累疲劳；工间应有适当的休息，如做工间操；注意培养多面手，以便交替更换作业，使工作范围多样化，减少固定或重复性动作。

（五）练习

对于不能改变持续从事一种工作姿态活动的人，应经常做一些使背部、腰部和腹部肌肉强壮并具柔韧性的练习，如果肌肉不能支撑脊柱，脊柱会变得不稳定，并且容易受伤。应经常接受推拿、按摩以缓解肌肉痉挛。

（六）避免长时间保持同一姿势

不要长时间保持同一工作姿势，应稍做转身或走动来舒缓局部受压部位，要多作一些颈部、背部肌肉伸展的运动，这样可使各组肌肉和筋骨得到适量的舒缓，避免过分劳累；有助预防患上颈背痛。

（七）尽量使用器械辅助工具

如在搬运重物时使用手推车，减低动作所耗用的力度。

（八）改善作业环境的气象条件

特别是尽量避免低温、高湿的作用，对预防职业性下背痛、关节痛等具有一定意义。若一时难以改善，则应注意保暖防寒，以及下班后洗热水浴等。

（九）保持适当的体重

确保体重与身高、体格、年龄相符，以便在处于不良体位时，减轻个别部位着力点的承重。

四、心理应激的预防

心理应激是指人对外界有害物、威胁、挑战经认识评价后，认为其可能危害个人的生存和地位时，所产生的生理、心理和行为反应。矿山工人主要的应激源是粉尘、噪声、有毒气体、爆炸、火灾、事故等。

矿山的危险都是致命性的，为了提高矿山工人在发生紧急情况时的反应能力，提高其应对能力，可以对其进行心理应激预防的训练。个体在暴露于应激情境时，一旦成功地学会处理程度轻微的应激性事件，对应激情境的认知和应付能力就会得到发展或提高，渐渐地就能承受强度越来越强的应激性情境。包括 3 个阶段：①教育阶段：让个体理解应激反应的本质，阐述认知的基本原理；②演练阶段：个体应用放松训练法以减轻焦虑，发展有关情境多次重复的适应性自我对话或应付性自我对话；③应用训练阶段：鼓励个体在应激情境中使用新的应付技巧，在这一阶段应激情境可以是实际生活中的，也可以是模拟的，包括采用角色扮演的方式。研究表明，这种方法对减轻回避行为、促进情境的应付技巧最有效，也应用于减轻愤怒、物质滥用与减轻疼痛等方面。

第七节　煤矿职业病危害控制

为加强煤矿作业场所职业病危害的防治工作，强化煤矿企业职业病危害防治主体责任，预防、控制职业病危害，保护煤矿劳动者健康，依据《中华人民共和国职业病防治法》《中华人民共和国安全生产法》《煤矿安全监察条例》《煤矿作业场所职业病危害防治规定》等法律、行政法规，实施煤矿职业病危害控制。这些控制措施适用于中华人民共和国领域内各类煤矿及其所属为煤矿服务的矿井建设施工、洗煤厂、选煤厂等存在职业病危害的作业场所的职业病危害预防和治理活动。煤矿作业场所职业病危害（以下简称职业病危害），是指由粉尘、噪声、热害、有毒有害物质等因素导致的煤矿劳动者职业病危害。煤矿是本企业职业病危害防治的责任主体。职业病危害防治坚持以人为本、预防为主、综合治理的方针，按照源头治理、科学防治、严格管理、依法监督的要求开展工作。

一、职业病危害防治管理

煤矿主要负责人（法定代表人、实际控制人）是本单位职业病危害防治工作的第一责任人，对本单位职业病危害防治工作全面负责。煤矿应当建立健全职业病危害防治领导机构，制定职业病危害防治规划，明确职责分工和落实工作经费，加强职业病危害防治工作。煤矿应当设置或者指定职业病危害防治的管理机构，配备专职职业卫生管理人员，负责职业病危害防治日常管理工作。煤矿应当制定职业病危害防治年度计划和实施方案，并建立健全下列制度：职业病危害防治责任制度；职业病危害警示与告知制度；职业病危害项目申报制度；职业病防治宣传、教育和培训制度；职业病防护设施管理制度；职业病个体防护用品管理制度；职业病危害日常监测及检测、评价管理制度；建设项目职业病防护设施与主体工程同时设计、同时施工、同时投入生产和使用（简称建设项目职业病防护设施“三同时”）的制度；劳动者职业健康监护及其档案管理制度；职业病诊断、鉴定及报告制度；职业病危害防治经费保障及使用管理制度；职业卫生档案管理制度；职业病危害事故应急管理制度；法律、法规、规章规定的其他职业病危害防治制度。

煤矿应当配备专职或者兼职的职业病危害因素监测人员，装备相应的监测仪器设备。监测人员应当经培训合格；未经培训合格的，不得上岗作业。应当以矿井为单位开展职业病危害因素日常监测，并委托具有资质的职业卫生技术服务机构，每年进行一次作业场所职业病危害因素检测，每三年进行一次职业病危害现状评价。根据监测、检测、评价结果，落实整改措施，同时将日常监测、检测、评价、落实整改情况存入本单位职业卫生档案。检测、评价结果向所在地职业卫生管理部门和驻地煤矿安全监察机构报告，并向劳动者公布。

煤矿不得使用国家明令禁止使用的可能产生职业病危害的技术、工艺、设备和材料，限制使用或者淘汰职业病危害严重的技术、工艺、设备和材料。应当优化生产布局和工艺流程，使有害作业和无害作业分开，减少接触职业病危害的人数和接触时间。煤矿应当为接触职业病危害的劳动者提供符合标准的个体防护用品，并指导和督促其正确使用。煤矿应当履行职业病危害告知义务，在与劳动者订立或者变更劳动合同时，应当将作业过程中可能产生的职业病危害及其后果、防护措施和相关待遇等如实告知劳动者，并在劳动合同中载明，不得隐瞒或者欺骗。煤矿应当在醒目位置设置公告栏，公布有关职业病危害防治的规章制度、操作规程和作业场所职业病危害因素检测结果；对产生严重职业病危害的作业岗位，应当在醒目位置设置警示标识和中文警示说明。煤矿主要负责人、职业卫生管理人员应当具备煤矿职业卫生知识和管理能力，接受职业病危害防治培训。培训内容应当包括职业卫生相关法律、法规、规章和标准，职业病危害预防和控制的基本知识，职业卫生管理相关知识等内容。

煤矿应当对劳动者进行上岗前、在岗期间的定期职业病危害防治知识培训，督促劳动者遵守职业病防治法律、法规、规章、标准和操作规程，指导劳动者正确使用职业病防护设备和个体防护用品。上岗前培训时间不少于 4 学时，在岗期间的定期培训时间每年不少于 2 学时。煤矿应当建立健全企业职业卫生档案。企业职业卫生档案应当包括下列内容：职业病防治责任制文件；职业卫生管理规章制度；作业场所职业病危害因素种类清单、岗位分布以及作业人员接触情况等资料；职业病防护设施、应急救援设施基本信息及其配置、使用、维护、检修与更换等记录；作业场所职业病危害因素检测、评价报告与记录；职业病个体防护用品配备、发放、维护与更换等记录；煤矿企业主要负责人、职业卫生管理人员和劳动者的职业卫生培训资料；职业病危害事故报告与应急处置记录；劳动者职业健康检查结果汇总资料，存在职业禁忌证、职业健康损害或者职业病的劳动者处理和安置情况记录；建设项目职业病防护设施“三同时”有关技术资料；职业病危害项目申报情况记录；其他有关职业卫生管理的资料或者文件。

煤矿应当保障职业病危害防治专项经费，经费在财政部、国家安全监管总局《关于印发〈企业安全生产费用提取和使用管理办法〉的通知》（财企〔2012〕16 号）第十七条“（十）其他与安全生产直接相关的支出”中列支。煤矿发生职业病危害事故，应当及时向所在地职业卫生管理部门和驻地煤矿安全监察机构报告，同时积极采取有效措施，减少或者消除职业病危害因素，防止事故扩大。对遭受或者可能遭受急性职业病危害的劳动者，应当及时组织救治，并承担所需费用。煤矿不得迟报、漏报、谎报或者瞒报煤矿职业病危害事故。

二、建设项目职业病防护设施“三同时”

煤矿建设项目职业病防护设施必须与主体工程同时设计、同时施工、同时投入生产和使用。职业病防护设施所需费用应当纳入建设项目工程预算。煤矿建设项目在可行性论证阶段，建设单位应当委托具有资质的职业卫生技术服务机构进行职业病危害预评价，编制预评价报告。煤矿建设项目在初步设计阶段，应当委托具有资质的设计单位编制职业病防护设施设计专篇。煤矿建设项目完工后，在试运行期内，应当委托具有资质的职业卫生技术服务机构进行职业病危害控制效果评价，编制控制效果评价报告。

三、职业病危害项目申报

煤矿在申领、换发煤矿安全生产许可证时，应当如实向驻地煤矿安全监察机构申报职业病危害项目，同时抄报所在地职业卫生管理部门。煤矿申报职业病危害项目时，应当提交下列文件、资料：①煤矿的基本情况；②煤矿职业病危害防治领导机构、管理机构情况；③煤矿建立职业病危害防治制度情况；④职业病危害因素名称、监测人员及仪器设备配备情况；⑤职业病防护设施及个体防护用品配备情况；⑥煤矿主要负责人、职业卫生管理人员及劳动者职业卫生培训情况证明材料；⑦劳动者职业健康检查结果汇总资料，存在职业禁忌证、职业健康损害或者职业病的劳动者处理和安置情况记录；⑧职业病危害警示标识设置与告知情况；⑨煤矿职业卫生档案管理情况；⑩法律、法规和规章规定的其他资料。

四、职业健康监护

对接触职业病危害的劳动者，煤矿应当按照国家有关规定组织上岗前、在岗期间和离岗时的职业健康检查，并将检查结果书面告知劳动者。职业健康检查费用由煤矿承担。职业健康检查由省级以上人民政府卫生行政部门批准的医疗卫生机构承担。

煤矿不得安排未经上岗前职业健康检查的人员从事接触职业病危害的作业；不得安排有职业禁忌的人员从事其所禁忌的作业；不得安排未成年工从事接触职业病危害的作业；不得安排孕期、哺乳期的女职工从事对本人和胎儿、婴儿有危害的作业。

劳动者接受职业健康检查应当视同正常出勤，煤矿企业不得以常规健康检查代替职业健康检查。接触职业病危害作业的劳动者的职业健康检查周期按照表 7-1 执行。

表 7-1 接触职业病危害作业的劳动者的职业健康检查周期

接触有害物质	体检对象	检查周期
煤尘（以煤尘为主）	在岗人员	2 年 1 次
	观察对象、壹期煤工尘肺病患者	每年 1 次
岩尘（以岩尘为主）	在岗人员、观察对象、壹期矽肺病患者	每年 1 次
噪声	在岗人员	每年 1 次
高温	在岗人员	每年 1 次
化学毒物	在岗人员	根据所接触的化学毒物确定检查周期

注：接触粉尘危害作业退休人员的职业健康检查周期按照有关规定执行。

煤矿不得以劳动者上岗前职业健康检查代替在岗期间定期的职业健康检查，也不得以劳动者在岗期间职业健康检查代替离岗时职业健康检查，但最后一次在岗期间的职业健康检查在离岗前的90日内的，可以视为离岗时检查。对未进行离岗前职业健康检查的劳动者，煤矿不得解除或者终止与其订立的劳动合同。

煤矿应当根据职业健康检查报告，采取下列措施：①对有职业禁忌的劳动者，调离或者暂时脱离原工作岗位；②对健康损害可能与所从事的职业相关的劳动者，进行妥善安置；③对需要复查的劳动者，按照职业健康检查机构要求的时间安排复查和医学观察；④对疑似职业病病人，按照职业健康检查机构的建议安排其进行医学观察或者职业病诊断；⑤对存在职业病危害的岗位，改善劳动条件，完善职业病防护设施。煤矿应当为劳动者个人建立职业健康监护档案，并按照有关规定的期限妥善保存。

职业健康监护档案应当包括劳动者个人基本情况、劳动者职业史和职业病危害接触史，历次职业健康检查结果及处理情况，职业病诊疗等资料。

劳动者离开煤矿时，有权索取本人职业健康监护档案复印件，煤矿必须如实、无偿提供，并在所提供的复印件上签章。

劳动者健康出现损害需要进行职业病诊断、鉴定的，煤矿企业应当如实提供职业病诊断、鉴定所需的劳动者职业史和职业病危害接触史、作业场所职业病危害因素检测结果等资料。

五、粉尘危害防治

煤矿应当在正常生产情况下对作业场所的粉尘浓度进行监测。粉尘浓度应当符合表7-2的要求；不符合要求的，应当采取有效措施。

表7-2 煤矿作业场所粉尘浓度要求

粉尘种类	游离 SiO_2 含量（%）	时间加权平均容许浓度（mg/m^3）	
		总粉尘	呼吸性粉尘
煤尘	＜10	4	2.5
矽尘	10≤～≤50	1	0.7
	50＜～≤80	0.7	0.3
	＞80	0.5	0.2
水泥尘	＜10	4	1.5

煤矿进行粉尘监测时，其监测点的选择和布置应当符合表7-3的要求。

表 7-3 煤矿作业场所测尘点的选择和布置要求

类别	生产工艺	测尘点布置
采煤工作面	司机操作采煤机、打眼、人工落煤及攉煤	工人作业地点
	多工序同时作业	回风巷距工作面 10 ~ 15 m 处
掘进工作面	司机操作掘进机、打眼、装岩（煤）、锚喷支护	工人作业地点
	多工序同时作业（爆破作业除外）	距掘进头 10 ~ 15 m 回风侧
其他场所	翻罐笼作业、巷道维修、转载点	工人作业地点
露天煤矿	穿孔机作业、挖掘机作业	下风侧 3 ~ 5 m 处
	司机操作穿孔机、司机操作挖掘机、汽车运输	操作室内
地面作业场所	地面煤仓、储煤场、输送机运输等处生产作业	作业人员活动范围内

粉尘监测采用定点或者个体方法进行，推广实时在线监测系统。粉尘监测应当符合下列要求：①总粉尘浓度，煤矿井下每月测定 2 次或者采用实时在线监测，地面及露天煤矿每月测定 1 次或者采用实时在线监测；②呼吸性粉尘浓度每月测定 1 次；③粉尘分散度每 6 个月监测 1 次；④粉尘中游离 SiO_2 含量，每 6 个月测定 1 次，在变更工作面时也应当测定 1 次。

煤矿应当使用粉尘采样器、直读式粉尘浓度测定仪等仪器设备进行粉尘浓度的测定。井工煤矿的采煤工作面回风巷、掘进工作面回风侧应当设置粉尘浓度传感器，并接入安全监测监控系统。

井工煤矿必须建立防尘洒水系统。永久性防尘水池容量不得小于 200 m^3，且贮水量不得小于井下连续 2 h 的用水量，备用水池贮水量不得小于永久性防尘水池的 50%。

防尘管路应当敷设到所有能产生粉尘和沉积粉尘的地点，没有防尘供水管路的采掘工作面不得生产。静压供水管路管径应当满足矿井防尘用水量的要求，强度应当满足静压水压力的要求。

防尘用水水质悬浮物的含量不得超过 30 mg/L，粒径不大于 0.3 mm，水的 pH 值应为 6 ~ 9，水的碳酸盐硬度不超过 3 mmol/L。使用降尘剂时，降尘剂应当无毒、无腐蚀、不污染环境。

井工煤矿掘进井巷和硐室时，必须采用湿式钻眼，使用水炮泥，爆破前后冲洗井壁巷帮，爆破过程中采用高压喷雾（喷雾压力不低于 8 MPa）或者压气喷雾降尘、装岩（煤）洒水和净化风流等综合防尘措施。

井工煤矿在煤、岩层中钻孔，应当采取湿式作业。煤（岩）与瓦斯突出煤层或者软煤层中难以采取湿式钻孔时，可以采取干式钻孔，但必须采取除尘器捕尘、除尘，除尘器的呼吸性粉尘除尘效率不得低于 90%。

井工煤矿炮采工作面应当采取湿式钻眼，使用水炮泥，爆破前后应当冲洗煤壁，爆破时应当采用高压喷雾（喷雾压力不低于 8 MPa）或者压气喷雾降尘，出煤时应当洒水降尘。

井工煤矿采煤机作业时，必须使用内、外喷雾装置。内喷雾压力不得低于 2 MPa，外喷雾压力不得低于 4 MPa。内喷雾装置不能正常使用时，外喷雾压力不得低于 8 MPa，否则采煤机必须停机。液压支架必须安装自动喷雾降尘装置，实现降柱、移架同步喷雾。破碎机必须安装防尘罩，并加装喷雾装置或者除尘器。放顶煤采煤工作面的放煤口，必须安装高压喷雾装置（喷雾压力不低于 8 MPa）或者采取压气喷雾降尘。

井工煤矿掘进机作业时，应当使用内、外喷雾装置和控尘装置、除尘器等构成的综合防尘系统。掘进机内喷雾压力不得低于 2 MPa，外喷雾压力不得低于 4 MPa。内喷雾装置不能正常使用时，外喷雾压力不得低于 8 MPa；除尘器的呼吸性粉尘除尘效率不得低于 90%。

井工煤矿的采煤工作面回风巷、掘进工作面回风侧应当分别安设至少2道自动控制风流净化水幕。

煤矿井下煤仓放煤口、溜煤眼放煤口以及地面带式输送机走廊必须安设喷雾装置或者除尘器，作业时进行喷雾降尘或者用除尘器除尘。煤仓放煤口、溜煤眼放煤口采用喷雾降尘时，喷雾压力不得低于8 MPa。

井工煤矿的所有煤层必须进行煤层注水可注性测试。对于可注水煤层必须进行煤层注水。煤层注水过程中应当对注水流量、注水量及压力等参数进行监测和控制，单孔注水总量应当使该钻孔预湿煤体的平均水分含量增量不得低于1.5%，封孔深度应当保证注水过程中煤壁及钻孔不漏水、不跑水。在厚煤层分层开采时，在确保安全前提下，应当采取在上一分层的采空区内灌水，对下一分层的煤体进行湿润。

井工煤矿打锚杆眼应当实施湿式钻孔，喷射混凝土时应当采用潮喷或者湿喷工艺，喷射机、喷浆点应当配备捕尘、除尘装置，距离锚喷作业点下风向100 m内，应当设置两道以上自动控制风流净化水幕。

井工煤矿转载点应当采用自动喷雾降尘（喷雾压力应当大于0.7 MPa）或者密闭尘源除尘器抽尘净化等措施。转载点落差超过0.5 m，必须安装溜槽或者导向板。装煤点下风侧20 m内，必须设置一道自动控制风流净化水幕。运输巷道内应当设置自动控制风流净化水幕。

露天煤矿粉尘防治应当符合下列要求：①设置有专门稳定可靠供水水源的加水站（池），加水能力满足洒水降尘所需的最大供给量；②采取湿式钻孔；不能实现湿式钻孔时，设置有效的孔口捕尘装置；③破碎作业时，密闭作业区域采用喷雾降尘或者除尘器除尘；④加强对穿孔机、挖掘机、汽车等司机操作室的防护；⑤挖掘机装车前，对煤（岩）洒水，卸煤（岩）时喷雾降尘；⑥对运输路面经常清理浮尘、洒水，加强维护，保持路面平整。

洗选煤厂原煤准备（给煤、破碎、筛分、转载）过程中宜密闭尘源，并采取喷雾降尘或者除尘器除尘。

储煤场厂区应当定期洒水抑尘，储煤场四周应当设抑尘网，装卸煤炭应当喷雾降尘或者洒水车降尘，煤炭外运时应当采取密闭措施。

六、噪声危害防治

煤矿作业场所噪声危害依照下列标准判定：①劳动者每天连续接触噪声时间达到或者超过8 h的，噪声声级限值为85 dB（A）；②劳动者每天接触噪声时间不足8 h的，可以根据实际接触噪声的时间，按照接触噪声时间减半、噪声声级限值增加3 dB（A）的原则确定其声级限值。

煤矿应当配备2台以上噪声测定仪器，并对作业场所噪声每6个月监测1次。

煤矿作业场所噪声的监测地点主要包括：①井工煤矿的主要通风机、提升机、空气压缩机、局部通风机、采煤机、掘进机、风动凿岩机、风钻、乳化液泵、水泵等地点；②露天煤矿的挖掘机、穿孔机、矿用汽车、输送机、排土机和爆破作业等地点；③选煤厂破碎机、筛分机、空压机等地点。

煤矿进行监测时，应当在每个监测地点选择3个测点，监测结果以3个监测点的平均值为准。

煤矿应当优先选用低噪声设备，通过隔声、消声、吸声、减振、减少接触时间、佩戴防护耳塞（罩）等措施降低噪声危害。

七、热害防治

井工煤矿采掘工作面的空气温度不得超过 26℃，机电设备硐室的空气温度不得超过 30℃。当空气温度超过上述要求时，煤矿必须缩短超温地点工作人员的工作时间，并给予劳动者高温保健待遇。采掘工作面的空气温度超过 30℃、机电设备硐室的空气温度超过 34℃时，必须停止作业。

井工煤矿采掘工作面和机电设备硐室应当设置温度传感器。

井工煤矿应当采取通风降温、采用分区式开拓方式缩短入风线路长度等措施，降低工作面的温度；当采用上述措施仍然无法达到作业环境标准温度的，应当采用制冷等降温措施。

井工煤矿地面辅助生产系统和露天煤矿应当合理安排劳动者工作时间，减少高温时段室外作业。

八、职业中毒防治

煤矿作业场所主要化学毒物浓度不得超过表 7-4 的要求。

表 7-4　煤矿主要化学毒物最高允许浓度

化学毒物名称	最高允许浓度（%）
一氧化碳	0.0024
H_2S	0.00066
NO（换算成 NO_2）	0.00025
SO_2	0.0005

煤矿进行化学毒物监测时，应当选择有代表性的作业地点，其中包括空气中有害物质浓度最高、作业人员接触时间最长的作业地点。采样应当在正常生产状态下进行。

煤矿应当对 NO（换算成 NO_2）、一氧化碳、SO_2 每 3 个月至少监测 1 次，对 H_2S 每月至少监测 1 次。煤层有自燃倾向的，应当根据需要随时监测。

煤矿作业场所应当加强通风降低有害气体的浓度，在采用通风措施无法达到最高允许浓度的规定时，应当采用净化、化学吸收等措施降低有害气体的浓度。

第八节　金属矿山职业病危害控制

金属矿山开采是从富含金属的地层中开采金属的过程，我国金属矿山目前开采分为地下开采和露天开采两种。金属矿山开采企业的职业卫生工作坚持预防为主、防治结合的方针，持续改进职业健康条件，使工作场所职业病危害因素符合国家卫生标准的要求。金属矿山开采企业涉及职业病危害的工作场所，其生产工艺过程、职业病危害防护设施的设置应符合《工业企业设计卫生标准》（GBZ 1-2010）的要求。金属矿山开采企业在产生职业病危害的工作岗位和设备应设置相应的职业病防护设施，且与主体工程同时设计、同时施工、同时投入生产和使用。职业病危害防护设施应保证工作场所职业病危害因素的浓度（强度）符合现行标准的要求。金属矿山开采企业应对工作场所的职业病危害因素进行辨识和评估，明确存在职业病危害的工作场所、工艺过程、设备、原（辅）料、产品，并建立档案。

一、防尘、防毒技术措施

（一）通用技术要求

优化生产工艺流程，优先采用先进的工艺和设备，提高生产过程密闭化、机械化和自动化水平，减少尘毒产生。湿式凿岩时，凿岩机的最小供水量，应满足凿岩除尘的要求。对产生粉尘、毒物的工作场所应采取有效的通风除尘、排毒措施。产生粉尘、有毒物质的设备和工艺，应加强设备维护，防止跑、冒、滴、漏。应根据设备的特点和操作、维护要求，采取局部或整体密闭通风措施，保证排入大气的有害物质浓度不超过规定限值。生产区内部布置应避免尘、毒的交叉污染，减少粉状物料的运输距离和中转次数。应对工作场所职业接触有毒气体、粉尘进行检测；制定专门的治理措施，及时消除危害。

（二）防尘技术措施

1. 露天采矿 露天开采应采用湿式作业，产尘点和产尘设备应采取综合防尘技术措施。钻机应配备除尘设施，减少作业时产生的粉尘。深凹露天矿的采掘设备与矿用自卸汽车的司机驾驶室，应配备空气调节装置，不应开窗作业。露天作业时生产设备应设置在上风侧，劳动者作业时应在上风向操作。矿区及其周围道路表面应有洒水车经常洒水保持潮湿，破碎系统应设固定水箱降尘。

2. 地下采矿 井下作业应采取湿式作业。钻孔作业应采用湿式凿岩，掘进（采矿）爆堆，出碴（矿）前，应水浇爆堆并清洗巷道周壁，电耙出矿应设喷雾降尘设施。运输系统各卸载点应采用喷雾降尘或其他降尘措施。破碎机、粉碎机等产生粉尘设备应装设防尘设施或喷雾装置。井下开采通风系统应符合要求。掘进工作面和通风不良的采场，应安装局部通风设备。局部通风的风筒口与工作面的距离为：压入式通风应不超过 10 m；抽出式通风应不超过 5 m；混合式通风，压入风筒的出口应不超过 10 m，抽出风筒的入口应滞后压入风筒的出口 5 m 以上。地下巷道应设置有效的通风设施，通风净化设备应进行日常运行维护检查，定期清理沉积粉尘。运行中发现异常情况，应及时处理。独头工作面有劳动者作业时，采用压入和抽出混合式通风，局部通风机应连续运转。采用喷射混凝土支护时，采用局部通风措施，降低粉尘浓度。

3. 选矿 选矿破碎系统应在破碎机的进料口、排料口及皮带运输机的卸料点设喷雾除尘。在破碎机及振动筛的产尘点设防尘密闭罩。破碎厂房、皮带廊及粉矿仓地面每班用水冲洗一次。

（三）防毒技术措施

接触有毒有害物质的工作场所应采取有效的防毒措施，降低工作场所空气中有毒有害物质的浓度。工作场所空气中有毒有害物质的浓度超过规定时，应采取通风净化措施。露天作业时劳动者应尽量在上风向操作。使用氰化浸金作业时，车间设有封闭的氰化物添加槽，并设有氰化物自动添加系统，所有氰化物添加的管道均用钢制管道，浸出槽氰化物添加处全部封闭锁死。严禁操作人员接触到氰化物溶液。氰化车间要备有一定数量的氰化物解毒药品（亚硝基异戊酯、二巯丙醇等）。氰化物保管发放由专人进行，并在良好通风下进行，佩戴口罩手套。井下采用无轨设备运输时，设备应有尾气净化装置。缺氧空间作业时应采取通风换气措施。缺氧空间作业主要防护措施包括：①缺氧空间作业应配备符合要求的通风设备、个人防护用品、检测设备、照明设备、应急救援设备；②缺氧空间应设置有效通风装置，将爆破作业时产生氮氧化物、一氧化碳等职业病危害因素及时的排出；③应对缺氧空间可能存在的职业病危害因素进行检测、评价；④所有进入缺氧空间的劳动者、监护者、作业负责人、应急救援服务人员须进行安全教育与培训；⑤劳动者进入工作面时，每班应进行有害气体检测，并佩戴便携式气体检测仪。

二、防噪声、防振技术措施

尽量选用低噪声生产设备和生产工艺代替高噪声生产设备和生产工艺。产生噪声强度较大的生产设备应采取技术措施降低工作场所噪声的强度。对开采过程和生产设备产生的噪声应采取减振、消声、隔声、吸声或综合控制等措施，降低噪声危害。开采场所的噪声控制及劳动者职业接触限值应符合规定。劳动者在接触噪声作业时，应佩戴有效的个人防护用品。劳动者在接触振动作业时，应戴双层的防振手套。

三、防高温、低温技术措施

（一）防高温措施

井下和露天工作场所湿黑球温度指数应符合规定。井下工作场所湿球黑球温度指数不符合规定的，应根据实际情况采取通风措施，并采取有效的个人防护措施。露天采矿驾驶员应在驾驶室内操控生产设备。生产设备的驾驶室应设空调降温。当气温高于37℃时，应减少作业时间。

（二）防低温措施

井下工作场所温度、湿度应符合规定，冬季要采取防寒、采暖措施。露天工作场所应设防风棚、取暖棚。进行合理的劳动组织管理，合理安排工作时间与休息时间。应做好个人保暖工作，穿戴好个体防护用品。

四、防电离辐射技术措施

依据矿山工作场所放射卫生防护和检测按《电离辐射防护与辐射源安全基本标准》（GBZ 18871-2002）的要求执行。开采场所存在氡及其子体危害或其他放射性物质危害，应加强通风和防止内照射的个人防护措施。工作场所的电离辐射水平应符合国家有关职业卫生标准；应进行放射作业危害评价，并安排合适的工作时间和选择有效的个人防护用品。

五、个体防护措施

用人单位应按规定为劳动者配备合格的个体防护用品和装备。用人单位对个人防护用品应当进行经常性维护、检修，定期检查其性能和效果，确保其处于正常状态。使用人工破碎，应佩带护腿、防振手套和防护镜。在破碎、磨浮车间和精矿处理车间，劳动者应带防毒口罩，药台工应戴防毒面具，身体触及到药品和矿浆等应及时清洗。用人单位应培训劳动者正确使用、维护个人防护用品。劳动者应接受个人防护用品的相关知识培训。劳动者在存在职业病危害因素的工作场所中应坚持佩戴个人防护用品。劳动者应正确佩戴和使用个人防护用品。劳动者对个人防护用品进行保养、清洁和维护。金属矿山开采企业应有与职业病危害防护相适应的措施，有配套的更衣间、洗浴间等卫生设施。

六、事故应急处置措施

接触粉尘、毒物、噪声、高温作业的岗位设置的安全标志应有职业病危害预防措施和应急处理措施。产生职业病危害的工作场所，应在醒目位置设置公告栏，公布有关职业病危害防治的规章制度、操作规程、职业病危害事故应急救援措施。对可能发生急性职业中毒的工作场所，应设冲淋设施及急救药品。金属矿山开采企业应根据《生产经营单位安全生产事故应急预案编制导则》（AQ/T 9002-2016）制订金属矿山开采企业职业健康事故应急救援预案，并及时更新，每年至少举行 1 次应急演练。

七、职业健康管理

（一）管理措施

金属矿山开采企业应制订职业病危害防治的技术措施计划，并列入企业中、长期发展规划，逐步加以落实。金属矿山开采企业应建立完善的职业健康管理制度。职业健康管理制度主要包括：职业病危害防治责任制度；职业病危害告知制度；职业病危害项目申报制度；职业病防治宣传教育培训制度；职业病防护设施维护检修制度；职业病防护用品管理制度；职业病危害监测及评价管理制度；建设项目职业病防护设施“三同时”管理制度；劳动者职业健康监护及档案管理制度；职业病危害事故处理及报告制度；职业病危害应急救援与管理制度；岗位职业卫生操作规程；剧毒化学品管理制度；法律、法规、规章规定的其他职业病防治制度。

在厂区内应按规定，正确地使用安全色与安全标志。用人单位应对职业病危害防护设施进行管理，保证职业病危害防护设施的正常使用。

（二）职业健康监护

金属矿山开采企业应建立健全职业健康监护体系，保证劳动者能够得到与其所接触的职业病危害因素相应的健康监护。应建立劳动者职业健康监护档案并按规定妥善保存，根据规定，组织接触职业病危害因素的劳动者进行定期体检。有职业禁忌证者不应安排从事其所禁忌的作业，已被诊断有职业病的劳动者应及时进行治疗和定期复查，必要时调离原工作岗位，并妥善安置。

（三）职业病危害检测

金属矿山开采企业应配备必要的检测仪器及检测人员，对工作场所职业病危害因素及放射性有害因素每月定期监测。职业病危害因素检测的项目、采样点的设定及数量、采样时机、采样频率、采样方法、采样记录、分析方法按有关规定进行。定期对药库、药品配制间、药台及磨浮车间空气中的有害、有毒气体进行测量，检查通风防毒状况，及时采取措施改进。职业病危害定期检测资料应建立档案，每年应至少进行一次全面分析，评价劳动者接触有毒、有害因素的情况，制定改进措施。金属矿山开采企业新、改、扩建项目和技术改造、技术引进在可行性研究阶段应进行职业病危害预评价及审查，在初步设计阶段应进行职业病危害防护设施设计审查，在竣工验收阶段应进行职业病危害控制效果评价及审查。金属矿山开采企业每三年进行一次现状评价。

（四）教育培训

金属矿山开采企业应定期对全体劳动者进行职业健康教育培训。接触尘、毒、噪声、高温等作业的劳动者上岗、换岗以及长期停工后复岗前，应经过“三级安全教育”和防尘、防毒、防噪声、防高温等技能培训，经考核合格后方可上岗。职业病危害防护设施的操作、维修、监测人员应接受专业培训，考核合格后方可上岗。金属矿山开采企业每年应至少组织一次职业健康知识技能再教育和考核。

金属矿山开采企业生产中劳动者在工作场所接触空气中有毒、有害的职业病危害因素及防护措施见表 7-5。

表 7-5　金属矿山开采各工序中存在的主要职业病危害和防护措施

工作方式	主要职业病危害	防护措施
露天开采凿岩		
手持凿岩	矽尘	湿式作业、通风除尘、个体防护
	振动	个体防护
	噪声	个体防护
机械凿岩	矽尘	湿（干）式作业、通风除（捕）尘、个体防护
	噪声	个体防护
爆破	矽尘	水袋幕帘防尘、个体防护
	一氧化碳	自然通风、个体防护
	二氧化氮	自然通风、个体防护
	二氧化硫	自然通风、个体防护
破碎	矽尘	湿式作业、个体防护
	噪声	个体防护
运输	矽尘	湿式作业、个体防护
井下作业凿岩		
手持凿岩	矽尘	湿式作业、个体防护
	振动	个体防护
	噪声	个体防护
机械凿岩	矽尘	湿式作业、个体防护
	振动	个体防护
爆破	矽尘	水袋幕帘防尘、通风除尘
	一氧化碳	通风排毒、个体防护
	二氧化氮	通风排毒、个体防护
	二氧化硫	通风排毒、个体防护
支护	水泥粉尘	通风排毒、个体防护
运输	发动机尾气	净化、通风排毒、个体防护
选矿		
破碎	矽尘	湿式作业、个体防护
	振动	个体防护
	噪声	个体防护
球磨	振动	个体防护
	噪声	个体防护
选矿	氰化物	个体防护、药品防护、通风排毒

第九节　石棉矿山职业病危害控制

石棉矿山开采包括石棉矿露天开采和地下开采。石棉矿山贯彻执行“预防为主、防治结合”的职业卫生工作方针，使石棉矿山粉尘和毒物浓度得到有效控制，预防和消除石棉作业中尘毒职业病危害，保护作业人员健康及其相关权益。石棉矿山应改进生产工艺、淘汰落后工艺，选用不产生或少产生粉尘危害的工艺和设备。以无毒材料代替有毒材料、低毒材料代替高毒材料。存在尘毒危害的生产工艺和设备应设置防尘、防毒设施，作业场所粉尘和毒物浓度应满足《工作场所有害因素职业接触限值 第1部分：化学因素》（GBZ 2.1-2019）的要求。用人单位应建立完善的职业卫生管理和检测体系，使作业人员得到有效的职业健康监护。新建、改建、扩建建设项目和技术改造、技术引进项目石棉矿山的防尘、防毒设施应与主体工程同时设计、同时施工、同时建成并投入使用。在开展安全生产标准化工作中应将防尘、防毒措施作为重点审核内容。

一、基本要求

（一）选址与布局

1．选址　矿址规划应考虑远离城镇的地区，应位于所在区域的全年最小频率风向的上风侧，不应位于窝风地段。露天选矿场、排渣场等粉尘危害源应位于当地夏季最小频率风向的被保护对象的上风侧。矿址附近应具有较好的工程地质条件，避开溶洞、泉眼、淤泥、活断层、滑坡等不良地质构造。

2．厂区布局　生产区应与非生产区分隔设置，在生产区与生活区之间应设有一定的卫生防护绿化带。在厂区内和厂区与居住区之间宜采取绿化措施，减少含石棉粉尘和毒物的迁移和扩散。在工艺允许条件下，石棉粉尘逸散程度高的车间应与其他车间和设施保持防护距离；石棉粉尘逸散程度高的工序宜集中设置，且与其他工序分开布置。厂房的设施规划和设备布局应遵照缩短工艺流程和减少粉尘危害的原则确定。以自然通风为主的建筑物的迎风面不应有其他建筑物遮挡。

3．建（构）筑物　楼板和隔墙上的孔洞、缝隙应予以密封；多跨建筑应采取防止含尘空气串联的隔开措施。建筑物墙壁、屋顶的内表面、梁架、立柱宜平整、光滑，不宜积累粉尘；厂房内的建筑物构件应减少易积尘的凹凸部分。产尘车间地面应平整防滑，宜设坡向排水系统，并设有冲洗地面和墙壁的设施。采用自然通风方式能达到车间粉尘浓度要求的，在设计阶段应进行合理的车间内气流组织设计。设置辅助机械通风设施的，在设计阶段应预留足够的机械通风设施（罩、管道、除尘器等）的位置。

（二）工艺要求

存在石棉粉尘逸散的作业能采用湿式作业的，应采用湿式作业；必须采用干式作业时，应采用密闭作业、喷雾洒水抑尘、强制通风的措施，控制石棉粉尘的逸散。设备选型，宜采用全密闭、自动化生产工艺和设备或防尘效果好、产尘量少的工艺和设备。在采用自然通风或机械排风时，应使粉尘发生源位于工作地点的下风侧。含有石棉的物料和废弃物均应装入能防止石棉逸散的收纳设施或装置中，不应任其暴露于空气中。盛装石棉制品的包装物应予以密封、集中放置，不应随意丢弃，并采取必要的防止粉尘逸散的措施。含有石棉的物料及包装物的运输过程应密闭。应定期对车间地面、通风装置等进行清洁，设备布置应便于维修和清扫，有利于作业人员操作；不应使用压缩空气吹扫、清理黏有石棉的设备和管线等；清扫时应选用湿法清扫或真空吸扫，防止二次扬尘。含棉率高的尾矿，回收利用时应采用湿式工艺。

二、工程技术措施

（一）石棉矿露天开采主要防尘、防毒措施

石棉矿露天开采主要防尘、防毒措施如下。

1．钻机钻孔作业应采用湿式作业或安装除尘装置，减少或控制石棉粉尘的逸散。

2．穿孔、铲装、运输设备的司机驾驶室宜密闭，铲装作业前应采取洒水等防尘措施。

3．卸矿站、卸料点、破碎机进料口、带式输送机下料口应安装连续洒水喷雾装置或通风集尘装置，防止扬尘。

4．破碎机进料口应根据进料方式采用局部密闭罩或整体密闭罩，卸料口应连同输送设备设局部密闭罩或整体密闭罩并排风。

5．带式输送机、振动筛应密闭作业；球磨机应采取通风除尘措施。

6．应避免较长距离或较大高差垂直落料，落差应小于 1 m。

7．通过输送带或其他设备向溜槽进料时，应全过程采取密闭措施。

8．露天矿采场汽车运输道路宜洒水，以减少二次扬尘。运载车辆应具有密闭扬尘装置或措施。

9．爆破后待炮烟散尽，作业人员方可进入爆破作业地点开展清渣作业。

10．两个（含）以上用人单位在同一作业场所作业，应就防尘防毒措施进行协调，明确各自职责。

（二）石棉矿地下开采主要防尘、防毒措施

石棉矿地下开采主要防尘、防毒措施如下。

1．井下凿岩应采用湿式作业，禁止干打眼。开钻时，应先开水、后开风、再开钻；停钻时，应先关钻、再关风、后关水。凿岩机的最小供水量，应满足凿岩除尘的要求。

2．爆破、破碎、溜井放矿和装卸矿岩时，应进行喷雾洒水和通风。凿岩出渣前，应冲洗距工作面 10 米内的巷壁。进风道、人行道及运输巷道的巷壁，每季度至少应冲洗一次。

3．井下爆破时，人员应撤离到有新鲜风流的安全区域。爆破后经通风排除炮烟、检查确认井下空气合格后，等待时间不少于 15 min，作业人员方可进入爆破作业地点开展清渣作业。

4．作业期间应保持工作地点及各主要通道地面湿润。

5．采空区应及时封闭，设立警示标识或说明，需要进入时应进行有害气体检测，确认安全时方可进入。需要进入闲置时间较长的巷道作业前，应先通风、后作业。

三、通风除尘系统

石棉矿地下开采应具有完整独立的通风系统，通风系统的设计参数、布局、设施数量等应满足《金属非金属矿山安全规程》（GB 16423-2020）的要求。主要进风巷和回风巷，应经常维护，保持清洁和气流畅通，不应堆放材料和设备。进入矿井的空气，不应受到有害物质的污染。掘进工作面和通风不良的采场，应安装局部通风设备，且应有完善的保护装置。人员进入独头工作面之前，应开动局部通风设备通风。独头工作面有人作业时，局扇应连续运转。应根据工艺流程、设备配置、厂房条件和产尘点等情况，分别设计分散除尘系统或集中除尘系统。除尘设备的布置宜相对集中，并应考虑卸灰、运灰及检修的方便。粉磨设备、干燥设备宜单独设置通风除尘系统。应合理确定排风

罩罩口位置、风量、风压、各管段风速和其他技术参数。

含石棉粉尘尾气的净化处理宜使用袋式除尘器，高浓度产尘点宜应用多级除尘机组。带式输送机的卸料点和转运点应设置局部密闭罩进行排风。若落差较大，应在溜槽内设置隔流装置。除尘管道宜短直，当设置水平管道时，应在适当位置设置密闭清扫孔，以利清除积尘，防止管道堵塞，并应在适当部位设置检测孔。尘源宜密闭，当密闭困难时，应依据《排风罩的分类及技术条件》(GB/T 16758-2008）选择和设置排风罩。除尘器的卸灰口应安装锁风卸料装置，卸灰阀应密闭良好，防止漏风，及时处理粉料，防止二次扬尘。通风除尘系统的罩、管、机及法兰盘衔接应严密，避免漏风。

通风除尘系统应设置防爆措施。通风除尘系统应定期保养，使系统的处理风量、净化效率、设备阻力、设备漏风率等参数始终满足额定的设计参数要求。通风除尘系统的检测装置应定期维护和校验。应对职业病防护设施进行经常性的维护、检修，确保其处于正常状态，不得拆除或停用。

四、个体防护

用人单位应根据现行标准为作业人员配备适用、有效的个人防护用品，应对作业人员进行个体防护重要性以及护品正确使用、更换等知识和要求的教育培训。用人单位应建立个人防护用品管理制度，对个人防护用品进行维护、保养和定期更换。应对使用过的工作服定期洗涤，禁止把工作服带回家中洗涤。应在工作场所设置更衣室、更衣箱和职工浴室，便于接尘作业人员更换个体防护用品和淋浴。

作业区休息室室内空气应呈微正压，进气气流空气质量应达到卫生要求。接尘作业人员应能正确使用个人防护用品，上岗时应穿戴好个人防护用品。接尘作业人员不应穿着污染的工作服进入非工作场所，避免交叉污染。地下开采矿山作业人员应配备自救器等应急救援装备。

五、管理

（一）管理措施

用人单位应设置或指定专门机构和人员管理防尘防毒等职业卫生工作并建立防尘防毒规章制度。应制订防尘防毒措施计划，并列入用人单位长期发展规划。应向所在地职业卫生管部门进行职业病危害项目申报，并对申报内容负责。应对可能接触石棉粉尘的作业人员进行防尘防毒知识和职业病危害防护技能的培训，建立教育培训相关档案和记录，从业人员经考核合格后方可上岗。应明确告知接触石棉粉尘和毒物的作业人员所在岗位的危害性和预防职业病危害的措施。石棉矿山开采、石棉制品生产用人单位，适宜时开展职业病危害现状评价，定期掌握石棉粉尘危害状态，及时采取相应的控制措施（表 7-6)。不应安排未成年人和孕期、哺乳期的女职工从事接触石棉的作业。存在尘毒危害的作业岗位，应在作业场所的显著位置设置职业病危害警示标志和告知标识。石棉原料、含石棉材料及半成品、石棉制品的存放处应设明显警示标识。

（二）职业健康监护

用人单位应建立职业健康监护管理制度。应开展劳动者职业健康监护，建立职业健康监护档案。应组织作业人员上岗前、在岗期间、离岗时及紧急情况的职业健康检查。不应安排有职业禁忌证的人员从事接触粉尘和毒物作业。职业健康检查应由具有职业健康体检资质的职业卫生技术服务机构承担。职业健康检查结果应纳入用人单位作业人员职业健康监护档案。

（三）作业场所检测

应由具有资质的机构定期测定作业场所的尘毒浓度，检测结果应整理归档，应在醒目位置设置公告栏，定期公布检验、检测结果。作业场所石棉尘及其他有毒有害物质浓度超标时，应及时采取措施进行整治，使粉尘、毒物浓度达到有关标准要求。

表 7-6　石棉矿山开采业主要工艺职业病危害因素

开采方式	主要工序	主要尘毒作业	主要尘毒危害因素
露天开采	凿岩	手工或机械打孔	石棉粉尘、噪声、手传振动
	爆破	炸药爆破过程产生粉尘	石棉粉尘、炮烟（氮氧化物、一氧化碳、二氧化碳等）、噪声
	装载转运	装载设备装、卸、转运矿石	石棉粉尘、噪声
	碾压破碎	矿石的碾压破碎	石棉粉尘、噪声
	风选筛分	利用风力和重力，将石棉从矿渣中分离过程	石棉粉尘、噪声
	输送	输送带在接料、传输、落料过程	石棉粉尘、噪声
	包装	石棉落料、包装	石棉粉尘、噪声
	搬运	石棉矿产品装卸、搬运	石棉粉尘、噪声
地下开采	凿岩	手工或机械打孔	石棉粉尘、噪声、手传振动
	爆破	炸药爆破过程产生粉尘	石棉粉尘、炮烟（氮氧化物、一氧化碳、二氧化碳等）、噪声
	装载转运放料	装载设备装卸、转运矿石	石棉粉尘、噪声
	干燥	对石棉矿渣进行加热烘干产生粉尘、毒物	石棉粉尘、煤尘、一氧化碳
	风选	利用风力和重力，将石棉从碎矿渣中分离过程	石棉粉尘、噪声
	包装	石棉落料、包装	石棉粉尘、噪声
	装卸	石棉产品搬运	石棉粉尘、噪声

（沈福海）

第八章

矿山职业卫生监督与职业健康管理

第一节　矿山职业卫生监督与管理概述

一、职业卫生监督管理的概念

职业卫生监督管理包括国家职业卫生监督管理和用人单位职业卫生监督管理。国家职业卫生监督管理是职业卫生监督行政主体，对非特定的用人单位（企业、事业单位和个体经济组织）制定、发布规范性文件和依据有关职业卫生的法律法规对用人单位进行监督检查，发现职业卫生违法行为依法处理以及根据用人单位的申请依法做出行政许可决定的活动。职业卫生监督按工作内容可分为预防性职业卫生监督、经常性职业卫生监督、职业病诊断与鉴定的监督管理和职业病危害事故职业卫生监督。

用人单位职业卫生监督管理是用人单位为了全面履行职业卫生法定义务，依法制定职业病防治责任制、职业卫生管理制度和职业卫生操作规程、依据职业卫生管理制度和职业卫生操作规程对本单位进行监督检查，发现违反职业卫生管理制度、操作规程和不履行职责行为及时处理的活动。

二、职业卫生监督管理的特征

（一）国家职业卫生监督管理的特征

1．国家职业卫生监督管理是贯彻执行有关职业卫生法律法规的活动。国家职业卫生监督管理必须依据职业卫生有关的法律法规、标准，具有从属性，没有法律的规定或授权，任何组织和个人不得实施职业卫生监督。

2．国家职业卫生监督行政主体实施职业卫生监督时，具有单方意志性，不必与用人单位协商或争得其同意，即可进行监督管理。

3．国家职业卫生监督管理以国家强制力作为保障。国家职业卫生监督管理带有国家的强制性，用人单位必须服从和配合，否则职业卫生监督管理行政主体将予以制裁。

（二）用人单位的职业卫生监督管理特征

1．用人单位的职业卫生监督管理是贯彻执行本单位的职业病防治责任制、职业卫生管理制度和职业卫生操作规程的活动。

2．用人单位的职业卫生监督管理主体实施职业卫生监督管理时，单方意志性不强。

3．用人单位职业卫生监督管理，以单位的强制力作为保障。

三、矿山职业卫生监督管理的目的与意义

开展矿山职业卫生监督的目的，在于确保用人单位职业卫生条件处于良好的状态，预防和消除矿山职业性有害因素对劳动者健康的损害，保证和促进生产的顺利进行。监督对象主要是存在职业性有害因素的用人单位，这些单位既包括有新建、扩建、改建建设项目和技术改造、技术引进项目，可能产生职业病危害的建设单位，也包括已经存在，正在生产，并存在职业性有害因素的用人单位。

矿山职业卫生监督主要是监察用人单位是否执行国家的有关法律法规标准，是否高度重视并加强了作业场所的职业卫生工作，生产设备、设施和作业人员的防护手段是否符合要求，劳动者的健康权益是否得到了保护，作业人员是否严格遵守职业病危害防护和劳动保护的有关规定等。从严执法，对违法违规者进行查处，对事故责任单位和责任人进行追究，从而促进生产经营单位落实法定代表人责任制，落实主体责任，依法做好职业卫生工作。

四、职业卫生监督管理的法律法规

（一）《中华人民共和国职业病防治法》

《中华人民共和国职业病防治法》于 2001 年 10 月 27 日公布，是 21 世纪我国颁布的第一部卫生单行法律，于 2011 年 12 月 31 日人大常委会通过第一次修订，于 2016 年 7 月 2 日第十二届全国人民代表大会常务委员会第二十一次会议《关于修改〈中华人民共和国节约能源法〉等六部法律的决定》第二次修订，于 2017 年 11 月 4 日第十二届全国人民代表大会常务委员会第三十次会议《全国人民代表大会常务委员会关于修改＜中华人民共和国会计法＞等十一部法律的决定》第三次修订，根据 2018 年 12 月 29 日第十三届全国人民代表大会常务委员会第七次会议《关于修改＜中华人民共和国劳动法＞等七部法律的决定》第四次修正。它以保护广大劳动者健康权益为宗旨，规定了我国在预防、控制和消除职业病危害、防治职业病中的各种法律制度。该法律确定的职业防治法律关系主体有：政府相关行政部门、产生职业病危害的用人单位、接触职业病危害因素的劳动者以及承担职业卫生检测、体检和职业病诊断的职业卫生技术服务单位四方。法律明确了上述四方之间的行政和民事法律关系，并分别规定了各自的权利义务、法律地位、法律责任。

《中华人民共和国职业病防治法》确立了我国职业病防治工作坚持预防为主、防治结合的原则，建立用人单位负责、行政机关监管、行业自律、职工参与和社会监督的机制，实行分类管理、综合治理的方针。明确了用人单位在职业病防治中的职责和义务；突出了劳动者健康权益受到法律保护；规定了政府行政部门在职业病防治监管中的职责以及职业卫生技术服务机构的职能和各法律关系主体违反《中华人民共和国职业病防治法》的法律责任。同时规定："工会组织依法对职业病防治工作进行监督，维护劳动者的合法权益。"

《中华人民共和国职业病防治法》立法宗旨是预防、控制和消除职业病危害，防治职业病，保护劳动者健康及其相关权益，促进经济社会发展。《中华人民共和国职业病防治法》规定了国家职业病

防治工作总体运行制度，即政府监管与指导、用人单位实施与保障、劳动者权益维护和自律、社会监督与参与以及职业卫生服务技术保障等。

《中华人民共和国职业病防治法》明确了我国职业病防治基本法律制度是职业卫生监督制度；用人单位职业病防治责任制度；按职业病目录和职业卫生标准管理制度；劳动者职业卫生权利受到保护制度；职业病病人保障制度；职业卫生技术服务、职业病事故应急救援、职业病事故调查处理、职业病事故责任追究制度；鼓励科学防治，淘汰落后的职业病危害严重的技术、工艺和材料以及职业卫生监督和技术服务机构及其队伍管理制度等。

《中华人民共和国职业病防治法》的颁布，是我国职业安全卫生管理与国际接轨的重要步骤，也是我国政府在职业卫生与安全管理方面，履行与国际劳工组织（ILO）、国际标准化组织（ISO）、世界贸易组织（WTO）和世界卫生组织（WHO）所签署的公约或承诺的重要体现。

《中华人民共和国职业病防治法》共七章88条，分总则、前期预防、劳动过程中的防护与管理、职业病诊断与职业病病人保障、监督检查、法律责任、附则。

第一章总则明确了《中华人民共和国职业病防治法》的立法宗旨、法律所适用的范围（中华人民共和国领域内的职业病防治活动）；职业病防治策略（预防为主、防治结合、分类管理、综合治理）；劳动者依法享有的职业卫生保护的权利；用人单位对本单位产生的职业病危害承担的责任和国家实行职业卫生监督制度等，确立了职业卫生执法主体为县级以上地方人民政府、卫生行政部门、劳动保障行政部门，各部门依据各自职责，负责本行政区域内职业病防治的监督管理工作。县级以上地方人民政府有关部门在各自的职责范围内负责职业病防治的有关监督管理工作。并明确了工会组织依法对职业病防治工作进行监督，维护劳动者的合法权益的权力。

第二章前期预防共6条，该章明确规定，新建、扩建、改建建设项目和技术改造、技术引进项目（以下统称建设项目）可能产生职业病危害的，建设单位在可行性论证阶段应当进行职业病危害预评价。医疗机构建设项目可能产生放射性职业病危害的，建设单位应当向卫生行政部门提交放射性职业病危害预评价报告。卫生行政部门应当自收到预评价报告之日起三十日内，作出审核决定并书面通知建设单位。未提交预评价报告或者预评价报告未经卫生行政部门审核同意的，不得开工建设。建设项目的职业病防护设施设计应当符合国家职业卫生标准和卫生要求；其中，医疗机构放射性职业病危害严重的建设项目的防护设施设计，应当经卫生行政部门审查同意后，方可施工。建设项目在竣工验收前，建设单位应当进行职业病危害控制效果评价。医疗机构可能产生放射性职业病危害的建设项目竣工验收时，其放射性职业病防护设施经卫生行政部门验收合格后，方可投入使用；其他建设项目的职业病防护设施应当由建设单位负责依法组织验收，验收合格后，方可投入生产和使用。卫生行政部门应当加强对建设单位组织的验收活动和验收结果的监督核查。职业病危害因素分类目录由国务院卫生行政部门制定、调整并公布。职业卫生监督管理部门应当按照职责分工，加强对用人单位落实职业病防护管理措施情况的监督检查，依法行使职权，承担责任。

第三章劳动过程中的防护与管理共23条，明确了用人单位应当采取的职业病防治管理措施；必须采用有效的职业病防护设施，并为劳动者提供个人使用的职业病防护用品；用人单位应当优先采用有利于防治职业病和保护劳动者健康的新技术、新工艺、新材料，逐步替代职业病危害严重的技术、工艺、设备、材料；产生职业病危害的用人单位，应当在醒目位置设置公告栏，公布有关职业病防治的规章制度、操作规程、职业病危害事故应急救援措施和工作场所职业病危害因素检测结果等。在可能发生急性职业损伤的有毒、有害工作场所，用人单位应当设置报警装置，配置现场急救用品、冲洗设备、应急撤离通道和必要的泄险区等。该章还对以下内容作出了明确规定，包括：①职业病危害因素日常监测；②可能产生职业病危害的设备、化学品、放射性同位素和含有放射性物质的材料的警示标识和说明书要求；③职业病危害作业转移；④用人单位应当保障职业病防治所需的资金投入，不得挤占、挪用，并对因资金投入不足导致的后果承担责任；⑤用人单位对劳动者的职业病危害的告知义务及职业卫生培训；⑥急性职业病危害事故的应急救援和控制责任；⑦为劳动者建立职业健康监护档案；⑧劳动者享有的职业卫生保护权益等问题。规定用人单位的主要负责人和职业卫生管理人员接受职业卫生培训，遵守职业病防治法律、法规，依法组织本单位的职业病防治工作。

劳动者依法享有的职业卫生健康权有：①接受职业卫生教育培训权；②获得健康检查、职业病诊疗、康复等职业卫生服务权；③知情权；④请求用人单位提供职业病防护设施和防护用品，改善操作条件权；⑤依法拒绝职业病危害作业权；⑥检举、控告权；⑦职业病防治工作建议权等；⑧要求赔偿权等。按照“谁造成职业病危害，谁负责治理”的原则，用人单位的职业病防治责任有：①建立健全职业病防治责任制；②履行保护劳动者健康义务；③建立健全职业卫生管理制度和操作规程；④落实职业病病人保障；⑤保证职业病防治经费投入；⑥及时消除职业病事故隐患；⑦制定职业病事故应急救援预案；⑧及时报告职业病及职业病事故；⑨落实职业卫生监督的整改措施等。

第四章职业病诊断与职业病病人保障共19条，对职业病诊断与职业病病人保障等问题做出了明确的规定。职业病诊断应当由取得《医疗机构执业许可证》的医疗卫生机构承担。承担职业病诊断的医疗卫生机构不得拒绝劳动者进行职业病诊断的要求。职业病的诊断，应当综合分析职业史、职业病危害接触史、现场职业病危害调查与评价、临床表现以及辅助检查等资料，按照职业病诊断标准进行诊断。没有证据否定职业病危害因素与病人临床表现之间的必然联系的，应当诊断为职业病。用人单位和医疗卫生机构发现职业病病人或疑似职业病病人时，要及时向有关部门报告。对职业病诊断有异议的，当事人可向做出诊断的诊断机构所在地地方政府卫生行政部门申请鉴定。职业病诊断鉴定委员会由相关专业的专家组成，各省、自治区、直辖市人民政府卫生行政部门应当设立相关的专家库，需要对职业病争议进行诊断鉴定时，由当事人或者当事人委托有关卫生行政部门从专家库中以随机抽取的方式确定参加诊断鉴定委员会的专家。职业病诊断鉴定费用由用人单位承担。职业病诊断鉴定组成人员应遵守职业道德，不得私下与当事人接触，更不得以权谋私，与当事人有利害关系的应当回避。职业病病人依法享受国家规定的职业病待遇，如及时的职业病治疗、康复和定期检查；不适宜继续从事原工作的职业病病人，应当调离原岗位，并妥善安置；从事接触职业病危害作业的劳动者，应享受适当岗位津贴等。职业病病人的诊疗、康复费用，伤残以及丧失劳动能力的职业病病人的社会保障，除应按照国家有关工伤社会保险的规定执行外，当事人还可依照有关民事法律，有权向用人单位提出赔偿要求。职业病病人变动工作单位，其享有的职业病待遇不变。

第五章监督检查共7条。依照《中华人民共和国职业病防治法》总则第九条“国家实行职业卫生监督制度”的规定，本章明确了“县级以上人民政府职业卫生监督管理部门依照职业病防治法律、法规、国家职业卫生标准和卫生要求，依据职责划分，对职业病防治工作进行监督检查”。政府行政部门履行监督检查职责时，有权采取下列措施：①进入被检查单位和职业病危害现场，了解情况，调查取证；②查阅或者复制与违反职业病防治法律、法规行为有关的资料和采集样品；③责令违反职业病防治法律、法规的单位和个人停止违法行为。发生职业病危害事故或者有证据证明危害状态可能导致职业病危害事故发生时，卫生行政部门可以采取临时控制措施，在职业病危害事故或者危害状态得到有效控制后，应当及时解除控制措施。

采取的临时控制措施包括：①责令暂停导致职业病危害事故的作业；②封存造成职业病危害事故或者可能导致职业病危害事故发生的材料和设备；③组织控制职业病危害事故现场。本章还对卫生行政部门和职业卫生监督执法人员的资格认证以及依法执行职务作了明确的规定，如对不符合法定条件建设项目发给有关证明文件、资质证明文件或给予批准；发现用人单位存在职业病危害，并可能造成职业病危害事故，不及时采取控制措施；对已经取得有关证明文件的，不履行监督检查职责等都将承担相应的法律责任。

第六章法律责任共16条，明确了违反《中华人民共和国职业病防治法》行为应追究的法律责任。法律责任包括：①行政责任。包括对用人单位和职业卫生技术服务机构、职业病诊断机构及其主管或直接责任人的行政处罚和行政处分。行政处罚主要有：警告及责令限期改正；罚款，没收违法所得；提请有关政府责令其停建或关闭，责令停止生产职业病危害作业；取消职业卫生服务或职业病诊断资格；没收非法收受的财务等；②刑事责任，即对违反《中华人民共和国职业病防治法》造成严重后果，构成犯罪的，依法追究刑事责任；③民事责任，即职业病病人除依法享有工伤保险外，依照民法，有权向用人单位提出赔偿要求。

第七章附则规定了本法第二条规定的用人单位以外的单位参照本法执行的范围。

（二）《职业卫生监督协管服务技术规范》

根据2018年国务院机构改革方案，原国家安全生产监督管理总局负责的职业安全健康监督管理职责划入国家卫生健康委员会。为加强职业卫生监督体系建设，筑牢基层职业卫生监督协管网底，国家卫健委组织专家研究、制定、印发了《职业卫生监督协管服务技术规范》（以下简称《规范》），旨在围绕尘肺病等重点职业病，开展煤矿、非煤矿山、冶金、建材行业用人单位职业卫生监督协管工作，将职业卫生纳入监督协管服务内容，指导基层有效地开展职业卫生监督协管工作。

1．职责任务 职业卫生监督协管员主要职责任务是巡查辖区内煤矿、非煤矿山、冶金、建材等行业领域的用人单位职业卫生情况，及时报告发现的问题隐患，协助卫生监督执法人员开展职业卫生监督检查和查处违法行为。

2．工作内容和方式

（1）巡查：按照《中华人民共和国职业病防治法》要求，开展辖区内煤矿、非煤矿山、冶金、建材等行业领域的用人单位职业卫生巡查，辖区内没有上述行业领域的可根据辖区情况自定行业领域开展巡查。巡查主要内容如下。

1）职业病危害项目申报情况。

2）建设项目的职业病危害预评价报告、职业病防护设施设计、职业病危害控制效果评价报告完成情况。

3）工作场所职业病危害因素检测与评价情况。

4）劳动者职业健康监护档案情况。

5）工作场所异常情况（粉尘、噪声等）。

6）群众投诉举报情况。

上述前4项巡查方式为检查资料有无（非建设项目第2项可为合理缺项），其余项为发现线索。

（2）协查：协助卫生监督执法人员对辖区内职业病危害严重行业的用人单位职业病防治情况进行监督检查；协助卫生监督执法机构对违法行为进行查处。

（3）信息报告：协管员定期进行巡查，按照技术规范的要求填写相关工作表（表8-1和表8-2），发现问题隐患及时报告。

（4）完成卫生监督执法机构布置的其他工作。

表 8-1　职业卫生监督协管巡查个案信息表

用人单位名称			地址	
法定代表人			联系电话	

序号	巡查内容	有 / 无
1	职业病危害项目申报情况	
2	建设项目的职业病危害预评价报告、职业病防护设施设计、职业病危害控制效果评价报告完成情况	
3	工作场所职业病危害因素检测与评价情况	
4	劳动者职业健康监护档案情况	
5	工作场所异常情况	
6	群众投诉举报情况	

用人单位陪同人员签字：　　　　协管员签字：　　　　巡查时间：

年度

表 8-2　职业卫生监督协管巡查工作登记表

序号	巡查地点与内容	发现的主要问题	巡查日期	巡查人	备注

注：此表为协管巡查工作登记表，根据个案信息表汇总形成。备注栏填写发现问题后的处置方式（如报告卫生监督执法机构或协助查处违法行为等内容）。

3．主要工作指标

（1）职业病危害信息报告率计算：

职业病危害信息报告率 =（报告的事件或线索次数 / 发现的事件或线索次数）× 100%。

报告的事件或线索包括以下内容：辖区内用人单位的违法相关信息、工作场所异常情况等。

（2）开展巡查次数：每半年至少开展一次巡查工作，有条件的地区可根据实际情况增加巡查次数。

（3）记录及报告：开展巡查工作应当填写相关工作表，做到及时、真实、准确；需要报告的信息要及时上报。

4．工作要求　各地县（区）级卫生健康行政部门要加强职业卫生监督协管队伍建设，协管员配备数量与辖区内职责任务相匹配，有条件的地方可以采取乡聘村用的方式，将计生专干、村医等人员纳入协管队伍，实行网格化管理，同时加强指导、培训和考核评估，确保完成职业卫生监督协管工作任务。

承担职业卫生监督协管工作的人员，要按照法律法规和服务技术规范等要求，认真做好职业卫生监督协管相关工作表的填写及信息报送，重要情况立即报告。

（三）其他相关规定

为了加强职业卫生监督管理工作，强化用人单位职业病防治的主体责任，预防、控制职业病危害，保障劳动者健康和相关权益，同时进一步规范职业病危害项目申报工作，加强职业病危害项目的监督管理，根据《中华人民共和国职业病防治法》等法律、行政法规，制定了《工作场所职业卫生管理规定》（自 2021 年 2 月 1 日起施行）、《职业病危害项目申报办法》（自 2012 年 6 月 1 日起施行）。

第二节　矿山预防性职业卫生监督

预防性职业卫生监督是以职业卫生法规为依据，运用预防医学和相关学科技术，把用人单位新建、扩建、改建建设项目和技术改造、技术引进项目（统称建设项目）中可能产生的职业性有害因素，在项目设计、施工投产前进行卫生监督，从而预防职业性有害因素在项目正式投产后，造成生产作业场所的污染和劳动者的身心健康损害。

预防性职业卫生监督管理工作是落实职业病防治源头控制中最重要、最基本的工作。因此，《中华人民共和国职业病防治法》第十四条规定“用人单位应当依照法律、法规要求，严格遵守国家职业卫生标准，落实职业病预防措施，从源头上控制和消除职业病危害”。用人单位存在有职业病目录所列职业病危害项目的，应当及时、如实向所在地卫生行政部门申报危害项目，接受监督。新建、扩建、改建建设项目和技术改造、技术引进项目可能产生职业病危害的，建设单位在可行性论证阶段应当进行职业病危害预评价。卫生行政部门应当自收到职业病危害预评价报告之日起三十日内，做出审核决定并书面通知建设单位。未提交预评价报告或者预评价报告未经卫生行政部门审核同意的，有关部门不得批准该建设项目。国家安全生产监督管理总局专门颁布了《职业病危害项目申报办法》等，使预防性职业卫生监督有章可循。

在建设项目的前期预防性监督中，职业卫生监督管理部门重点要对建设项目的职业病防护设施的建设进行监督，监督内容包括：①审核职业病危害预评价报告；②对职业病危害严重的建设项目的防护设施设计进行审查；③监督建设单位对防护设施进行职业病危害控制的效果评价；④监督建设项目的防护设施与主体工程同时设计，同时施工，同时投入生产和使用情况。建设项目职业病危害分类管理办法由国务院安全生产监督管理部门制定。

职业病危害预评价报告应当对建设项目可能产生的职业病危害因素及其对工作场所和劳动者健康的影响做出评价，确定危害类别和职业病防护措施。建设项目的职业病防护设施所需费用应当纳入建设项目工程预算，并与主体工程同时设计，同时施工，同时投入生产和使用。职业病危害严重的建设项目的防护设施设计，应当经安全生产监督管理部门审查，符合国家职业卫生标准和卫生要求的，方可施工。建设项目在竣工验收前，建设单位应当进行职业病危害控制效果评价。建设项目竣工验收时，其职业病防护设施应符合国家职业卫生标准和卫生要求，方可投入正式生产和使用。职业病危害预评价、职业病危害控制效果评价由依法设立的取得资质的职业卫生技术服务机构进行。职业卫生技术服务机构所作评价应当客观、真实。国家对从事放射性、高毒、高危粉尘等作业实行特殊管理。具体管理办法由国务院制定。

一、职业病危害预评价报告内容

预评价报告应包括：职业病危害预评价的目的、依据；建设项目概况；对建设项目选址，可能产生的职业病危害因素及其对工作场所、劳动者健康的影响进行分析和评价；对拟采取的职业病危害防护设施进行技术分析及评价；依据建设项目是否存在严重职业病危害因素、工作场所可能存在的职业病危害因素浓度（强度）、接触人数、频度、时间和范围、防护设施及其控制效果以及发生职业病的危害程度的综合分析，评定职业病危害类别，并确定相应的职业病危害因素防护措施；评价报告结论。

二、评价与审查

1. 项目建设单位在可行性论证阶段应当向卫生行政部门提交职业病危害预评价报告。卫生行政部门应当自收到职业病危害预评价报告之日起三十日内，对报告进行审核，通过与否均需书面通知建设单位。在职业病危害预评价报告中，应当对建设项目可能产生的职业病危害因素及其对工作场所和劳动者健康的影响做出评价，并确定危害类别和职业病防护措施。对建设项目的职业病危害预评价，应由取得省级以上卫生行政部门资质认证的职业卫生技术服务机构进行。

2. 在预防性卫生监督的审查工作中，主要审查内容有：①建设项目的用途、生产性质、设计能力、使用的原材料、中间产品、产品、工艺流程、生产设备机械化或自动化程度等；②生产过程中可能产生的职业病危害因素的种类、部位、存在的形态、主要的理化性质和毒性及危害的范围和程度等；③建设项目选址；④有无根据生产特点和卫生级别、职工人数及构成，设置生活卫生设施；⑤有无与职业病危害防护相匹配的设施等；⑥用于职业病防护设施建设的经费预算以及在工程总投资中的比例；⑦其他与职业病危害因素防护相关的内容。

3. 建设项目在竣工验收前，项目建设单位应在建设项目全部工艺试生产正常状态下，请有资质的职业卫生技术服务机构对职业病危害控制效果进行评价。职业卫生技术服务机构应按法定程序派人到现场进行卫生学调查、职业病危害因素的测试，并做出客观、真实的评价。建设项目竣工验收时，项目建设单位的职业病防护设施经卫生行政部门验收合格后，方可投入正式生产和使用。

第三节　矿山经常性职业卫生监督

经常性职业卫生监督是政府行政部门依据职业卫生法律法规、卫生规章及相关卫生标准，运用现代预防医学和其他相关学科的技术，对用人单位预防控制职业病危害因素和对劳动者进行健康监护等情况所实施的监督检查行为。

按照卫监督发〔2005〕31号文件规定，作业场所职业病危害因素的经常性卫生监督主要由政府卫生行政部门负责；卫生行政部门经常性卫生监督主要内容侧重于劳动者的职业健康监护等。

政府相关行政部门应根据用人单位职业病危害程度，实行分级监督管理。对职业病危害轻（或一般）的用人单位，监督的方式可采取抽查办法；对职业病危害严重的，则必须实行定期监督，即按预先制定的计划对企业生产现场职业卫生防护设施、作业环境中的职业病危害因素、职工健康状况、个体防护情况、卫生制度执行情况、有害作业工种上岗前培训和上岗后教育情况等进行定期检查和抽样监测，通过监督督促其改善劳动条件。

依照《中华人民共和国职业病防治法》和有关法规及卫生规章，对用人单位开展的经常性职业卫生监督主要包括以下几方面内容。

一、用人单位应申报依法公布的职业病危害项目

用人单位有依法公布的职业病目录所列职业病的危害项目的，应当及时、如实向卫生行政部门申报。

二、用人单位应采取的职业病防治管理措施

1．设置或者指定职业卫生管理机构或者组织，配备专职或者兼职的职业卫生专业人员，负责本单位的职业病防治工作。

2．制定职业病防治计划和实施方案。

3．建立职业卫生管理制度

（1）职业病危害项目申报管理制度。

（2）职业病防治法律、法规、规章及其相关知识的培训制度（含负责人的培训）。

（3）职业卫生档案管理制度。

（4）有毒有害作业场所职业病防护设施定期检修和保养制度。

（5）个人防护用品的发放制度。

（6）有毒有害原材料的选购、运输、贮存、使用及销售管理制度。

（7）作业场所职业病危害因素的监测及定期检测制度。

（8）急性职业病危害事故的应急救援处理和职业病报告制度。

（9）职业病危害告知制度。

（10）未成年工和女工职业卫生保障制度。

（11）招工及劳动合同的管理制度（含职业病危害的合同告知等内容）。

（12）有害作业转移管理制度（以保证不将产生职业病危害的作业转移给不具备职业病防护措施的单位和个人）。

（13）其他须依法落实的职业病防治管理措施。

4．建立职业卫生档案、劳动者健康监护档案。

5．建立职业病危害事故应急救援预案（包括领导小组、相关部门、现场应急处置措施）。

三、职业健康检查

1．组织接触职业病危害作业的劳动者进行上岗前、在岗期间、离岗时和应急时的（如：发生职业中毒时）的职业健康检查，并将检查结果告知劳动者。

2．为劳动者建立职业健康档案，并按规定妥善保存。

3．上岗前健康检查：确定劳动者从事某种作业前的健康状况，是否适合即将从事该项有毒有害作业。

4．在岗期间健康检查：及时发现职业病有害因素对劳动者健康的早期影响，检查项目应根据劳动者所接触的职业病危害因素类别，按规定确定检查项目和周期。

5．离岗时健康检查：了解目前劳动者健康状况和变化是否与职业病危害因素有关，应结合在岗期间职业病危害因素类别进行检查，对未进行离岗前职业健康检查的劳动者不得解除或者中止与其订立的劳动合同。

6．用人单位在职业健康检查中发现与从事的职业相关的健康损害的劳动者，应依照调离人员名单调离原工作岗位，并妥善安置；资料中有调离的反馈信息，包括调离人员姓名、原工作岗位、调离后工作岗位。

7．对疑似职业病病人应当按规定向所在地卫生行政部门报告，并按照体检机构的要求安排其进行职业病诊断或者医学观察。

8．按要求对职业病病人进行治疗。

四、工作场所进行职业病危害因素检测

1．按规定对作业场所职业病危害因素进行检测，针对工艺流程中每个环节产生的职业病危害因素进行检测，查检测报告书和现场。

2．作业岗位应公示职业病危害因素检测结果。

五、现场监督检查

1．现场检查存在职业病危害因素的作业场所，是否配置有效的职业病防护设施、操作时是否开启、是否设维修保养记录。

2．重点对检测报告中的超标点所在岗位的职业病防护设施配置是否可行，个人防护用品配置是否合理，工人是否正确佩戴等进行检查，并提出相应治理措施。

3．对可能发生急性损伤的有毒、有害工作场所，检查其是否设立报警装置、现场急救用品、冲洗设施、应急撤离通道和必要的泄险区。

4．在醒目位置设置公告栏，公布有关职业病防治的规章制度、操作规程、职业病危害事故应急救援措施和工作场所职业病危害因素检测结果。对产生严重职业病危害的作业岗位，应当在其醒目位置，设置警示标识和中文警示说明。

5．根据体检机构列出的调离人员姓名，在其相应工作岗位核实是否按要求进行调离。

6．针对前一次监督意见书提出的对职业病防护措施的整改意见进行监督（包括整改方案中防护措施的配置、制度的完善、工人个人防护用品的配置和佩戴等是否落实）。

7．在监督过程中注意做好个人防护。

第四节　矿山职业健康管理

我国矿山企业由于生产力发展水平不均衡，矿山企业点多面广，安全生产基础工作薄弱、从业人员受教育程度较低等原因，目前，矿山事故总量仍居高位，重、特大事故多发状况没有得到根本的解决，矿山安全生产形势依然严峻。矿山企业的生产过程，风险程度高，且后果严重，矿山开采尤其是井下开采，具有作业场所分散、空间狭窄、光线黑暗、空气不足、温度高、湿度大、矿尘多、工作地点移动频繁、多工种交叉作业、管理复杂等特点，矿工们暴露在其他职业所不会面对的许多灾害之下，并且随时可能受到矿压、瓦斯、煤尘、水、火等多种灾害的威胁。因此，在矿山企业建立适合自身特点的职业健康管理系统十分必要。

职业健康安全管理体系（Occupational Health and Safety Management Systems，OSHM）是指运

用现代安全管理原理、方法和手段，分析和研究各种不安全因素，从技术上、管理上采取有力的措施，解决和消除各种危害职业健康的因素，对生产中一切人、物、环境的状态加以管理和控制，防止职业伤害的发生。职业健康管理就是对生产系统中的人、物（设备）、环境、信息四个因素进行的管理（图 8-1）。这一系统充分说明了人的一切生产活动必须放置在整个完整的社会环境中才能得以实现，人与其他三个因素要相互作用才能实现生产、生存及健康的需要。职业健康管理既是一种以生命与健康安全为目的的个人活动，也是实现保障经济生产和社会发展的社会活动。

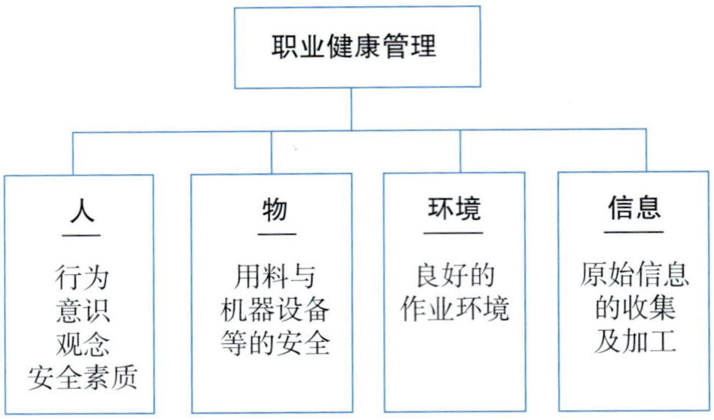

图 8-1 职业健康安全系统

职业健康安全管理体系最早是由国际标准化组织（ISO）第 207 技术委员会（TC207，环境管理技术委员会）于 1994 年 5 月在澳大利亚全会上提出的。随后，ISO 开始进行有关职业健康安全管理体系的研究与讨论。世界各发达工业国家认识到了推行职业健康安全管理体系的重要性，并积极制定本国的职业健康安全管理体系标准。职业健康安全管理体系标准对于加强企业的职业健康安全管理，减少生产事故和劳动疾病，发挥了重要的作用。

一、建立文件化的矿山职业健康安全管理体系

职业安全健康管理体系是指为建立职业健康安全方针和目标以及实现这些目标所制定的一系列相互联系或相互作用的要素。它是职业健康安全管理活动的一种方式，包括影响职业健康安全绩效的重点活动与职责以及绩效测量的方法。职业健康安全管理体系的运行模式可以追溯到一系列的系统思想，其中最主要的是 Edward Deming 的 PDCA（即策划、实施、评价、改进）概念。在此概念的基础上，结合职业健康安全管理活动的特点，提出了职业健康安全管理体系运行模式，其核心都是为生产经营单位建立一个动态循环的管理过程，以持续改进的思想指导生产经营单位系统地实现其既定的目标。

社会发展所需要的职业安全健康管理体系应具备以下特点：有明确规定的职业安全健康方针并能有效运行；能够保持和不断地改进；能够形成文件并能提供客观证据；符合职业安全健康管理体系规范。

矿山企业应编制与企业职业安全健康管理体系相适应的职业安全健康管理体系文件。职业安全健康管理体系文件是进行职业安全健康管理、评价企业职业安全健康保证能力的重要依据之一，它使企业的各项职业安全健康活动有法可依、有章可循。职业安全健康管理体系应对所有职业安全健康管理体系文件的标识、分发、收集和保存做出适当的规定，体系文件应在总体上满足职业安全健

康管理体系规范的要求，在具体内容上应反映企业的特点，要有利于企业所有员工的理解和贯彻。

二、矿山职业安全健康管理体系的结构及职责

矿山企业必须建立一个完善的职业安全健康管理体系结构，此结构由职责和权限、企业结构、资源和人员、工作程序和技术状态管理等部分组成。

1．职业安全健康管理职责和权限是职业安全健康管理体系的重要组成部分，它以落实各级职能部门和各类人员的职业安全健康职能为中心任务。首先要明确与职业安全健康有直接或间接影响的活动，形成文件并采取以下措施：①明确规定一般的和具体的职业安全健康职责；②明确规定负责职业安全健康的每一项活动人的职责和权限，以便按期望和效率达到规定的职业安全健康目标。

明确职责和权限的准则是：①可操作性；②可检查性；③可证实性。应规定不同活动之间的接口和协调措施，组建一个结构合理且有效的职业安全健康管理体系的工作重点是，辨识和评价潜在的或实际的危害，并采取预防或纠正措施。

2．必须有一个与职业安全健康管理体系运行相适应的组织结构，并明确规定：①组织结构中各机构的有关职业安全健康职能；②各机构的权限关系，以利于职业安全健康职能的划分；③联系方法，以有利于调动和发挥企业内各部门和全体员工的积极性，统一步伐，提高运行效率。

3．制定并完善各项工作的文件化程序，使职业安全健康管理体系能对所有的影响职业安全健康的活动进行适宜而连续的控制，并能采取预防和纠正措施。各项活动的文件化程序应相互协调，并对影响职业安全健康各项活动的目标和实施做出规定。

4．企业管理者应明确要求并提供充分且适宜的资源，应确保各类人员的能力，应就人员必须具备的资格、经历和培训要求做出规定，确保资源与技能的规划和进度安排与企业的总目标一致。

三、职业安全健康管理体系审核与管理评审的作用

职业安全健康管理体系审核与管理评审是一种有效的管理手段，它可以确定职业安全健康管理体系各要素是否有效实施并与规定的目标是否相适应，提供减少、消除和预防各类不符合所需的客观证据，使体系不断改善，以适应不断变化的客观条件，从而实现职业安全健康管理体系的持续改进。

四、矿山职业健康管理机构

职业安全卫生管理体系的组织机构是整个管理体系的硬件保障。最高管理者即组织的行政第一把手，管理者代表是经最高管理者任命的、在企业主管生产的副职（在一些外资或合资企业则是企业的董事或执委会成员），而 OHS（Occupational Health Surveillance）推进部门在企业的设置所采用的方式大体有 3 种，一种是以原有的安全管理机构为基础，设置职业安全卫生管理体系的推进机构；二是由企业的管理体系综合管理机构进行管理；三是单独成立职业安全卫生体系管理机构，这个机构是松散型的，在体系建立之后要向专门的机构进行移交。无论设立哪种形式，在建立职业安全卫生管理体系的初期设立起比较完善的 OHS 组织机构是非常必要的。

新中国成立以来，我国职业卫生监管职能发生了四次重大变化。

第一阶段：自新中国成立到 1998 年，职业卫生监管主要由劳动部门、卫生部门及各产业部门

负责。

第二阶段：1998 年，政府机构改革，职业卫生监督监察职能由卫生部承担。

第三阶段：2003 年，中央机构编制委员会办公室下发了《关于国家安全生产监督管理局（国家煤矿安全监察局）主要职责内设机构和人员编制调整意见的通知》，对职业卫生监督管理的职责进行了调整，将卫生部承担的作业场所职业卫生监督检查职责划归到国家安全生产监督管理局，2005 年又明确将此项职能划归国家安全生产监督管理总局，其中煤矿企业作业场职业卫生监督监察由国家煤矿安全监察局负责。

第四阶段：根据第十三届全国人民代表大会第一次会议批准的《国务院机构改革方案》，组建国家卫生健康委员会，不再保留国家卫生和计划生育委员会。将原国家安全生产监督管理总局的职业安全健康监管职责整合到国家卫生健康委员会，国家卫生健康委员会新增职业健康司，其主要职责是拟订职业卫生、放射卫生相关政策、标准并组织实施；开展重点职业病监测、专项调查、职业健康风险评估和职业人群健康管理工作；协调开展职业病防治工作。2018 年 12 月，《中华人民共和国职业病防治法》第四次修订，删除了安全生产监督管理部门的监管职责。文件中的“职业卫生”名称基本消失，大多改称“职业健康”。原国家安全生产监督管理局升格为应急管理部，为国务院组成单位。

五、矿山职业健康管理职能

（一）各级卫生健康委员会职业健康监督检查职能

1．负责制定作业场所职业卫生监督监察、职业病危害事故调查和有关违法、违规行为处罚的法规、标准，并监督实施。

2．负责作业场所职业卫生的监督监察，依照《使用有毒物品作业场所劳动保护条例》发放职业卫生安全许可证；负责职业病危害申报，依法监督生产经营单位贯彻执行国家有关职业卫生法律、法规、规定和标准情况。

3．组织查处职业病危害事故和有关违法、违规行为。

4．组织指导、监督监察生产经营单位职业安全培训工作。

（二）矿山企业职业健康监督检查职能

职业健康监督工作在领导小组的统一领导下，由相关部门相互协作，分工负责。各部门主要管理职责如下。

1．领导小组办公室 ①主要负责对各单位职业卫生工作的指导和协调，参与职业卫生检查、监督和考核；②具体负责组织召开职业卫生会议，对职业卫生工作进行定期检查、考核与奖励及相关制度的制定与实施，并定期上报有关资料；③负责制定和完善职业卫生与健康管理责任制度、管理办公会议制度、目标管理制度、管理考核奖罚制度。

2．监督站 ①主要负责监督检查职业卫生、安全健康相关法律、法规的执行情况；②负责职业病危害事故隐患排查、职业病危害事故应急救援及对职业卫生危害事故和有关违法、违规行为的查处；③做好作业场所职业病危害因素、有毒有害等因素的监测评价和资料的档案建立；④负责制定及完善职业病危害事故隐患排查制度、职业病危害事故应急救援制度、职业病危害监督检查制度；⑤参与对职业卫生工作进行定期检查、考核、奖罚和相关制度的实施。

3．人力资源科 ①负责组织对煤矿作业场所接尘作业人员、有毒有害场所从业人员进行上岗前、在岗期间的教育培训工作，职业病危害个人防护用品发放和使用管理；②依据健康监护的资料和劳动者的申请履行职业病的诊断与认定工作中的相关职责。对被诊断为职业病的人员进行劳动能力鉴定和岗位调换。及时向地方政府劳动保障部门提出职业病待遇的认定；③对劳动者上岗前、更换岗位时履行职业病危害告知义务，制定职业卫生培训计划，并建立相关培训档案；④参与职业病危害事故和有关违法、违规行为的查处；参与职业病危害监测设备、防护设施、个人（劳动者）防护用品的使用管理；⑤建立职业卫生健康监护档案；⑥负责制定职业卫生、健康教育培训制度。

4．生产、技术、通防科 ①负责井下粉尘浓度的测试、建立观测点、定期监测；②对主要生产工艺流程的产尘点进行监控，并制定降尘措施；③把职业卫生工作纳入标准化检查和职业安全健康管理体系管理。

5．企管科 ①负责《建设项目职业病防治设施“三同时”监督管理办法》的实施。严格执行建设项目职业卫生防护设施“三同时”的规定，新建、扩建、改建项目和技术改造、技术引进项目涉及作业场所职业病危害防护设施的，应当与主体工程同时设计、同时施工、同时投入使用；②严格执行职业卫生与健康投资计划，保证新增或更新的职业病危害防治系统、设施设备的添置，需要投入的具体项目做到轻重缓急、合理安排；③负责制定及完善职业卫生与健康的投资计划、职业卫生与健康工作标准化检查标准和建设项目职业病危害防治设施“三同时”管理制度。

6．供应科 ①主要负责职业卫生投入保障，保证新增或更新的职业病危害防治系统、设施设备的添置；②消除职业病危害事故隐患，改善作业场所劳动条件等计划的实施。根据每年度提出的职业病危害防治措施计划、需要投入的具体项目分轻重缓急做到合理安排。

7．财务审计部门 ①负责建立稳定的职业卫生投入资金渠道，对公司提出的职业卫生投入项目积极落实资金，确保职业卫生资金投入及时到位，做到职业卫生投入实行专款专用；②负责制定职业卫生与健康的资金管理制度。

8．工会 ①负责在职业病危害作业场所设置醒目的职业卫生、职业病危害告知公告；②参与职业病危害事故和有关违法、违规行为的查处；③参与职业卫生工作的考核奖罚；④依法组织员工代表对职业卫生工作进行督查；⑤及时纠正侵犯员工享有职业卫生保障的行为；⑥对职业卫生工作提出建议和改进意见；⑦对员工（劳动者）反映的职业卫生问题积极与行政领导沟通和协调，以维护员工的合法权利和企业的发展；⑧负责制定职业病危害作业场所的职业卫生告知制度。

9．医院 ①负责职业病危害事故、职业病统计资料和汇总报告、职业病危害事故应急救援、职业病管理（包括职业病病人的治疗管理）、职业卫生健康监护、职业病危害事故应急医疗救护工作；②依据职业卫生健康监护资料、作业场所职业病危害因素等监测资料的结果，及时提出职业卫生工作意见或改进建议，提交领导小组办公室；③做好职业卫生健康监护、职业病诊断前的准备工作；建立接触职业病危害因素的员工健康监护档案；④做好职业病危害事故、职业病统计资料的汇总报告。依法向上级疾病控制、卫生监督部门如实申报职业病危害项目、职业病危害事故；⑤负责制定：职业病危害事故医疗救援制度（预案）、职业病危害监督检查制度、职业病病人住院管理制度、职业病危害及职业病统计报告制度。

要正确处理好安全生产与职业卫生工作的关系，充分认识职业卫生工作的重要性，增强责任感和紧迫感，切实做好职业卫生工作。要把职业卫生工作纳入标准化检查和职业安全健康管理体系管理，控制作业场所职业病危害，努力降低、减少各种职业病的发病率和死亡率，确保安全生产和广大员工的职业健康。

要根据本单位部门的职责要求，正确履行本部门的工作职责，建立健全职业卫生工作管理制度，相互协作，主动配合，落实专兼人员，确保职业卫生工作的正常开展。

六、矿山职业健康管理制度

为更好地贯彻实施《中华人民共和国职业病防治法》等法律法规，加强职业卫生管理，有效控制和消除职业病危害，预防职业病的发生，保护职业人群的合法权益，提高劳动生产率，结合矿山实际，制定职业健康管理制度。

（一）职业卫生责任制

1．企业法人职业健康责任制 企业法人是职业健康的第一责任人，对公司职业健康工作负总体责任；贯彻落实“预防为主，防治结合”的职业健康方针和国家《中华人民共和国职业病防治法》及有关职业健康的法律法规、规范，督促落实职业健康的决议；建立健全职业健康的保证体系，保证公司职业健康投入和有效实施；组织领导重大职业健康事故应急救援和现场处置；及时、如实向有关部门报告职业病危害事故。

2．总经理职业健康责任制 负责贯彻执行职业健康决策，对本公司的职业健康管理工作负全面责任；认真贯彻执行国家有关职业健康、职业安全等法律、法规，在生产经营活动中以保障职业健康为前提；负责健全公司管理机构，建立健全并督促落实各级职业健康责任制；负责监督职业健康分管负责人分管范围内的职业健康工作；公司做出决策时，优先考虑职业安全健康，并从人力、物力、财力给予保障。保证职业健康资金的投入和有效使用。

3．分管负责人职业健康责任制 负责建立健全、实施和定期评审职业健康管理体系，定期向最高管理层报告职业健康管理体系绩效，组织并推动全体劳动者参加职业健康管理活动，对职业健康工作负直接领导责任；贯彻实施国家有关职业健康法律、法规；领导和支持职业健康管理部门开展职业健康监督检查工作和职业健康管理活动，督促、检查本公司职业健康技术措施及职业健康技术措施费用使用计划执行情况；领导职业健康检查工作和职业健康管理活动，组织建立健全职业健康责任制、职业健康管理制度、职业健康操作规程和职业健康应急救援预案并监督落实，定期组织召开公司职业健康工作会议，及时研究和解决职业健康相关问题；主持职业病危害事故的调查分析，提出处理意见和改进措施，并督促实施；组织职业健康事故应急救援和现场处置。

4．职业健康管理机构职业健康责任制 负责贯彻落实国家有关职业健康法律、法规、标准、规定；负责制定、修订公司职业健康规章制度、操作规程、应急预案，并监督检查落实情况；负责制定公司职业健康年度工作计划，组织年度职业健康检查、职业健康各项活动的开展；负责组织公司职业健康工作会议，布置、总结职业健康工作；负责对车间职业健康工作的绩效考核；负责组织对作业人员进行上岗前和在岗期间的职业健康培训，建立职业健康监护档案，组织三岗体检；建立职业病危害防治档案，负责职业病危害申报、检测、评价和日常监测并将材料完整归档保存；负责个体防护用品按时发放并确保符合国家标准；组织防护设备、设施、防护用品的监督检查；负责应急预案的培训、演练，应急救援设备检查；负责对职业病危害事故隐患的监督治理；负责组织事故调查处理，参与事故抢险救援工作。

5．生产技术部门职业健康责任制 贯彻落实国家职业健康法律、法规、方针政策和技术标准，在职责范围内监督各部门落实；在组织实施技术改进、工艺改进、采用新原料的同时，应同时采用符合国家职业健康标准要求的防护措施；组织编制工艺规程，并符合职业健康的要求，对工艺职业健康负责；参加公司组织的职业健康监督检查，掌握公司职业健康动态；负责组织因工艺造成的职业病危害事故的调查处理工作；负责组织事故调查处理，参与事故抢险救援工作。

6．供销部门职业健康责任制 贯彻落实国家职业健康法律、法规、方针政策和相关标准，在职责范围内监督相关部门落实；在采购和销售有毒物品原材料和产品时，负责检查有毒物品包装上的警示标示和中文警示说明；对购入和销售的有毒物质的入库、储存、发放符合有毒物质职业健康管理规定，健全物资管理手续。

7．设备管理部门职业健康责任制　负责组织对公司设备（生产设备、动力设备、特种设备等）职业病危害防护设施、应急救援设施、职业健康防护设备及建构筑物的监督检查，对发现的隐患督促整改，确保设备设施有效运行；负责组织特种设备的年检和特种设备作业人员的安全技术培训、考核、取证和复审工作；负责组织因设备造成的职业病危害事故的调查、处理、统计上报工作；参加公司组织的职业健康监督检查，掌握职业健康动态；参加职业病危害事故的应急处置和调查处理工作。

8．健康管理人员职业健康责任制　在部门领导下，负责公司职业健康管理工作，督促检查和落实公司职业管理制度、规程、标准；负责制定、修订职业健康管理制度，参与职业健康应急预案的编制；负责对新职工（包括各种用工形式的新职工）进行公司级职业健康教育和日常教育；组织三岗体检，将体检档案及时归档保管；负责职业病危害防治档案登记；参与组织公司职业健康活动，定期组织应急救援预案演练和培训；参与职业病危害项目的申报，做好职业病危害检测计划并与资质单位联系做好检测工作；每天进行现场检查，及时发现隐患，督促整改。参与对职业病危害治理情况提出改进意见和建议；做好防护设施、设备的检查；参与职业病危害事故的调查和处理，做好职业病危害事故分析和上报工作；做好职业健康工作计划和总结，负责职业病危害防治档案的组建和完善工作。

9．车间主任职业健康责任制　贯彻落实国家和公司有关职业健康的法律法规、标准、规范、制度，对车间职业健康工作负全面责任；组织制定车间职业健康规定、岗位操作规程、车间应急预案；组织召开车间职业健康领导小组会议，研究解决职业健康问题；督促对车间员工进行经常性的职业健康培训，对有毒有害人员进行定期体检；组织职业健康检查，保证防护设施、设备处于完好状态；落实职业健康防护用品管理制度，组织防护用品检查和使用培训；负责车间有毒有害作业现场施工职业病危害检查，落实专人负责施工现场的职业病危害及相关管理；组织车间职业健康活动、总结职业健康工作；负责对车间发生的职业病危害事故及时报告、保护现场，参与事故调查。

10．班组长职业健康责任制　执行公司、车间职业健康规章制度和职业健康操作规程，对本组职业健康工作负责；负责对新职工进行三级职业健康培训和日常职业健康培训；组织召开班组职业健康活动，参与岗位职业健康操作规程的制定；每日对现场职业病危害设施、设备检查，及时发现隐患，督促隐患整改，班组解决不了的要采取临时措施并及时上报；检查、指导员工防护用品、职业健康装置的正确使用；发生职业病危害事故后，及时了解情况，按程序组织救援、保护好现场，向领导汇报，协助和配合上级有关部门对事故进行调查、分析。

11．作业人员职业健康责任制　严格遵守公司、车间职业健康制度；严格按岗位操作规程进行操作，不违章操作，并制止他人违章作业，有权拒绝违章指挥，险情严重时，有权停止作业，采取紧急防范措施；上岗前必须按规定穿戴好个人防护用品，会正确使用防护设备、设施、应急设施、个体防护用品；每天做好本岗位的职业病危害的检查，发现问题及时处理，岗位不能整改的及时向领导汇报，并采取措施；参加班组职业健康活动，积极提出职业健康的合理化建议；发生事故如实反映情况，参加班组职业病危害事故调查、分析。

（二）职业卫生投入保障制度

1．每年新增或更新的职业病危害防治系统，列入的矿山生产安全费用，实行专户存储、专款专用、年度结余资金允许结转下年度使用。主要包括在以下项目内：①矿井主要通风设备的更新改造支出；②完善和改造矿井瓦斯监测系统与抽放系统支出；③完善和改造矿井综合防治煤与瓦斯突出支出；④完善和改造矿井防灭火支出；⑤完善和改造矿井防治水支出；⑥完善和改造矿井综合防尘系统支出。

2．为消除职业病危害事故隐患，必须加大在“一通三防”方面的投入，主要在通风设备、瓦斯监测、矿井防治水、矿井防灭火及综合防尘方面的支出。

3．计划下达后，资产类由供应公司集中负责采购，费用类、工程方面主要由企管部门负责。每年度下达的计划、具体项目，分轻重缓急做到合理安排。

（三）职业卫生教育培训制度

1．职业卫生教育培训是安全教育培训系统工程，同时是一项技术性很强的工作，必须纳入企业安全培训计划，建立健全培训教育长效机制。

2．坚持办班授课与开展讲座相结合，把预防措施、保健知识、操作技能、创新工艺、现场管理、岗位责任、制度纪律、安全文化作为讲座内容，集知识性、趣味性、科学性为一体，每年不得少于 2 次。

3．培训内容：包括职业卫生及职业病危害防治知识；相关的现行法律法规；本岗位安全责任制、岗位责任制、职业卫生和安全文化知识、急救互救知识；有关事故案例及事故应急处理等各项内容。

4．职业卫生培训对象：企业新工人、转岗工人、安全管理人员、安全监管人员、特殊作业人员，从事井下现场施工接触粉尘、有害气体及与危害人身健康的场所接触的工作人员。

5．教育培训形式：利用办班、讲座、班前班后会、自学与集中辅导进行讲授，同时利用信息网络、黑板报、广播电视广泛宣传职业卫生知识和相关法律法规，积极开展职业卫生知识竞赛活动，在员工中开展职业卫生调查问卷，采取多层次、多形式的教育培训方法进行教育培训，使职业卫生、职业病危害防治知识及有关法律法规深入人心，成为员工遵章守纪、自保互保的自觉行动。

（四）建设项目职业病防护设施“三同时”管理制度

1．新建、扩建、改建建设项目和技术改造、技术引进项目（以下统称建设项目）可能产生职业病危害的，建设单位在可行性论证阶段应当进行职业病危害预评价。

2．企管科是建设项目职业病危害控制主管部门，负责组织建设项目“三同时”各项管理工作。

3．安全监察站是职业卫生管理职能部门，负责对建设项目职业病危害进行监督和检查。

4．各施工生产单位负责职业病防治措施的实施，对职业病防治设备进行经常检查、维护和定期检测，保持正常运转，并按规定发给员工符合质量要求的个人卫生防护用品。

5．劳动者在生产劳动过程中，应严格遵守职业病防治管理制度和职业安全卫生操作规程，并享有获得职业病预防、保健、治疗和康复的权利。

6．建设项目职业病危害预评价、职业病危害控制效果评价，应当由依法取得资质的职业卫生技术服务机构承担。

7．矿山所属施工生产单位应对劳动者进行上岗前和经常性的职业安全卫生和职业病防治宣传教育和培训。

8．矿山企业应按国家有关规定，组织对从事有害作业的人员进行上岗前和每年一次的职业健康检查，并及时将检查结果告知劳动者本人，对从事有害作业的合同制工人、农民合同工应当在解除合同前进行职业病健康检查。

9．不得安排有职业禁忌的员工从事与禁忌相关的有害作业。

10．严格管理有毒物品、放射源或其他对人体有害的化学物品，并在醒目位置设置安全标志。

11．施工生产单位必须采取综合的防治措施，在控制施工噪音、扬尘及建筑垃圾等方面采用先进技术、先进工艺、先进设备和无毒材料，控制、消除职业病危害。

（五）职业病危害事故隐患排查制度

按照“企业负责、国家监督”的原则，对职业病危害事故隐患进行排查。

1．矿长对事故隐患排查全面负责；矿分管副矿长、总工程师对矿长负责，负责组织分管范围的事故隐患排查；各业务部门实施本责任范围的事故隐患排查。事故隐患排查每月进行 1 次，汇总到安监站，月底将事故隐患治理情况反馈到安监站，并记录在隐患排查表内。

2．矿井职业病危害事故隐患系指在矿山生产现场、技术管理、装备设施上所存在的可能导致事故的隐患。

（1）事故隐患按严重程度、解决难易分为 A、B、C 三级。A 级：难度大，矿区解决不了，必须由公司解决的隐患。B 级：难度较大，区队解决不了，必须由矿区解决的隐患。C 级：区队、业务部门职责范围可以解决的隐患。

（2）事故隐患按种类分：通风、瓦斯、煤尘、火灾、顶板、机电、运输、放炮、水害以及粉尘、有毒有害气体、放射性物质、噪声、高温等。

3．负责人在日常检查的基础上，每月必须组织 1 次矿井事故隐患等级的确定。按级别和类别逐级上报。事故隐患在未整改完成前，必须每次都报，直到隐患整改完成。

4．事故隐患的整改要贯彻“分级负责，责任落实”的原则。矿长全面负责，分管副矿长、总工程师组织各业务部门进行事故隐患的整改，做到项目落实、措施落实、资金落实、时间落实、责任落实。治理标准达到规程规定和有关标准要求。

5．安全监察部门负责事故隐患的综合管理，监督检查事故隐患的整改，负责事故隐患的统计和报告。

6．事故隐患排查必须坚持不安全不生产的原则。对于存在事故隐患的作业场所，必须制定切实可行的防范措施，无相应措施的不准生产。

7．因事故隐患整改不落实，导致事故发生，应在事故隐患排查责任内确认事故责任者。

（六）职业病危害事故应急救援制度

是根据“安全第一，预防为主”的安全生产方针，为防止职业病危害事故的发生，并在事故发生时，能有效地防止事故扩大并迅速抢救受灾遇险人员、控制矿井潜在的事故隐患可能造成的影响而制定的。本制度适用于矿井潜在事故和紧急情况的处理。

1．事故汇报

（1）生产现场发生事故后，负伤者或事故现场有关人员，应当立即向矿调度室汇报，矿调度室接报后应及时向矿值班领导和矿长汇报。并通知安监、生产和医疗等部门。

（2）接到重伤以上和一级非伤亡事故报告后，在 2 h 内，矿调度室必须向公司调度室汇报，安监站必须向公司安监部汇报。

（3）事故报告内容包括发生事故的单位、时间、地点、类别、伤害程度、损坏程度以及事故简要经过，初步原因或直接原因的判断等。

（4）事故报告要真实准确，不得弄虚作假。对于隐瞒不报、谎报、故意延迟不报和故意破坏事故现场的，一经查清，除责成补报外，将追究有关人员的责任。

（5）凡工作范围内的人身伤害，无论是否构成工伤级别，均应立即报告调度室和安监站，并在 24 h 内到安监站登记。超过期限的按照故意迟报、瞒报处理。

2．应急救援

（1）井下发生紧急情况时，发现人应当立即向矿调度室汇报事故发生地点、性质及遇险人员情况。矿调度室值班人员接到电话后，立即向值班矿长汇报，并根据灾害情况实施抢救措施或启动相应的灾害预防和处理计划。

（2）在发生重大灾害事故后，必须立即成立救灾指挥部，救灾指挥部设在调度室，矿长任总指挥；处理事故时，应在灾区附近选择安全地点设立基地，基地指挥由指挥部选派具有救护知识的人员担任；基地设有通往指挥部和灾区的电话，并有必要的救护装备及器材。

（3）各职能部门和区队主要负责人要在指挥部的领导下，组织好本部门人员积极参加救灾工作。

（4）应急救援的指导原则和措施

1）任何地点发现火灾、透水、沼气或煤尘爆炸、冒顶、提升运输等事故时，都必须及时汇报调度室和通知附近工作人员撤至安全地点。

2）矿调度室值班人员迅速通知和引导灾区及受威胁人员按避灾路线撤出，并清点人数，同时通知下列有关单位和领导：矿救护队、矿医院、矿长、总工程师、党委书记、各分管副矿长、副总工程师、公司调度室、安监站、人力资源科、矿灯房、通防科（工区）、生产科、技术科、机电科、运输工区、保卫科、供应科、工会等有关人员及单位，采取防治事故的措施。

3）对火灾、沼气或煤尘爆炸事故，员工自救除正确使用自救器外，还应根据现场具体情况，充分利用峒室或独头巷道作为避难场所，创造自救条件；避灾时，应在避难所前留有衣物、矿灯等明显标志，以便抢救时发现，要保持冷静，避免不必要的体力消耗，借以延长时间待救，并可间断地敲击铁器、岩石等发出呼救信号。对小范围的片帮、冒顶、运输伤人事故，应立即采取措施自救和互救，最大限度控制伤情。

4）发生各种大灾害事故的针对性处理措施基本要求如下。

发生火灾时：①应设法查明火灾性质、地点和范围；②发现火灾，应切断灾区电源，尽量采取措施直接灭火。电器设备着火，应设法切断灾区电源，然后迅速将其扑灭在初始状态，防止灾情扩大。若火势较大或老空区煤层自燃无法直接灭火时，应采取隔绝灭火法封闭火区，并采取措施防止瓦斯爆炸；③根据已控制的火区地点和范围，确定井下通风制度，其中在井口、井底车场范围内，可考虑反风或使用风流短路等措施；在井下其他地点一般要保持事故前的风流方向；在进风的下山巷道，必须有防止由火灾造成风流倒转的措施；有沼气涌出的采掘工作面要正常通风，必要时可考虑调节风量；④无论是采用正常通风或增减风量、反风、风流短路、隔绝风流以及停止主扇等都必须有利于防止灾害扩大、抑制火势，不危及井下人员的安全，不使瓦斯积聚、煤尘飞扬，防止爆炸发生；⑤封闭火区时，必须在保证安全情况下，尽量缩小火区范围，建立临时或永久密闭墙，如有瓦斯爆炸危险时，应先用沙土设置防爆墙（厚度不小于 5 m），然后封闭进风侧、建立永久密闭墙；待火区气体没有爆炸危险时，再密闭回风侧。

矿井主要大巷及采区皮带发生火灾时处理的基本原则是：①若主要进风巷道，则可以优先考虑全矿井性反风的方法，其次再考虑风流短路法；②若火灾发生于进风巷，火源之后有与回风巷通道时，则应用短路法，直接将烟雾排到回风道，同时采取调压法控风；③若火灾发生于进风、且为下行通风巷道，如果发火点有通回风巷通道，则可以采用上风侧短路法；否则应控制火风压，则可以采用下风侧短路法；④若火灾发生于进风、且为上行通风巷道，则可以采用下风侧短路法与控制火风压相结合的方法控制风流；⑤若火灾发生于回风、且为平巷或上行通风巷道，则一方面防止其下风侧与进风相连的旁侧分支风流逆转而使烟流流入进风流中，另一方面采取措施控制火风压；⑥若火灾发生于回风巷，应尽可能将其回风流中的所有障碍物都清除，以保证畅通的排烟路线。

矿井发生瓦斯、煤尘爆炸时：①除全力以赴抢救遇难人员外，同时应切断电源，组织救护队探明事故的地点和范围，发现火源立即扑灭，防止二次爆炸；②对充满沼气的巷道要引入回风道排出，受灾范围内及排放瓦斯路线区段采取停电和撤人措施；③处理事故时严禁使用灾区的电话和电气设备；④处于回风侧人员，应佩戴好自救器，尽快撤到新鲜风流中。

矿井发生透水、溃砂（浆）事故时：①要撤出灾区和下方受威胁的作业人员；②针对具体情况进行堵截（阻），防止二次透水事故。

发生冒顶事故时：①积极恢复冒顶区域的正常通风，如一时不能恢复，可利用管路向被埋人员输送新鲜空气；②处理时必须坚持由外向里，先易后难，并加强支护，防止二次冒顶，必要时掘巷救人。

（5）救护组织和有关人员：成立以矿长、总工程师为首的救护指挥部。

1）有关人员职责如下：①矿长和总工程师：是处理灾害事故的全权指挥者，矿长任总指挥，总工程师任副总指挥，公司经理、公司总工程师和（公司）矿山救护队队长协助矿长，井下基地指挥由指挥部派出具有救护知识的人员担任，制定营救遇难人员和处理事故的作战计划；②各副矿长：根据营救遇险人员和处理事故作战计划，负责组织处理事故所必需的人员待命，保证调集救灾必需的设备器材和严格控制入井人员，签发抢救事故专用的特别许可证；③矿副总工程师：根据指挥部命令，负责指挥某一方面的救灾工作；④矿山救护队队长：是指挥部成员，领导矿山救护队和辅助救护队，根据营救遇难人员和处理作战计划所规定的任务，完成对灾区遇难人员的营救和事故处理；⑤矿党委书记：在救灾和事故处理过程中，组织党委部门，做好员工稳定思想和事故善后处理工作；⑥矿安监站站长：根据批准的事故灾害应急救援预案和处理事故作战计划对抢救工作和入井人员的控制实行有效的监督工作；⑦通防科（区长）长：根据指挥部的命令，负责改变矿井通风制度，监测主扇的工作状况和组织完成必要的通风工程，并执行与通风有关的其他措施；⑧矿调度室主任：负责迅速召集人员，根据救灾指挥部命令组织协调抢险救灾工作；⑨生产、技术（副）科长：根据指挥部命令，负责提供灾区及救护所需要的生产技术资料，并执行生产技术方面有关措施和指定工作。负责准备好必要的图纸和资料，并根据总工程师的命令完成测量打钻任务；⑩有关采掘区队长、班长：负责查明在本区域或工作面的人数，听从调度室的指令，并采取措施将他们有组织带领撤退到安全地点或地面，将现场所掌握的事故性质、范围和发生原因等情况详细报告矿调度室，并随时接受指挥部的命令，完成有关的抢救任务；⑪ 矿值班调度员：负责立即将事故情况报告矿山救护队、矿长、总工程师和其他有关领导，及时向下传达作战指挥部的命令，通知有关人员到调度室报到待命，随时统计和掌握入井人数和井下各采掘区队人数；⑫ 人力资源科和矿灯房负责人：根据下井考勤和灯牌号码查清在井下的人数和姓名，并迅速报告调度室，立即准备足够的矿灯供救灾人员使用，严格控制矿灯的发放，对不持有特别许可证的人员不得发给矿灯；⑬ 供应科科长：及时准备好必要的抢救器材，并根据矿指挥部命令迅速发运到救灾地点。供应科必须备足处理各种灾害事故的物资，井下非常仓库器材按标准配备；⑭ 机电科科长：根据指挥部的命令，负责改变矿井主扇工作制度并掌握矿井停送电工作和完成其他有关任务；⑮ 运搬工区区长：按指挥部命令，迅速调集井下车辆，保证救灾人员和器材及时运送到事故地点，满足救灾需要；⑯ 医院院长：负责组织对伤员的救护和组织药品供应；⑰ 保卫科负责突发事故时的秩序维护工作。

3．恢复生产　在消除事故危害后，由救灾总指挥下令解除紧急状态，各单位按统一部署组织恢复生产。

4．培训、演习及记录管理

（1）已审批的矿井灾害预防和处理计划、事故应急救援制度应向员工传达贯彻，并熟悉避灾路线。

（2）特殊岗位人员（救护队员、危险品管理员等）应在学习后组织相应的训练。

（3）矿井灾害预防和处理计划、事故应急救援制度，如有修改补充还应组织员工重新学习。

（4）在条件可行时应进行事故应急救援演习，演习后要进行适应性和可行性评审，并做好评审记录；对演习中发现的问题必须采取有效措施，立即整改。

（5）各部门负责本部门紧急事件发生后的记录管理，调度室负责紧急事故发生后的指挥记录管理。

七、职业健康管理相关政策法规

（一）健康中国行动（2019–2030 年）

我国是世界上劳动人口最多的国家，2017 年我国就业人口为 7.76 亿人，占总人口的 55.8%，多数劳动者职业生涯超过其生命周期的 1/2。工作场所接触各类危害因素引发的职业健康问题依然严重，职业病防治形势严峻、复杂，新的职业健康危害因素不断出现，疾病和工作压力导致的生理、心理等问题已成为亟待应对的职业健康新挑战。实施职业健康保护行动，强化政府监管职责，督促用人单位落实主体责任，提升职业健康工作水平，有效预防和控制职业病危害，切实保障劳动者职业健康权益，对维护全体劳动者身体健康、促进经济社会持续健康发展至关重要。

1．行动目标 到 2022 年和 2030 年，劳动工时制度得到全面落实；工伤保险参保人数稳步提升，并于 2030 年实现工伤保险法定人群参保全覆盖；接尘工龄不足 5 年的劳动者新发尘肺病报告例数占年度报告总例数的比例实现明显下降并持续下降；辖区职业健康检查和职业病诊断服务覆盖率分别达到 80% 及以上和 90% 及以上；重点行业的用人单位职业病危害项目申报率达到 90% 及以上；工作场所职业病危害因素检测率达到 85% 及以上，接触职业病危害的劳动者在岗期间职业健康检查率达到 90% 及以上；职业病诊断机构报告率达到 95% 及以上。

提倡重点行业劳动者对本岗位主要危害及防护知识知晓率达到 90% 及以上并持续保持；鼓励各用人单位做好员工健康管理、评选“健康达人”，其中国家机关、学校、医疗卫生机构、国有企业等用人单位应支持员工率先树立健康形象，并给予奖励；对从事长时间、高强度重复用力、快速移动等作业方式以及视屏作业的人员，采取推广先进工艺技术、调整作息时间等措施，预防和控制过度疲劳和工作相关肌肉骨骼系统疾病的发生；采取综合措施降低或消除工作压力。

2．劳动者个人

（1）倡导健康工作方式：积极传播职业健康先进理念和文化。国家机关、学校、医疗卫生机构、国有企业等单位的员工率先树立健康形象，争做“健康达人”。

（2）树立健康意识：积极参加职业健康培训，学习和掌握与职业健康相关的各项制度、标准，了解工作场所存在的危害因素，掌握职业病危害防护知识、岗位操作规程、个人防护用品的正确佩戴和使用方法。

（3）强化法律意识，知法、懂法：遵守职业病防治法律、法规、规章。接触职业病危害的劳动者，定期参加职业健康检查；罹患职业病的劳动者，建议及时诊断、治疗，保护自己的合法权益。

（4）加强劳动过程防护：劳动者在生产环境中长期接触粉尘、化学危害因素、放射性危害因素、物理危害因素、生物危害因素等可能引起相关职业病。建议接触职业病危害因素的劳动者注意各类危害的防护，严格按照操作规程进行作业，并自觉、正确地佩戴个人职业病防护用品。

（5）提升应急处置能力：学习掌握现场急救知识和急性危害的应急处置方法，能够做到正确的自救、互救。

（6）加强防暑降温措施：建议高温作业、高温天气作业等劳动者注意预防中暑。可佩戴隔热面罩和穿着隔热、通风性能良好的防热服，注意使用空调等防暑降温设施进行降温。建议适量补充水，含食盐和水溶性维生素等的防暑降温饮料。

（7）长时间伏案低头工作或长期前倾坐姿职业人群的健康保护：应注意通过伸展活动等方式缓解肌肉紧张，避免颈椎病、肩周炎和腰背痛的发生。在伏案工作时，需注意保持正确坐姿，上身挺直；调整椅子的高低，使双脚刚好合适地平踩在地面上。长时间使用电脑的，工作时电脑的仰角应与使用者的视线相对，不宜过分低头或抬头，建议每隔 1 ～ 2 h 休息一段时间，向远处眺望，活动腰部和颈部，做眼保健操和工间操。

（8）教师、交通警察、医生、护士等以站姿作业为主的职业人群的健康保护：站立时，建议两腿重心交替使用，防止静脉曲张，建议通过适当走动等方式保持腰部、膝盖放松，促进血液循环；长时间用嗓的，注意补充水分，常备润喉片，预防咽喉炎。

（9）驾驶员等长时间固定体位作业职业人群的健康保护：建议合理安排作业时间，做到规律饮食，定时定量；保持正确的作业姿势，将座位调整至适当的位置，确保腰椎受力适度，并注意减少震动，避免颈椎病、肩周炎、骨质增生、坐骨神经痛等疾病的发生；作业期间注意间歇性休息，减少憋尿，严禁疲劳作业。

3．用人单位

（1）鼓励用人单位为劳动者提供整洁卫生、绿色环保、舒适优美和人性化的工作环境，采取综合预防措施，尽可能减少各类危害因素对劳动者健康的影响，切实保护劳动者的健康权益。倡导用人单位评选“健康达人”，并给予奖励。

（2）鼓励用人单位在适宜场所设置健康小贴士，为单位职工提供免费测量血压、体重、腰围等健康指标的场所和设施，一般情况下，开会时间超过 2 h 安排休息 10 ～ 15 min。鼓励建立保护劳动者健康的相关制度，如：工间操制度、健身制度、无烟单位制度等。根据用人单位的职工人数和职业健康风险程度，依据有关标准设置医务室、紧急救援站、有毒气体防护站，配备急救箱等装备。

（3）新建、扩建、改建建设项目和技术改造、技术引进项目可能产生职业病危害的，建设单位应当依法依规履行建设项目职业病防护措施“三同时”（即建设项目的职业病防护设施与主体工程同时设计、同时施工、同时投入生产和使用）制度。鼓励用人单位优先采用有利于防治职业病和保护员工健康的新技术、新工艺、新设备、新材料，不得生产、经营、进口和使用国家明令禁止使用的可能产生职业病危害的设备或材料。对长时间、高强度、重复用力、快速移动等作业方式，采取先进工艺技术、调整作息时间等措施，预防和控制过度疲劳和相关疾病发生。采取综合措施降低或消除工作压力，预防和控制其可能产生的不良健康影响。

（4）产生职业病危害的用人单位应加强职业病危害项目申报、日常监测、定期检测与评价，在醒目位置设置公告栏，公布工作场所职业病危害因素检测结果和职业病危害事故应急救援措施等内容，对产生严重职业病危害的作业岗位，应当在其醒目位置，设置警示标识和中文警示说明。

（5）产生职业病危害的用人单位应建立职业病防治管理责任制，健全岗位责任体系，做到责任到位、投入到位、监管到位、防护到位、应急救援到位。用人单位应当根据存在的危害因素，设置或者指定职业卫生管理机构，配备专兼职的职业卫生管理人员，开展职业病防治、职业健康指导和管理工作。

（6）用人单位应建立完善的职业健康监护制度，依法组织劳动者进行职业健康检查，配合开展职业病诊断与鉴定等工作。对女职工定期进行妇科疾病及乳腺疾病的查治。

（7）用人单位应规范劳动用工管理，依法与劳动者签订劳动合同，合同中应明确劳动保护、劳动条件和职业病危害防护、女职工劳动保护及女职工禁忌劳动岗位等内容。用人单位应当保证劳动者休息时间，依法安排劳动者休假，落实女职工产假、产前检查及哺乳时间，杜绝违法加班；要依法按时足额缴纳工伤保险费。鼓励用人单位组建健康指导人员队伍，开展职工健康指导和管理工作。

4．政府

（1）研究修订法律法规，制修订职业病防治部门规章。梳理、分析、评估现有职业健康标准，以防尘、防毒、防噪声、防辐射为重点，以强制性标准为核心，研究制定、修订出台更严格、有效的国家职业健康标准和措施，完善职业病防治法规标准体系。加强对新型职业病危害的研究识别、评价与控制，组织开展相关调查，研究制定规范标准，提出防范措施，适时纳入法定管理，以应对产业转型、技术进步可能产生的职业健康新问题。

（2）研发、推广有利于保护劳动者健康的新技术、新工艺、新设备和新材料。以职业性尘肺病、噪声性聋、化学中毒为重点，在矿山、建材、金属冶炼、化工等行业领域开展专项治理。严格源头控制，引导职业病危害严重的用人单位进行技术改造和转型升级。推动各行业协会制订并实施职业健康守则。

（3）完善职业病防治技术支撑体系，按照区域覆盖、合理配置的原则，加强职业病防治机构建设，做到布局合理、功能健全。设区的市至少有 1 家医疗卫生机构承担本辖区内职业病诊断工作，县级行政区域原则上至少有 1 家医疗卫生机构承担本辖区职业健康检查工作。充分发挥各类职业病防治机构在职业健康检查、职业病诊断和治疗康复、职业病危害监测评价、职业健康风险评估等方面的作用，健全分工协作、上下联动的工作机制。加强专业人才队伍建设，鼓励高等院校扩大职业卫生及相关专业招生规模。推动企业职业健康管理队伍建设，提升企业职业健康管理能力。

（4）加强职业健康监管体系建设，健全职业健康监管执法队伍，重点加强县（区）、乡镇（街道）等基层执法力量，加强执法装备建设。加大用人单位监管力度，督促用人单位切实落实职业病防治主体责任。

（5）以农民工尘肺病为切入点，进一步加强对劳务派遣用工单位职业病防治工作的监督检查，优化职业病诊断程序和服务流程，提高服务质量。对加入工伤保险的尘肺病患者，加大保障力度；对未参加工伤保险的，按规定通过医疗保险、医疗救助等保障其医疗保障合法权益。加强部门间信息共享利用，及时交流用人单位职业病危害、劳动者职业健康和工伤保险等信息数据。

（6）改进职业病危害项目申报工作，建立统一、高效的监督执法信息管理机制。建立完善工作场所职业病危害因素检测、监测和职业病报告网络。适时开展工作场所职业病危害因素监测和职业病专项调查，系统收集相关信息。开展“互联网＋职业健康”信息化建设，建立职业卫生和放射卫生大数据平台，利用信息化提高监管效率。（卫生健康委牵头，发展改革委、财政部按职责分工负责）

（7）将“健康企业”建设作为健康城市建设的重要内容，逐步拓宽丰富职业健康范围，积极研究将工作压力、肌肉骨骼疾病等新职业病危害纳入保护范围。推进企业依法履行职业病防治等相关法定责任和义务，营造企业健康文化，履行企业社会责任，有效保障劳动者的健康和福祉。

（二）中华人民共和国基本医疗卫生与健康促进法

2019 年 12 月 28 日第十三届全国人大常务委员会第十五次会议通过的《中华人民共和国基本医疗卫生与健康促进法》，2020 年 6 月 1 日开始实施。其中第二十三条：国家加强职业健康保护。县级以上人民政府应当制定职业病防治规划，建立健全职业健康工作机制，加强职业健康监督管理，提高职业病综合防治能力和水平。

用人单位应当控制职业病危害因素，采取工程技术、个体防护和健康管理等综合治理措施，改善工作环境和劳动条件。

第五节 矿山职业健康监护

健康监护（health surveillance）是通过各种医学检查和分析，评价人群的健康状况及其影响因素，及时发现健康损害征象，以便采取相应的预防措施，防止疾病的发生和发展。属于二级预防范畴。

职业健康监护（occupational health surveillance，OHS）是对职业人群进行各种健康检查，了解并掌握其健康状况，早期发现工人健康损害征象的一种健康监控方法和过程。结合生产环境监测和职业流行病学资料的分析，可以监视职业病及工作有关疾病在人群中的发生、发展规律，疾病的发病率在不同工业及不同地区之间随时间的变化；掌握职业病危害对健康的影响程度；鉴定新的职业病危害、职业性有害因素和可能受危害的人群，并进行目标干预；评价防护和干预措施效果，为制订、修订卫生标准及采取进一步的控制措施提供科学依据，达到一级预防的目的。

传统的健康监护是指医学监护（medical surveillance），它以健康检查为主要手段，包括检出新病例、鉴定疾病等。而职业性病损的病因是职业性有害因素，因此，仅仅发现职业病患者并不能达到控制病因和消除职业性疾病的目的。所以，健康监护的内容应包括接触控制（职业性有害因素的环境监测、接触评定）、医学检查（就业前和定期的健康检查、健康筛检以及职工工伤与职业病致残的劳动能力鉴定等）和信息管理等。

一、医学监护

新修订的《中华人民共和国职业病防治法》规定了用人单位应当建立健全职业健康监护制度，保证职业健康监护工作的落实。职业健康检查应由省级以上人民政府卫生行政部门批准的医疗卫生机构承担。用人单位应当按照国务院安全生产监督管理部门、卫生行政部门的规定组织上岗前、在岗期间和离岗时的职业健康检查，并将检查结果书面告知劳动者。职业健康检查包括上岗前、在岗期间（定期）、离岗时和应急的健康检查。

（一）上岗前健康检查

上岗前健康检查又称就业前健康检查（pre-employment health examination），是指用人单位对准备从事某种作业人员在参加工作以前进行的健康检查。目的在于掌握其就业前的健康状况及有关健康的基础资料和发现职业禁忌证（occupational contraindication）。我国《职业病范围和职业病患者处理办法的规定》中，将几种主要作业的职业禁忌证做出了明确的规定（表 8-3）。

表 8-3 接触职业性有害因素作业的职业禁忌证

有害因素名称	职业禁忌证
铅	神经系统疾病；高血压；肝及肾疾患
汞	神经系统、肝、肾器质性疾患；内分泌疾病；自主神经功能紊乱；精神病
锰	神经系统器质性疾病；明显的类神经征；各种精神病；明显的内分泌疾病
砷	严重的呼吸道疾病；肝、肾疾患；血液病；外周神经系统疾病；皮肤病
苯	就业前检查血象指标低于或接近正常值下限者；各种血液病；严重的全身性皮肤病；月经过多或功能性子宫出血
甲苯、二甲苯	神经系统器质性疾病；明显的类神经征；肝病
一氧化碳	各种中枢神经和周围神经器质性疾病；器质性心血管疾患
硫化氢	明显的器质性心、肝、肾疾患；神经系统器质性疾病及精神疾患；明显的呼吸系统疾病
氰化氢	肾、呼吸道、皮肤、甲状腺等慢性疾患；精神抑郁症；嗅觉不灵
苯的氨基、硝基化合物（不包括三硝基甲苯）	中枢神经系统器质性疾病；肝、肾器质性疾患；血液病；自主神经功能紊乱；明显的内分泌疾病
三硝基甲苯	乙型病毒性肝炎表面抗原携带者；肝病；血液病；各种原因的晶体混浊或白内障；严重的全身性皮肤病
有机磷农药	神经系统器质性疾病；明显的肝、肾疾患及呼吸系统疾病；全身性皮肤病；全血胆碱酯酶活性明显低于正常者
粉尘	活动性肺结核；慢性肺疾病；严重的慢性上呼吸道或支气管疾病；显著影响肺功能的胸膜、胸廓疾病；严重的心血管系统疾病
高温	心血管系统器质性疾病；高血压；溃疡病；活动性肺结核；肺气肿；肝、肾疾患；明显的内分泌疾病；中枢神经系统器质性疾病；患病后恢复期及体弱者
噪声	明显的听觉器官、心血管及神经系统器质性疾病
振动	明显的中枢或周围神经系统疾病；末梢血管性疾病，尤其是雷诺氏病；严重的心血管疾病；明显的内分泌功能失调

（二）在岗期间健康检查

在岗期间健康检查又称定期健康检查（periodical health examination），是指用人单位按一定时间间隔对已从事某种作业的工人的健康状况进行检查，属于二级预防，是健康监护的重要内容。其目的是及时发现职业性有害因素对工人健康的早期损害或可疑征象，为生产环境的防护措施效果评价提供资料。健康检查的内容应根据国家颁布的有关规定执行，职业性有害因素所致职业病的特殊体检项目见表 8-4。

表 8-4 职业性有害因素所致职业病的特殊体检项目

职业性有害因素	体检特殊项目
铅	尿铅或血铅、尿粪卟啉或尿δ-氨基-γ-酮戊酸（δ-ALA），红细胞游离原卟啉（FEP）或锌原卟啉（ZPP）测定
锰	神经科，尿锰或发锰测定
铍	皮肤科，X线胸片，必要时做肝功能、肺功能检查及免疫指标测定
镉	尿镉测定（空腹）、尿常规（包括尿糖）、尿蛋白定量及电泳，胸部及脊柱、肋骨、骨盆X线片和肺功能检查，有条件的单位，应作$β_2$微球蛋白测定
铬	耳鼻咽喉科、皮肤科检查
苯	白细胞计数和血红蛋白定量，必要时可作血小板计数、白细胞分类计数和骨髓象检查等
苯的氨基、硝基化合物	高铁血红蛋白、赫恩（Hein）小体检查及尿中对氨基酚测定
三硝基甲苯	肝功能试验、乙型肝炎表面抗原测定、血象检查；有条件的单位可作乙型肝炎核心抗体、乙型及甲型肝炎血清特异性免疫复合物检测
氟	五官科、口腔科检查，骨骼X线摄片
有机磷农药	神经科、眼科、全血胆碱酯酶（ChE）检查，必要时做肌电图检查
氯乙烯	神经科、肝功能、尿常规、尿糖或其他肾功能检查
二硫化碳	神经科、眼科（包括视力、视野、角膜知觉和眼底）检查；必要时做心电图、血脂等生化指标及精神科检查
四氯化碳	神经科、血、尿常规及肝功能检查
三氯乙烯	神经科、心电图、肝、肾功能检查；有条件时测定尿三氯乙烯含量
1, 2-二氯乙烯	神经科、皮肤科检查，尿常规及肝、肾功能检查等检查
粉尘	胸部X线检查、肺功能检查
噪声	耳鼻喉科检查、听力测定
振动	神经科、心血管系统、骨骼-肌肉系统和听觉器官等检查

（三）离岗或转岗时的健康检查

离岗或转岗时健康检查是指职工调离当前工作岗位时或改换为当前工作岗位前所进行的检查，属于二级预防措施，也是健康监护的一个重要内容。其目的是掌握职工在离岗或转岗时，职业性有害因素对其健康有无损害或可疑征象，离岗从事新工作的职工和接受新职工的业主提供健康与否的基础资料。

（四）应急健康检查

是当发生急性职业病危害事故时，对遭受或可能遭受急性职业病危害的职业从事者，及时组织的健康检查。依据检查结果和现场劳动卫生学调查，确定危害因素，为急救和治疗提供依据，控制职业病危害的继续蔓延和发展。应在事故发生后立即开始。

从事可能产生职业性传染病的职业从事者，在疫情流行期或近期密切接触传染源者，应及时开展应急健康检查，随时监测疫情动态。

（五）职业病的健康筛检

职业病筛检是在接触职业性有害因素的人群中所进行的健康检查，可以是全面普查，也可以在一定范围内进行，属于二级预防措施。其目的是早期发现病人，早期采取干预措施或治疗措施；评价职业病危害控制措施和其他初级预防措施的效果；根据毒理学和其他研究的结果，发现过去没有认识的可疑健康危害，并建议进一步进行确诊性检查。

二、职业健康监护信息管理

职业健康监护工作是一项覆盖环境监测、医学检查和信息管理的系统工程，其科学性、技术性很强，具有综合性功能，具有一定的系统性。因而，要求对职业健康监护工作从组织实施、体检报告的形成以及筛检职业病患者等操作程序化、规范化和信息化，对所有资料均应进行信息化管理。利用计算机网络技术，开发和建设职业健康监护信息管理系统，可有效提高资料的完整性、连续性和可靠性。

（一）健康监护档案

应用现代信息技术，建立健全健康监护档案是一项重要的基础工作。职业健康监护档案包括生产环境监测和健康检查两方面资料。为每一位职工设立健康监护卡，卡中记录项目包括：职业史和病史，接触职业性有害因素名称及水平，家族史（尤其应注意遗传性疾病史），基础健康资料，监护项目及其他如生活方式、生活水平和日常嗜好等信息。

（二）健康状况分析

对职工健康监护的资料应及时加以整理、分析、评价并反馈，使之成为开展和搞好职业卫生工作的科学依据。评价方法分为个体评价和群体评价。个体评价主要反映个体接触量及其对健康的影响，群体评价包括作业环境中有害因素的强度范围、接触水平与机体的效应等。在分析和评价时，涉及的常用于反映职业性危害情况的指标有发病率、患病率等。

1．发病率（检出率、受检率） 发病率是指一定时期（年、季、月）内，特定人群中发生某种职业病新病例的频率。

$$\text{发病率}(\%)=\frac{\text{某个时期内发新病例数}}{\text{该时期的平均工人数}}\times 100\% \tag{8-1}$$

$$\text{检出率}(\%)=\frac{\text{检查时新发现的病例数}}{\text{受检工人数}}\times 100\% \tag{8-2}$$

$$\text{检出率}(\%)=\frac{\text{实际受检工数}}{\text{应受检工人数}}\times 100\% \tag{8-3}$$

发病率可以反映该作业的发病情况，还可以说明已采取预防措施后的效果。发病率可以按厂矿计算，也可以按车间、工种或工龄分组计算。但在计算发病率时应注意以下几点。

（1）发病率以新发病例来计算，要明确该病例的发病时间，而对于某些慢性病或发病时间难以确定的疾病如尘肺等要确定哪些人是新发病例比较困难，这时就采用确诊的时间来计算。

（2）计算发病率（检出率）时该作业工人数不包括该时期以前已确诊为该疾病的人数。

（3）计算慢性病如尘肺的检出率时，受检工人数是指从事该作业 1 年以上的工人数。

（4）受检率达到 90% 以上时，计算发病率或患病率才有意义。

2．患病率　计算患病率可以一般地了解历年来累积的患者数、发病概况和防治措施的实际效果，但不能具体说明某个时期内疾病发生和疾病严重程度的情况。在应用患病率进行分析对比时，还应考虑到不同人群中性别、年龄和工龄等因素的差异。

$$患病率（\%）=\frac{检查时发现的新旧病例数}{从事该作业受检的工人数}\times 100\% \tag{8-4}$$

3．疾病构成比　这个指标可以说明各种不同疾病或某一种轻重程度不同（轻度、中度、重度）职业病的分布情况。例如要了解矽肺在所有尘肺中所占比例或壹期矽肺在各期矽肺中所占比例。

$$矽肺例数与尘肺总例数之比=\frac{矽肺病例数}{尘肺病例总数}\times 100\% \tag{8-5}$$

4．平均发病工龄　是指工人从开始从事某种作业（如矽尘作业）起到确诊为该作业有关的职业病（矽肺）时所经历的时间。

$$矽肺平均发病工龄=\frac{确诊为壹期矽肺时矽尘作业工龄总和}{壹期矽肺病例数}\times 100\% \tag{8-6}$$

5．平均病程期限　为了反映某些职业病（如尘肺）进展的速度和防治措施的效果，就需要计算平均病程期限。

$$平均病程期限=\frac{某时期内某病由确诊到死亡的时间总和}{该时期死于该病的例数} \tag{8-7}$$

6. 其他指标　病死率、病伤缺勤率等。

$$病死率（\%）=\frac{某个时期内死于某病的例数}{该时期内患该病的例数}\times 100\% \tag{8-8}$$

$$病伤缺勤率（\%）=\frac{某个时期内因病伤缺勤日数}{该时期内应出勤工作日数}\times 100\% \tag{8-9}$$

通过统计分析，可以发现对工人健康和出勤率影响较大的疾病及其所在部门与工种，从而深入探索其原因，采取相应的防护策略。

对于一些作用比较明确的职业性有害因素，可利用某项主要指标进行动态观察和分析。如苯作业工人健康监护可用白细胞计数作为指标，将逐年检查结果登记于记录表或以曲线图标明，一旦发现白细胞计数降低到正常值下限，即应查明原因，并作为重点监护对象，缩短定期检查间隔期，密切观察。若再继续下降，则应立即脱离接触，给予早期治疗。运用这种分析方法可以控制慢性职业病。但对于作用尚不清楚，不能采用个体分析方法的有害因素，则应改用流行病学方法进行分析，探索职业接触与症状或疾病的关系及致病条件，并为进一步监护提供新的检测项目。

（三）职业健康监护档案管理

健康监护档案管理是一项非常重要的工作，管理得好可以起到事半功倍的效果。职业健康监护工作过程中，要求有一支具有一定经验、精通本专业知识、熟悉相关学科知识的、由相对高学历者组成的专业技术人员队伍。同时应由指定机构依照法规进行专门监督、指导，并制定一套完整切实可行的管理模式。将职业健康监护工作归于一个机构统一管理。由统一机构依照法律、法规的要求确定监督对象、管理范围和监督职责。

三、职工工伤与职业病致残程度鉴定

（一）概述

劳动条件中存在各种职业性有害因素在一定条件下可对劳动者产生不良影响，严重者可导致各种职业性病损，甚而导致伤残，危及劳动者生命。为了加强工矿商贸生产经营单位作业场所职业健康的监督管理，强化生产经营单位职业病危害防治的主体责任，预防、控制和消除职业病危害，保障从业人员生命安全和健康，采取了一系列改善劳动条件的措施，但目前我国的职业病和工伤事故仍较严重。

职工工伤保险是社会保险制度的重要组成部分，具体实施时必须以对职业性伤残患者进行科学的劳动能力鉴定为基础，做出适当的工作安排，妥善的安置管理，或合理的经济补偿。因此，对职业性伤残患者的劳动能力鉴定是一项严肃、重要的任务，鉴定结果是企业实施职工工伤与职业病致残保险的医学依据。其目的是保障劳动者在工作中遭受事故伤害和患职业病后获得医疗救治、经济补偿和康复的权利。

职业病和工伤患者的劳动能力状况如何、是否致残以及怎样评价等涉及对患者功能能力大小的认识。功能能力（functional capacity）是指完成有目的、有意义、有用的、有始有终、有可测量结果的任务的能力。国外将功能能力评价分为 5 种：①损伤康复评价；②伤残等级评价；③工作适应性评价；④职业适应性评价；⑤工作能力评价。

在我国，职工工伤与职业病致残程度鉴定是指有关授权机构对劳动者在职业活动中因公负伤或患职业病后，在国家社会保险法规所规定的医疗期满时通过医学检查对伤残失能程度做出的判定结论。我国过去只有一些根据生物、社会、心理综合变量最后按劳动能力和生活自理能力的损失程度制定的地区性伤残医务鉴定标准，将伤残分级为劳动能力“完全丧失”“大部分丧失”和“部分丧失”。2006 年，国家发布了《职工工伤与职业病致残程度鉴定标准》（GB/T 16180-2006）。由于工伤和职业病可累及各个系统和器官，因此应根据器官损伤、功能障碍、医疗依赖及护理依赖 4 个方面进行鉴定。

（二）职工工伤与职业病致残程度鉴定

1．鉴定标准具体内容 对于职业病患者的评残，应注意与职业病的分级诊断取得一致性。职业病内科要在各种职业病导致的肺脏、心脏、肝脏、血液或肾脏损害于医疗期满时评定其致残程度。职业性肺疾患主要包括尘肺、铍病、职业性哮喘等，在评定残情分级时，除尘肺在分级表中明确注明外，其他肺部疾病可分别参照相应的国家诊断标准，以呼吸功能损害程度定级。伤残标准以器官缺损、功能障碍、对医疗与护理的依赖程度为主要依据，适当考虑一些特殊伤残造成的心理障碍和生活质量的损失，进行综合评定。

2．分级原则 根据器官缺失、功能障碍、医疗和护理依赖的程度进行分级（表 8-5）。

根据这几方面内容将工伤、职业病伤残程度分为五个门类、三等十级共 470 个条目。五门即：①神经内科、神经外科、精神科门；②骨科、整形外科、烧伤科门；③眼科、耳鼻喉科、口腔科门；④普外科、胸外科、泌尿生殖科门；⑤职业病内科门。三等十级即：完全丧失劳动能力（含一、二、

三、四级）、大部分丧失劳动能力（含五、六级）和部分丧失劳动能力（含七、八、九、十级）。

表 8-5　职工工伤与职业病致残程度鉴定分级

级别	器官缺失	功能障碍	医疗依赖	护理依赖
一级	器官缺失、其他器官不能代偿	功能完全丧失	存在特殊医代偿	生活完全或大部分不能自理
二级	器官严重缺损或畸形	有严重功能障碍或并发症	存在特殊医疗依赖	生活大部分不能自理
三级	器官严重缺损或畸形	有严重功能障碍或并发症	存在特殊医疗依赖	生活部分不能自理
四级	器官严重缺损或畸形	有严重功能障碍或并发症	存在特殊医疗依赖	生活可以自理
五级	器官大部缺损或明显畸形	有较重功能障碍或并发症	存在一般医疗依赖	生活能自理
六级	器官大部缺损或明显畸形	有中等功能障碍或并发症	存在一般医疗依赖	生活能自理
七级	器官大部缺损或畸形	有轻度功能障碍或并发症	存在一般医疗依赖	生活能自理
八级	器官部分缺损，形态异常	轻度功能障碍	有医疗依赖	生活能自理
九级	器官部分缺损，形态异常	轻度功能障碍	无医疗依赖	生活能自理
十级	器官部分缺损，形态异常	无功能障碍	无医疗依赖	生活能自理

3．工伤与职业病的认定　国务院于 2003 年 4 月 27 日颁布了《工伤保险条例》，确定了我国工伤事故保险责任处理的基本原则和具体方法。经人力资源和社会保障部第 56 次部务会议通过了新修订的《工伤认定办法》（中华人民共和国人力资源和社会保障部令第 8 号令），自 2011 年 1 月 1 日起实施。

根据《工伤认定办法》的规定，将工伤认定工作分为：应认定为工伤的、视同工伤的和不得认定工伤或视同工伤的三种情况。

职工有下列情形之一的，应认定为工伤：①在工作时间和工作场所内，因工作原因受到事故伤害的；②工作时间前后在工作场所内，从事与工作有关的预备性或者收尾性工作受到事故伤害的；③在工作时间和工作场所内，因履行工作职责受到暴力等意外伤害的；④患职业病的；⑤因工外出期间，由于工作原因受到伤害或者发生事故下落不明的；⑥在上下班途中，受到机动车事故伤害的；⑦法律、行政法规规定应当认定为工伤的其他情形。

职工有下列情形之一的应视同工伤：①在工作时间和工作岗位，突发疾病死亡或者在 48 h 之内经抢救无效死亡的；②在抢险救灾等维护国家利益、公共利益活动中受到伤害的；③职工原在军队服役，因战、因公负伤致残，已取得革命伤残军人证，到用人单位后旧伤复发的。

职工有下列情形之一的，不得认定为工伤或者视同工伤：①因犯罪或者违反治安管理伤亡的；②醉酒导致伤亡的；③自残或者自杀的。

工伤的认定由认定机构依据工伤认定申请人出具的工伤认定材料依法做出是否工伤的结论。申请人可以是用人单位、职工或者其直系亲属。工伤认定应提交下列材料：工伤认定申请表、与用人单位存在劳动关系（包括事实劳动关系）的证明材料、医疗诊断证明或者职业病诊断证明书（或者职业病诊断鉴定书）。认定机构在接受工伤认定申请之后，劳动保障行政部门有权进行调查核实。用人单位、职工、工会组织、医疗机构以及有关部门应当予以协助。职业病诊断和诊断争议的鉴定，依照职业病防治法的有关规定执行。劳动保障行政部门应当自受理工伤认定申请之日起 60 日内做出工伤认定的决定，并书面通知申请工伤认定的职工或者其直系亲属和该职工所在单位。

4．鉴定步骤　劳动能力鉴定由用人单位、工伤职工或者其直系亲属向当地劳动能力鉴定委员会提出申请。市级劳动能力鉴定委员会收到劳动能力鉴定申请后，应当从医疗卫生专家库中随机抽取 3 名或者 5 名相关专家组成专家组，由专家组提出鉴定意见。根据专家组的鉴定意见在 60 日内做出工伤职工劳动能力鉴定结论。如果必要，做出劳动能力鉴定结论的期限可以延长 30 日。劳动能力鉴定结论应当及时送达申请鉴定的单位和个人。

申请鉴定的单位或者个人对市级劳动能力鉴定委员会做出的鉴定结论不服的，可以在收到该鉴定结论之日起 15 日内向上一级劳动能力鉴定委员会提出再次鉴定申请。省、自治区、直辖市劳动能力鉴定委员会做出的劳动能力鉴定结论为最终结论，不能再要求重新鉴定。

由于工伤和职业病所致伤残的种类繁多错综复杂，必须依靠专科医生进行具体的医疗检查和残情评定。若被鉴定人同时具有多项伤残（如骨折、烧伤或患有尘肺）时，可由专科医生完成单项伤残等级的鉴定，然后交当地劳动能力鉴定委员会进行综合评定。

5．晋级原则 对于同一器官或系统多处损伤，或一个以上器官同时受到损伤者，应先进行单项伤残程度鉴定。如几项伤残等级不同，以重者定级；两项以上等级相同，最多晋升一级。

参考文献

[1] 孟超．职业卫生监督与管理．北京：中国劳动社会保障出版社，2010，35-92．
[2] 孙贵范．职业卫生与职业医学．8 版．北京：人民卫生出版社，2017，403-414．
[3] 田水承，景国勋．安全管理学．2 版．北京：机械工业出版社，2016，260-335．

（金玉兰）

附　录

建设项目职业病危害风险分类管理目录

序号	行业编码	类别名称	严重	一般
一	**A**	**农、林、牧、渔业**		
（一）	**A01**	**农业**		
1	A011	谷物种植		√
2	A012	豆类、油料和薯类种植		√
3	A013	棉、麻、糖、烟草种植		√
4	A014	蔬菜、食用菌及园艺作物种植		√
5	A015	水果种植		√
6	A016	坚果、含油果、香料和饮料作物种植		√
7	A017	中药材种植		√
8	A018	草种植及割草		√
9	A019	其他农业		√
（二）	**A02**	**林业**		
1	A021	林木育种和育苗		√
2	A022	造林和更新		√
3	A023	森林经营、管护和改培		√
4	A024	木材和竹材采运		√
5	A025	林产品采集		√
（三）	**A03**	**畜牧业**		
1	A031	牲畜饲养		
1.1	—	牲畜饲养（牛、羊）	√	
1.2	—	牲畜饲养（其他）		√
2	A032	家禽饲养		√
3	A033	狩猎和捕捉动物		√

续表

序号	行业编码	类别名称	严重	一般
4	A039	其他畜牧业		√
（四）	**A04**	**渔业**		
1	A041	水产养殖		√
2	A042	水产捕捞		√
（五）	**A05**	**农、林、牧、渔专业及辅助性活动**		
1	A051	农业专业及辅助性活动		√
2	A052	林业专业及辅助性活动		√
3	A053	畜牧专业及辅助性活动		
3.1	—	畜牧专业及辅助性活动（牛、羊）	√	
3.2	—	畜牧专业及辅助性活动（其他）		√
4	A054	渔业专业及辅助性活动		√
二	**B**	**采矿业**		
（一）	**B06**	**煤炭开采和洗选业**		
1	B061	烟煤和无烟煤开采洗选	√	
2	B062	褐煤开采洗选	√	
3	B069	其他煤炭采选	√	
（二）	**B07**	**石油和天然气开采业**		
1	B071	石油开采	√	
2	B072	天然气开采		
2.1	—	含硫天然气开采	√	
2.2	—	其他天然气开采		√
（三）	**B08**	**黑色金属矿采选业**		
1	B081	铁矿采选	√	
2	B082	锰矿、铬矿采选	√	
3	B089	其他黑色金属矿采选	√	
（四）	**B09**	**有色金属矿采选业**		
1	B091	常用有色金属矿采选	√	
2	B092	贵金属矿采选	√	
3	B093	稀有稀土金属矿采选	√	
（五）	**B10**	**非金属矿采选业**		
1	B101	土砂石开采	√	
2	B102	化学矿开采	√	
3	B103	采盐		√
4	B109	石棉、石英砂及其他非金属矿采选	√	
（六）	**B11**	**开采专业及辅助性活动**		
1	B111	煤炭开采和洗选专业及辅助性活动	√	
2	B112	石油和天然气开采专业及辅助性活动	√	

续表

序号	行业编码	类别名称	严重	一般
3	B119	其他开采专业及辅助性活动	√	
（七）	**B12**	**其他采矿业**		
1	B120	其他采矿业	√	
三	**C**	**制造业**		
（一）	**C13**	**农副食品加工业**		
1	C131	谷物磨制		√
2	C132	饲料加工		√
3	C133	植物油加工		√
4	C134	制糖业		√
5	C135	屠宰及肉类加工		√
6	C136	水产品加工		√
7	C137	蔬菜、菌类、水果和坚果加工		√
8	C139	其他农副食品加工		√
（二）	**C14**	**食品制造业**		
1	C141	焙烤食品制造		√
2	C142	糖果、巧克力及蜜饯制造		√
3	C143	方便食品制造		√
4	C144	乳制品制造		√
5	C145	罐头食品制造		√
6	C146	调味品、发酵制品制造		√
7	C149	其他食品制造		√
（三）	**C15**	**酒、饮料和精制茶制造业**		
1	C151	酒的制造		√
2	C152	饮料制造		√
3	C153	精制茶加工		√
（四）	**C16**	**烟草制品业**		
1	C161	烟叶复烤		√
2	C162	卷烟制造		√
3	C169	其他烟草制品制造		√
（五）	**C17**	**纺织业**		
1	C171	棉纺织及印染精加工	√	
2	C172	毛纺织及染整精加工	√	
3	C173	麻纺织及染整精加工	√	
4	C174	丝绢纺织及印染精加工	√	
5	C175	化纤织造及印染精加工	√	
6	C176	针织或钩针编织物及其制品制造		√
7	C177	家用纺织制成品制造		√

续表

序号	行业编码	类别名称	严重	一般
8	C178	产业用纺织制成品制造		√
（六）	**C18**	**纺织服装、服饰业**		
1	C181	机织服装制造		√
2	C182	针织或钩针编织服装制造		√
3	C183	服饰制造		√
（七）	**C19**	**皮革、毛皮、羽毛及其制品和制鞋业**		
1	C191	皮革鞣制加工	√	
2	C192	皮革制品制造	√	
3	C193	毛皮鞣制及制品加工	√	
4	C194	羽毛（绒）加工及制品制造		√
5	C195	制鞋业 *	√	
（八）	**C20**	**木材加工和木、竹、藤、棕、草制品业**		
1	C201	木材加工		√
2	C202	人造板制造	√	
3	C203	木质制品制造 *	√	
4	C204	竹、藤、棕、草等制品制造		√
（九）	**C21**	**家具制造业**		
1	C211	木质家具制造 *	√	
2	C212	竹、藤家具制造		√
3	C213	金属家具制造 *	√	
4	C214	塑料家具制造		√
5	C219	其他家具制造		√
（十）	**C22**	**造纸和纸制品业**		
1	C221	纸浆制造	√	
2	C222	造纸	√	
3	C223	纸制品制造		√
（十一）	**C23**	**印刷和记录媒介复制业**		
1	C231	印刷 *	√	
2	C232	装订及印刷相关服务		√
（十二）	**C24**	**文教、工美、体育和娱乐用品制造业**		
1	C241	文教办公用品制造		√
2	C242	乐器制造		√
3	C243	工艺美术及礼仪用品制造		
3.1	—	工艺美术及礼仪用品制造（雕塑、金属、漆器、珠宝）	√	
3.2	—	工艺美术及礼仪用品制造（其他）		√
4	C244	体育用品制造		
4.1	—	体育用品制造（高尔夫球制品）	√	

续表

序号	行业编码	类别名称	严重	一般
4.2	—	体育用品制造（其他）		√
5	C245	玩具制造		√
6	C246	游艺器材及娱乐用品制造		√
（十三）	**C25**	**石油、煤炭及其他燃料加工业**		
1	C251	精炼石油产品制造	√	
2	C252	煤炭加工	√	
3	C253	核燃料加工	√	
4	C254	生物质燃料加工	√	
（十四）	**C26**	**化学原料和化学制品制造业**		
1	C261	基础化学原料制造	√	
2	C262	肥料制造	√	
3	C263	农药制造	√	
4	C264	涂料、油墨、颜料及类似产品制造	√	
5	C265	合成材料制造	√	
6	C266	专用化学产品制造	√	
7	C267	炸药、火工及焰火产品制造	√	
8	C268	日用化学产品制造		√
（十五）	**C27**	**医药制造业**		
1	C271	化学药品原料药制造	√	
2	C272	化学药品制剂制造		√
3	C273	中药饮片加工		√
4	C274	中成药生产		√
5	C275	兽用药品制造		√
6	C276	生物药品制品制造		√
7	C277	卫生材料及医药用品制造		√
8	C278	药用辅料及包装材料制造		√
（十六）	**C28**	**化学纤维制造业**		
1	C281	纤维素纤维原料及纤维制造	√	
2	C282	合成纤维制造	√	
3	C283	生物基材料制造		√
（十七）	**C29**	**橡胶和塑料制品业**		
1	C291	橡胶制品业	√	
2	C292	塑料制品业	√	
（十八）	**C30**	**非金属矿物制品业**		
1	C301	水泥、石灰和石膏制造	√	
2	C302	石膏、水泥制品及类似制品制造	√	
3	C303	砖瓦、石材等建筑材料制造	√	

续表

序号	行业编码	类别名称	严重	一般
4	C304	玻璃制造	√	
5	C305	玻璃制品制造	√	
6	C306	玻璃纤维和玻璃纤维增强塑料制品制造	√	
7	C307	陶瓷制品制造	√	
8	C308	耐火材料制品制造	√	
9	C309	石墨及其他非金属矿物制品制造	√	
（十九）	**C31**	**黑色金属冶炼和压延加工业**		
1	C311	炼铁	√	
2	C312	炼钢	√	
3	C313	钢压延加工	√	
4	C314	铁合金冶炼	√	
（二十）	**C32**	**有色金属冶炼和压延加工业**		
1	C321	常用有色金属冶炼	√	
2	C322	贵金属冶炼	√	
3	C323	稀有稀土金属冶炼	√	
4	C324	有色金属合金制造	√	
5	C325	有色金属压延加工	√	
（二十一）	**C33**	**金属制品业**		
1	C331	结构性金属制品制造	√	
2	C332	金属工具制造	√	
3	C333	集装箱及金属包装容器制造	√	
4	C334	金属丝绳及其制品制造	√	
5	C335	建筑、安全用金属制品制造	√	
6	C336	金属表面处理及热处理加工	√	
7	C337	搪瓷制品制造	√	
8	C338	金属制日用品制造	√	
9	C339	铸造及其他金属制品制造	√	
（二十二）	**C34**	**通用设备制造业**		
1	C341	锅炉及原动设备制造	√	
2	C342	金属加工机械制造	√	
3	C343	物料搬运设备制造	√	
4	C344	泵、阀门、压缩机及类似机械制造	√	
5	C345	轴承、齿轮和传动部件制造	√	
6	C346	烘炉、风机、包装等设备制造	√	
7	C347	文化、办公用机械制造	√	
8	C348	通用零部件制造	√	
9	C349	其他通用设备制造业	√	

续表

序号	行业编码	类别名称	严重	一般
（二十三）	**C35**	**专用设备制造业**		
1	C351	采矿、冶金、建筑专用设备制造	√	
2	C352	化工、木材、非金属加工专用设备制造	√	
3	C353	食品、饮料、烟草及饲料生产专用设备制造	√	
4	C354	印刷、制药、日化及日用品生产专用设备制造	√	
5	C355	纺织、服装和皮革加工专用设备制造	√	
6	C356	电子和电工机械专用设备制造	√	
7	C357	农、林、牧、渔专用机械制造	√	
8	C358	医疗仪器设备及器械制造	√	
9	C359	环保、邮政、社会公共服务及其他专用设备制造	√	
（二十四）	**C36**	**汽车制造业**		
1	C361	汽车整车制造	√	
2	C362	汽车用发动机制造	√	
3	C363	改装汽车制造	√	
4	C364	低速汽车制造	√	
5	C365	电车制造	√	
6	C366	汽车车身、挂车制造	√	
7	C367	汽车零部件及配件制造	√	
（二十五）	**C37**	**铁路、船舶、航空航天和其他运输设备制造业**		
1	C371	铁路运输设备制造	√	
2	C372	城市轨道交通设备制造	√	
3	C373	船舶及相关装置制造	√	
4	C374	航空、航天器及设备制造	√	
5	C375	摩托车制造	√	
6	C376	自行车和残疾人座车制造	√	
7	C377	助动车制造	√	
8	C378	非公路休闲车及零配件制造	√	
9	C379	潜水救捞及其他未列明运输设备制造	√	
（二十六）	**C38**	**电气机械和器材制造业**		
1	C381	电机制造	√	
2	C382	输配电及控制设备制造	√	
3	C383	电线、电缆、光缆及电工器材制造	√	
4	C384	电池制造	√	
5	C385	家用电力器具制造	√	
6	C386	非电力家用器具制造		√
7	C387	照明器具制造		√
8	C389	其他电气机械及器材制造		√

续表

序号	行业编码	类别名称	严重	一般
（二十七）	**C39**	**计算机、通信和其他电子设备制造业**		
1	C391	计算机制造		√
2	C392	通信设备制造		√
3	C393	广播电视设备制造		√
4	C394	雷达及配套设备制造		√
5	C395	非专业视听设备制造		√
6	C396	智能消费设备制造		√
7	C397	电子器件制造	√	
8	C398	电子元件及电子专用材料制造	√	
9	C399	其他电子设备制造		√
（二十八）	**C40**	**仪器仪表制造业**		
1	C401	通用仪器仪表制造		√
2	C402	专用仪器仪表制造		√
3	C403	钟表与计时仪器制造		√
4	C404	光学仪器制造		√
5	C405	衡器制造		√
6	C409	其他仪器仪表制造业		√
（二十九）	**C41**	**其他制造业**		
1	C411	日用杂品制造		√
2	C412	核辐射加工	√	
3	C419	其他未列明制造业		√
（三十）	**C42**	**废弃资源综合利用业**		
1	C421	金属废料和碎屑加工处理	√	
2	C422	非金属废料和碎屑加工处理	√	
（三十一）	**C43**	**金属制品、机械和设备修理业**		
1	C431	金属制品修理		√
2	C432	通用设备修理		√
3	C433	专用设备修理		√
4	C434	铁路、船舶、航空航天等运输设备修理	√	
5	C435	电气设备修理		√
6	C436	仪器仪表修理		√
7	C439	其他机械和设备修理业		√
四	**D**	**电力、热力、燃气及水生产和供应业**		
（一）	**D44**	**电力、热力生产和供应业**		
1	D441	电力生产		
1.1	—	电力生产（火力发电、热电联产、核力发电、生物质能发电）	√	
1.2	—	电力生产（其他）		√

续表

序号	行业编码	类别名称	严重	一般
2	D442	电力供应		√
3	D443	热力生产和供应		
3.1	—	热力生产和供应（燃煤、核能）	√	
3.2	—	热力生产和供应（其他）		√
（二）	**D45**	**燃气生产和供应业**		
1	D451	燃气生产和供应业		
1.1	—	燃气生产	√	
1.2	—	燃气供应		√
2	D452	生物质燃气生产和供应业		√
（三）	**D46**	**水的生产和供应业**		
1	D461	自来水生产和供应		√
2	D462	污水处理及其再生利用		√
3	D463	海水淡化处理		√
4	D469	其他水的处理、利用和分配		√
五	**E**	**建筑业**		
（一）	**E47**	**房屋建筑业**		
1	E471	住宅房屋建筑	√	
2	E472	体育场馆建筑	√	
3	E479	其他房屋建筑业	√	
（二）	**E48**	**土木工程建筑业**		
1	E481	铁路、道路、隧道和桥梁工程建筑	√	
2	E482	水利和水运工程建筑	√	
3	E483	海洋工程建筑	√	
4	E484	工矿工程建筑	√	
5	E485	架线和管道工程建筑	√	
6	E486	节能环保工程施工	√	
7	E487	电力工程施工	√	
8	E489	其他土木工程建筑	√	
（三）	**E49**	**建筑安装业**		
1	E491	电气安装		√
2	E492	管道和设备安装		√
3	E499	其他建筑安装业		√
（四）	**E50**	**建筑装饰、装修和其他建筑业**		
1	E501	建筑装饰和装修业	√	
2	E502	建筑物拆除和场地准备	√	
3	E503	提供施工设备服务	√	
4	E509	其他未列明建筑业	√	

续表

序号	行业编码	类别名称	严重	一般
六	**F**	**批发和零售业**		
（一）	**F51**	**批发业**		
1	F516	矿产品、建材及化工产品批发		√
（二）	**F52**	**零售业**		
1	F526	汽车、摩托车、零配件和燃料及其他动力销售		
1.1	F5265	机动车燃油零售		√
1.2	F5266	机动车燃气零售		√
七	**G**	**交通运输、仓储和邮政业**		
（一）	**G53**	**铁路运输业**		
1	G533	铁路运输辅助活动		√
（二）	**G54**	**道路运输业**		
1	G541	城市公共交通运输（城市轨道交通）		√
2	G544	道路运输辅助活动		√
（三）	**G55**	**水上运输业**		
1	G551	水上旅客运输		√
2	G552	水上货物运输		√
3	G553	水上运输辅助活动		√
（四）	**G56**	**航空运输业**		
1	G561	航空客货运输		√
2	G562	通用航空服务		√
3	G563	航空运输辅助活动		√
（五）	**G57**	**管道运输业**		
1	G571	海底管道运输		√
2	G572	陆地管道运输		√
（六）	**G59**	**装卸搬运和仓储业**		
1	G591	装卸搬运		√
2	G593	低温仓储		√
3	G594	危险品仓储		√
4	G595	谷物、棉花等农产品仓储		√
5	G596	中药材仓储		√
6	G599	其他仓储业		√
八	**H**	**住宿和餐饮业**		
（一）	**H62**	**餐饮业**		
1	H621	正餐服务		√
2	H622	快餐服务		√
九	**M**	**科学研究和技术服务业**		
（一）	**M73**	**研究和试验发展**		

续表

序号	行业编码	类别名称	严重	一般
1	M731	自然科学研究和试验发展		✓
2	M732	工程和技术研究和试验发展		✓
3	M733	农业科学和试验发展		✓
4	M734	医学研究和试验发展		✓
（二）	**M74**	**专业技术服务业**		
1	M746	环境与生态监测检测服务		✓
十	**N**	**水利、环境和公共设施管理业**		
（一）	**N77**	**生态保护和环境治理业**		
1	N772	环境治理业		
1.1	—	环境治理业（危险废物治理、放射性废物治理）	✓	
1.2	—	环境治理业（其他）		✓
（二）	**N78**	**公共设施管理业**		
1	N782	环境卫生管理		✓
十一	**O**	**居民服务、修理和其他服务业**		
（一）	**O80**	**居民服务业**		
1	O803	洗染服务		✓
2	O808	殡葬服务		✓
（二）	**O81**	**机动车、电子产品和日用产品修理业**		
1	O811	汽车、摩托车修理与维护 *	✓	
（三）	**O82**	**其他服务业**		
1	O822	宠物服务		✓
十二	**Q**	**卫生和社会工作**		
（一）	**Q84**	**卫生**		
1	Q841	医院		✓

注：* 不使用含苯、正己烷、1，2 二氯乙烷、三氯甲烷等物质的胶黏剂、清洗剂、油墨、油漆时，按职业病危害一般进行管理。

中英文专业词汇索引

W

X

Z